研修医のための臨床検査・病理超マニュアル

適切に検査をオーダーし、
結果を正しく解釈するための、
必須ポイントが身に付く！

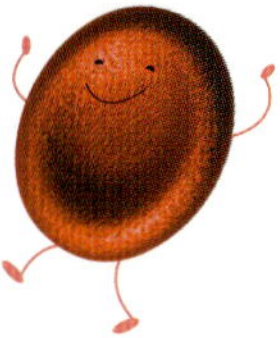

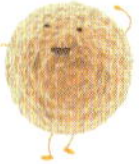

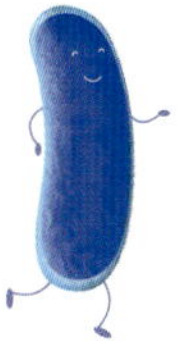

【著】小倉加奈子／三宅紀子／小栗豊子

羊土社
YODOSHA

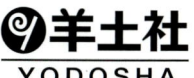

謹告

本書に記載されている診断法・治療法に関しては，発行時点における最新の情報に基づき，正確を期するよう，執筆者，監修・編者ならびに出版社はそれぞれ最善の努力を払っております．しかし，医学，医療の進歩により，記載された内容が正確かつ完全ではなくなる場合もございます．

したがって，実際の診断・治療の際，熟知していない医薬品の使用，検査の実施および判読にあたっては，まず医薬品添付文書や機器および試薬の説明書で確認され，また診療技術に関しては十分考慮されたうえで，常に細心の注意を払われるようお願いいたします．

本書記載の診断法・治療法・医薬品・検査法・疾患への適応などが，その後の医学研究ならびに医療の進歩により本書発行後に変更された場合，その診断法・治療法・医薬品・検査法・疾患への適応などに伴う不測の事故に対して，著者，編者ならびに出版社はその責を負いかねますのでご了承ください．

刊行によせて －推薦の言葉－

児島 邦明
順天堂大学医学部附属練馬病院　院長・総合外科教授

昨今のCT検査を筆頭にした画像診断の進歩は，いとも簡単に体内の臓器や血管，軟部組織を詳細に映し出し，診断に至るアプローチに欠かせないものとなっています．初期臨床研修医はじめ，若い臨床医の教育現場で，必須のモダリティーでもありますが，彼らにとってそれに必要以上に頼ることは，まさに“蟷螂の斧”が如きで，真の臨床力とはいえません．

病歴や身体所見，体の変調を示す血液や尿の変化などが，診断にとって最も基本的で，普遍的なアプローチであることには，言を俟ちません．患者の体から発せられている声なき声に耳を傾け，視診・聴診・打診・触診，医師としての五感をフルに活用し，そして第六感を養い，ついには正しい診断に至る，まさに医師のアートの部分の教育，トレーニングは，多くの症例を経験し時間を費やして，はじめて培われるものでもあります．

本書は，検体検査，病理検査，診療応用編の3部構成よりなり，幅広い検査について，検体の採取や提出の仕方から，検査値を読み切るポイント，グラム染色・尿沈査像・病理検査の見方など，臨床の現場で本当に必要な知識が簡潔にまとめられたマニュアルになっています．また，著者の小倉加奈子先生，三宅紀子先生，小栗豊子先生は，普段から臨床研修医の指導に携わり，臨床検査や病理検査を通じて，診療科を問わない幅広い知識と経験をもっており，本編だけでなくコラムの「コーヒーブレイク」を通してもわかりやすく解説しています．

血液や尿のわずかな変化から病態を推理し，診断へどうやって結びつけ，正しい診断に至るか，本書が若い先生方の, 本物の臨床力を涵養する一助になるものと確信します. 初期研修医はもちろん, 広く医学生や若い指導医クラスの先生方にも, ぜひ読んでいただきたい, 今までにないベッドサイド・マニュアルとして推薦いたします.

松本 俊治

順天堂大学医学部附属練馬病院　病理診断科教授

医学は常にあらゆる領域で進歩を続けている. 臨床検査医学, 病理診断学は臨床医学部門では「縁の下の力持ち的」な役割を果たしてきたが, 近年になり両セクションの重要性が増し, 選択コースとして臨床検査科, 病理診断科を選択する臨床研修医が増加し, また研修終了後の医師からも臨床検査, 病理診断を究めたいとの希望が増加している. 臨床検査医学, 病理診断学は最新機器の導入, 免疫検査の進歩, 免疫組織化学の応用により「コペルニクス的な転換」をとげ, 最新な検査・診断部門に変わってきている. しかしながら臨床検査, 病理診断の最新の知見をまとめたハンドアウト的な書籍は発刊されていないのが現状である.

小倉加奈子先生は順天堂大学医学部附属練馬病院で臨床検査科, 病理診断科の臨床研修医教育を行い, その教育過程で臨床検査, 病理診断の最新の知見をまとめたハンドアウト的な書籍の必要性を痛感し, 三宅紀子先生, 小栗豊子先生の協力を仰ぎ, 3 先生でこの素晴らしい著書を上梓された. このことより, 本書は検体検査, 微生物検査, 細胞診検査, 病理診断のすべてのセクションをきめ細かく網羅し, しかも最新の知見が多数含まれている著書である.

本書が臨床検査医学, 病理診断学を学ぶ医師, 学徒にとって大きな貢献をすることを信じ, この書にあらゆる賛辞を惜しまない.

はじめに－本書の特徴－

昨今，臨床検査と病理は別の分野として切り離されています．いずれも高い専門性が必要とされ，特に病理に関しては，癌治療の多様化に伴い，化学療法の選択等で，病理診断の重要性が高まっていることも一因といえましょう．よって，臨床検査と病理が一緒に解説されている本書は，ある意味時代遅れのスタイルなのかもしれません．しかし，病理と臨床検査のさまざまな検査から得る情報を「総合的に」判断しうる幅広い「臨床病理」の基礎知識は，特に総合内科医をめざす若い医師にとってこれからますます必要になるでしょう．

本書は，検体検査，病理検査および診療応用編の３部構成となっています．今までの臨床検査の本にありがちな形態，すなわち，「検査項目ごとに基準値，異常値，その解説を羅列する画一的な形態」はとっていません．

臨床の場では，血液検査はある程度まとまった項目をオーダーするはずです．むしろ検査項目同士の関連性を知ることが重要です．よって，本書では，どのような場合にどの検査を併せて行えばよいかということの解説に主眼を置きました．本書を最初から最後まで通読していただいてもかまいませんし，フローチャートや表や写真をフルカラーでふんだんに用意しましたので，実際の臨床の現場でアトラスや事典代わりとして使っていただいてもよいでしょう．

巻末には基準値の一覧表を載せていますので，基準値のみを知りたい場合は便利です．また，コーヒーブレイクには，まさにブレイクというような臨床検査や病理にかかわる「おつまみ」的話題に触れております．楽しんでいただければと思います．

また特に研修医の先生で，オーベンの先生方のセットした検査項目をそのまま copy and paste して漫然と検査オーダーしていることはないでしょうか．しかし，過剰な検査は，かえって正しい診断の妨げになりますし，実際，検査はしているが解釈のわからない項目が異常値として返ってきた場合に困ることも多いでしょう．適切な検査，目的をしっかりともった検査が先生方の診療をレベルアップさせることは間違いなしです．まずは患者さんからたくさんの臨床所見を得て，有効な検査を行ってください．

最後に，この本を執筆するにあたり多くの方々の協力をいただきました．深い理解と愛情でいつも私を支えてくださる順天堂大学医学部附属練馬病院院長の児島邦明先生ならびに病理診断科長の松本俊治先生，プロの目から本書の編集に的確なアドバイスをくださった羊土社の神谷敦史さん，秋本佳子さん，また，貴重なご意見をくださった病理技師の青木裕志さんほか病理検査室のスタッフの皆様，臨床検査科の立花前技師長や嶋田高一さんほかスタッフの皆様，その他すべての方々のお名前を列記することは不可能ですが，この場を借りて厚く御礼を申し上げます．また，好きなことに邁進しすぎる私をあきれながらも応援してくれる夫，子供たち，そして両親にも感謝の気持ちでいっぱいです．

本書が，みなさまのポケットにいつもお守りのように入っていて，ぼろぼろになるまで利用されたら著者としてこの上ない喜びです．

2013 年春

著者を代表して
小倉 加奈子

研修医のための臨床検査・病理超マニュアル

CONTENTS

II 病理検査を読み切る！

診療応用編Q＆A ～どんな検査をオーダーするか？～

付　録

索　引

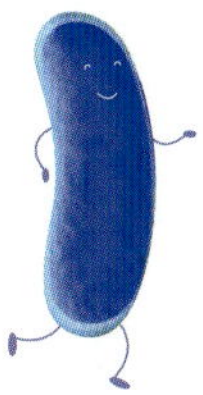

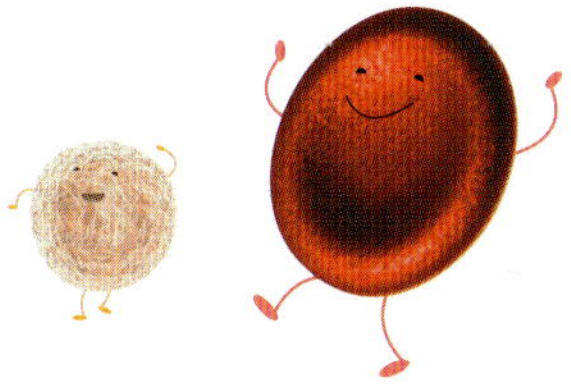

著者プロフィール

小倉 加奈子

順天堂大学医学部附属練馬病院
病理診断科 准教授，臨床検査科長

2002年　順天堂大学医学部卒業
医学博士.
病理専門医・細胞診指導医・臨床検査専門医.
小学5年と1年，一男一女の母.
趣味はクラシックバレエと読書.
今一番困っていることは，やりたいことがありすぎて時間が足りないこと.

三宅　紀子

順天堂大学医学部附属練馬病院
臨床検査科 非常勤助教

1985年　3月　順天堂大学医学部卒業
1985年　6月　中央鉄道病院
（現　JR東京総合病院）内科研修医
1987年　4月　順天堂大学医学部臨床病理講座
（現　臨床検査医学講座）入局
臨床検査医学の専門医は非常に少数ですが，臨床検査を円滑に運営していくうえで重要な役割を果たしていると考えています.
「三宅先生は，“歩く検査医学教科書”です（小倉談）」

小栗　豊子

東京医療保健大学大学院 教授
順天堂大学医学部 臨床検査医学 非常勤講師
亀田総合病院 臨床検査部 技術顧問

1963年　東京文化医学技術学校卒業
医学博士，感染制御認定臨床微生物検査技師（ICMT），インフェクション・コントロール・ドクター（ICD），一級臨床病理技術士（細菌学）.
順天堂大学医学部附属順天堂医院中央検査室で長年，微生物検査に従事.
定年退職後，さまざまな病院や学校で，若い方を相手に楽しく仕事をしています.
「小栗さん自体が微生物検査の伝説です（小倉談）」

I

検体検査を読み切る！

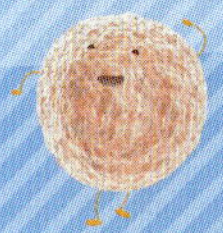

1 検体提出時の注意

採血の方法と注意

正しい採血方法は，正しい検査結果の必要条件である．その項目に応じた必要量を血球成分が壊れないように安全に採取しなければならない．詳細は，JCCLS（日本臨床検査標準協議会）から出ている標準採血法ガイドライン（第２版）を参照してほしい．

❶正しい採血手順

ⓐ準備

手指消毒後，物品を準備する．指示内容と採血管を照合し，患者名と患者IDを併せて確認する．

ⓑ採血

①患者確認後，採血管を照合（患者氏名を名乗ってもらう．採血管の検体ラベルと照合）．
②手指消毒後，手袋を着用．
③採血ホルダーを準備（血管が細かったり，採血量が多い患者などは翼状針を用意）．
④物品のトレイや針捨てボックスは，利き手側に置き，針捨てボックスは蓋を開けておく（針刺し事故の防止のため）．
⑤駆血し，患者に手を軽く握ってもらい，穿刺部を確認（弾力のあるまっすぐの血管を選ぶ．関節部やや尺側は正中神経が走行しているために避ける）．
⑥アルコール綿で穿刺部を消毒し，アルコールが乾燥後，穿刺．（刃面は上に向け，針を血管の走行に沿って皮膚に対して30°以下の角度で刺入）．
⑦採血管の差し込み（まっすぐに確実に差し込む．採血管内の物質や血液が逆流しないように採血管の底部が下向きになるよう，ま

た採血管が穿刺部位より高い位置にならないように気をつける→つまり，患者の腕は若干下がり気味で採血をすることが望ましい）．

⑧採血管内への血液の流入が停止したらできるだけすみやかに採血管をまっすぐホルダーから抜去（**採血管内の採血量が規定に達しない場合は，採血管内の真空の状態が残り，溶血してしまう要因になる．どうしても規定量に満たない場合で採血を終了する場合は，ゴム栓を開き，真空を解除するとよい**）．

※採血管の差し込む順番は次項参照！

⑨採血管を転倒混和（完全に混和されるように5回程度緩やかに行う）．

⑩最後の採血管を挿入後，採血管を抜去．

⑪駆血帯を外す．

⑫針を抜去する．

⑬止血は，通常の患者で5分間，穿刺部位の圧迫（出血傾向のある患者は適宜長めにする）．

特に採血に注意が必要な患者

- 透析患者（シャント作成した側の腕での採血は禁忌．血栓形成の危険）
- 乳癌術後患者（特に腋窩リンパ節廓清で浮腫を伴っている場合，その腕での採血は禁忌）
- 化学療法中患者（血管の硬化が著しい場合があり，採血が困難な場合が多い）

採血管種と検査項目

POINT

- 凝固検査用の検体を優先する．その際，規定量をきちんと入れること．
  →抗凝固剤との割合が正確でないと正しい値が出ないため，検体不足では検査不能のことも．

採血管種にはさまざまな抗凝固剤あるいは凝固促進剤などが項目別

に入っているが，採血管の正しい差し込み順序を知っているだろうか？ 各採血管の内容物がコンタミネーションし，検査値に影響が出ないように正しい採血管順序を頭にインプットしよう.

真空管採血管の差し込み順番

海外のガイドラインではすべて凝固検査用採血管に最初に採取することが推奨されている.

→他の採血管種に含まれる凝固促進剤の影響を受けないようにするため.

i）凝固検査用
ii）赤沈用
iii）血清用（多くは生化学検査用）
iv）ヘパリン入り（多くはアンモニア検査用）
v）EDTA入り（多くは血算検査用）
vi）解糖阻害剤入り（多くは血糖検査用）

注射器採血の場合の分注順番

真空管採血と同様，凝固検査用が優先であるが，とにかく凝固すると検査ができないものを優先して分注していく（分注している間に凝固が始まってしまうため）.

i）凝固検査用
ii）ヘパリン入り（多くはアンモニア検査用）
iii）赤沈用
iv）EDTA入り（多くは血算検査用）
v）解糖阻害剤入り（多くは血糖検査用）
vi）血清用（多くは生化学検査用）

※上記のように，血漿血糖と赤沈をオーダーするとその分，採血管が増える．血漿血糖≒血清血糖なので，糖尿病等がない患者のスクリーニング採血は，生化学検査の血清血糖を測定すれば十分．また，赤沈の臨床的有用性も限定され，また炎症以外に貧血などさまざまな因子で変動するので，炎症マーカーとして赤沈をルーチンでオーダーするのはやめよう．患者さんに負担のないように.

採血管種

検査項目	凝固線溶検査 血小板凝集能	赤沈	免疫血清	生化学	アンモニア	血算 血液像	輸血	血糖 HbA1c
キャップ色 採血量	黄色	オレンジ	青	ローズ	緑	紫		グレー
	1.8 mL	1.6 mL	6 mL	4 mL	2 mL	2 mm	3 mm	1 mm
収容薬剤	3.13％クエン酸Na	3.8％クエン酸Na	分離剤	分離剤	ヘパリンNa	EDTA-2K		フッ化Na ヘパリンNa EDTA-2Na

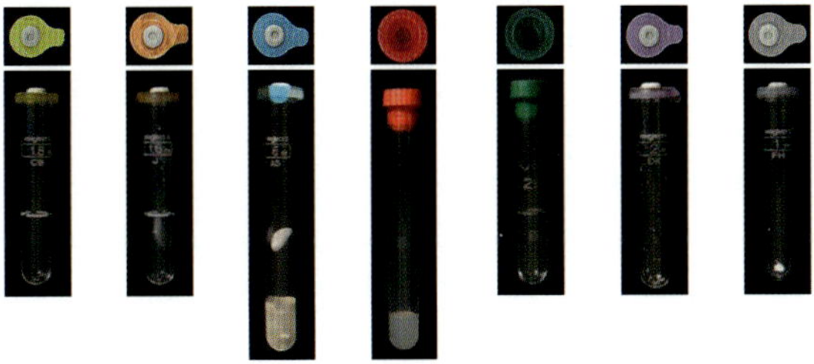

❶主な抗凝固剤

《EDTA：血液検査，輸血検査など》

血液が凝固するのに必要なカルシウムイオンをキレートすることで抗凝固作用を示す．

血小板凝集が形成され，血小板数が見かけ上低く算定され，偽血小板減少となることがあるので注意！

→血小板減少の際は，必ず血液像でチェック！

《ヘパリン：染色体検査，アンモニア検査，血液ガス，染色体検査など》

アンチトロンビンⅢ（ATⅢ）の補因子として働く．ATⅢの抗トロンビン作用などを促進し，抗凝固作用を示す．

《クエン酸ナトリウム：凝固検査，赤沈》

カルシウムイオンと結合することで抗凝固作用を示す．

前述のように，採血量と抗凝固剤の割合が厳密に規定されているので，正しい量での採決が不可欠．

《フッ化ナトリウム：血糖検査》

カルシウムイオンと結合することで抗凝固作用を示し，解糖系酵素などの種々の酵素活性を阻害．

❷サンプリングの方法と検査値への影響

ここは，検体の扱いによって変動しやすい代表的項目をあげる．

《体動と放置で容易に変動する項目》

アンモニア **（安静時に採血し，すみやかに検査に回すのが大原則）**

《溶血で変動する項目》

カリウム，AST，LD，インスリン（赤血球の破壊による）

→勢いよくシリンジを引っ張り採血すると陰圧が強くなり溶血してしまうことが多い．

《激しい運動で変動する項目》

CK，LD，AST（筋肉の破壊による）

《日内変動の大きいもの》

血清鉄（朝高値で夜低くなる傾向，50 μg/dL は変動する）

《抗凝固剤とよく転倒混和をしないと変動する項目》

血小板（血小板の凝集による）

［小倉加奈子］

2 血算
～血算をあなどるな！ たかが血球，されど血球！

検査の意義

血算は安価で，入院の場合，毎日測定することも可能であり（保険診療上のしばりもほとんどない），また特に白血球に関しては感染症等の場合，CRPよりもはるかに鋭敏に反応する．血球成分の寿命は，最も長い赤血球でも120日，好中球は半日程度といわれており，病態によってドラマティックに変化する血算の検査をしっかり読み切ることが重要である．

血算をあなどるな！ たかが血球，されど血球！！

末梢血液像について

血算の自動分析装置は血球１つ１つに光を当て，その大きさと形から血球を分類するという方法で血算を測定している．測定中，大きさや形で通常の末梢血に見られないような細胞を確認した場合，分析装置は異常のサインを出す（「フラグが立つ」と検査室では表現している）．その際は，末梢血を薄くガラススライドにひいて実際に臨床検査技師が鏡検し，どんな異常細胞が出現しているのか確認している．よって，検査室の中では，自動分析装置による血算の測定で自動的に分画まで確認しており，さらに異常があれば，いつでも臨床医にフィードバックする体制になっている検査室が多い．

ちなみに末梢血液像の保険点数は，2012年４月の診療報酬改定で変更された．今までは一律18点であったが，自動分析装置によって算出された末梢血液像を15点，臨床検査技師が目視した末梢血液像は25点としている．

基準値一覧表

分類	表示項目名称	名称	単位	基準値	
				下限	上限
末梢血液一般検査	WBC	白血球	10^9/L	男 3.9 女 3.6	男 9.7 女 8.9
	RBC	赤血球	10^{12}/L	男 4.3 女 3.8	男 5.67 女 5.04
	Hb	血色素量	g/dL	男 13.4 女 11.1	男 17.1 女 15.2
	HCT	ヘマトクリット	%	男 40.4 女 35.6	男 51.1 女 45.4
	MCV	平均赤血球容積	fl	84.2	99
	MCH	平均赤血球血色素量	pg	27.2	33
	MCHC	平均赤血球血色素濃度	g/dL	31.8	34.8
	RDW	赤血球分布幅	%	11.9	14.5
	PLT	血小板	10^9/L	153	346
	Pct	血小板ヘマトクリット	%	0.18	0.368
	MPV	平均血小板容積	fl	10.2	13.2
	PDW	血小板分布幅	fl	9.8	16.2
末梢血液像	Neut	好中球	%	37	72
	Stab	桿状核（好中球）	%	0	18
	Seg	分葉核（好中核）	%	22	72
	Eos	好酸球	%	1	9
	Baso	好塩基球	%	0	2
	Lymph	リンパ球	%	25	48
	Mono	単球	%	2	12
網状赤血球数	RETC	網状赤血球数	%	0.3	2

血算を読み切れ！！

POINT

- 血小板減少，白血球増多，白血球減少，貧血，汎血球減少の5パターンに分けて頭を整理！
- 末梢血一般のいずれかに異常があったら，「末梢血液像」もオーダーする！

❶血小板減少

図1　血小板減少鑑別疾患フローチャート

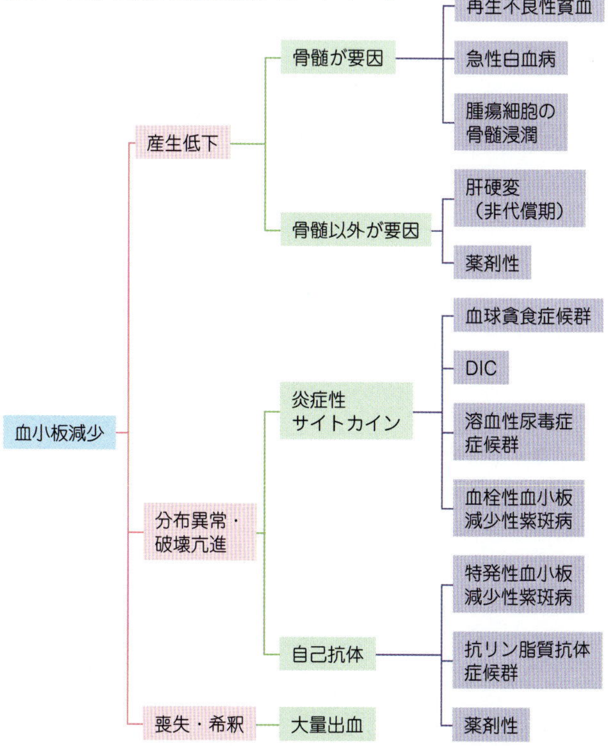

血小板減少
産生低下
骨髄が要因
再生不良性貧血
急性白血病
腫瘍細胞の骨髄浸潤
骨髄以外が要因
肝硬変（非代償期）
薬剤性
分布異常・破壊亢進
炎症性サイトカイン
血球貪食症候群
DIC
溶血性尿毒症症候群
血栓性血小板減少性紫斑病
自己抗体
特発性血小板減少性紫斑病
抗リン脂質抗体症候群
薬剤性
喪失・希釈
大量出血

《血小板の寿命》3～10日

《血小板の産生過程》造血幹細胞→前巨核球→巨核球→血小板（図2）

図2　血小板の産生過程

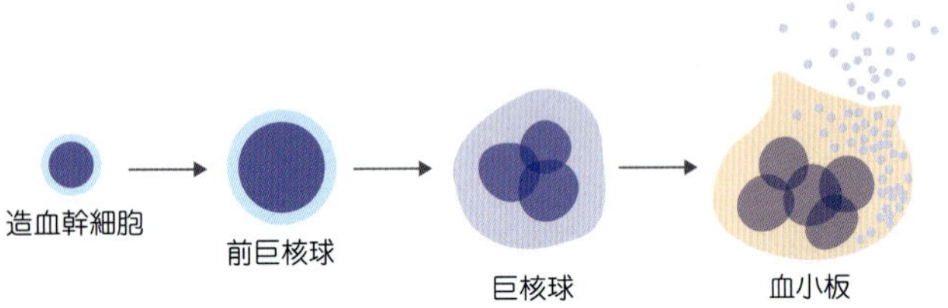
造血幹細胞
前巨核球
巨核球
血小板

Coffee Break

血球の寿命クイズ

さぁ，いよいよ血算の項がスタートしましたが，ちょっとコーヒーブレイク！

それぞれの血球の寿命を知っていますか？

問1.　赤血球は？

答）はい，皆さん，なぜかこれは頭に入っている．120日ですね．ハイ，次．

問2.　好中球は？

答）あれ？ 急にだまっちゃって…12時間前後です．短命なのよ．

問3.　リンパ球は？

答）え？ 1週間？？ じゃぁ終生免疫はどうなるのよっ！ T細胞産生の場の胸腺なんて10歳くらいで退縮するでしょ？！ 答えは，長寿のものでは人の一生分くらい長生きするといわれているよ．

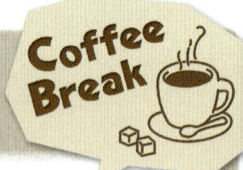

《血小板減少の主な要因》

- 骨髄での産生低下
- 末梢での消費亢進

《原因疾患トップ3》

- 非代償期肝硬変
- 血球貪食症候群
- EDTA凝集偽性血小板減少症※

※EDTA凝集偽性血小板減少症

採血管に含まれる抗凝固剤であるEDTAによって，血小板が凝集し，血球自動計測値で，正しく血小板が認識されないことによる見かけの血小板減少のこと．比較的頻度が高いので，疑われる場合は，末梢血液像で確認！

→次回の採血は，抗凝固剤2N-EDTA（通常のEDTAの2倍量が入っているもの）あるいはヘパリンを用いる．

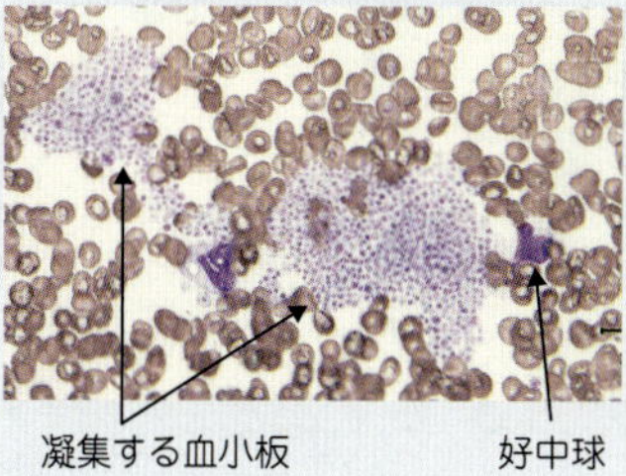
凝集する血小板
好中球

❷白血球増多

図3　白血球増多鑑別疾患フローチャート

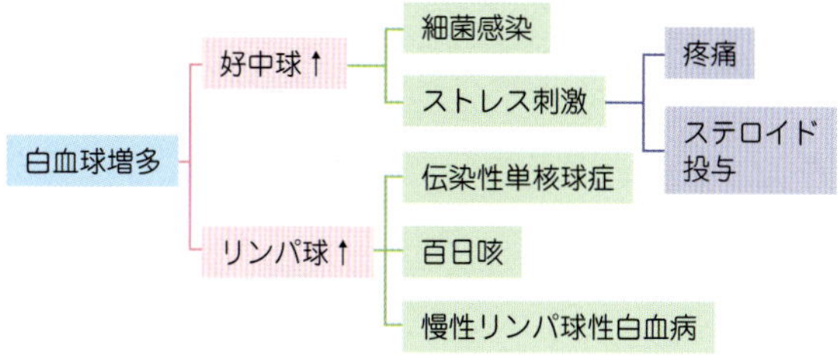
白血球増多
好中球↑
リンパ球↑
細菌感染
ストレス刺激
疼痛
ステロイド投与
伝染性単核球症
百日咳
慢性リンパ球性白血病

《白血球の寿命》

- **好中球**：末梢血中では10～12時間（血管外で細菌を食べると2週間ほどでマクロファージに処理される）.
- **リンパ球**：かなりの長寿（細胞によっては一生）.
  ←だから子供の頃に打ったワクチンが有効なのだ！

《白血球の産生過程》

- **好中球**：骨髄内で1～2週間（骨髄芽球→前骨髄球→骨髄球→後骨髄球→桿状球→分葉球）.

図4　好中球の産生過程

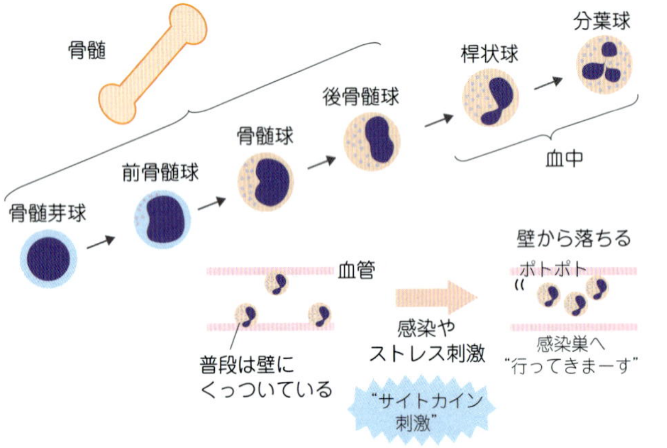
骨髄
分葉球
桿状球
後骨髄球
骨髄球
前骨髄球
骨髄芽球
血中
壁から落ちる
ポトポト
血管
感染や
ストレス刺激
普段は壁に
くっついている
感染巣へ
"行ってきまーす"
"サイトカイン
刺激"

- **リンパ球**：主に胸腺とリンパ節で抗原提示を受けて未熟な細胞から成熟する.

図5　リンパ球の産生過程

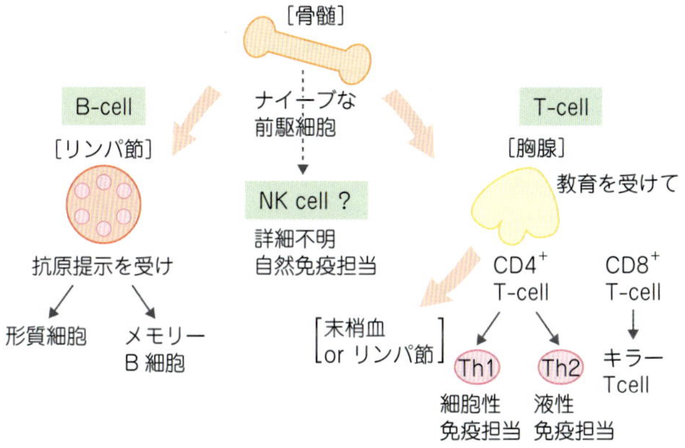

［骨髄］
ナイーブな
前駆細胞
B-cell
［リンパ節］
抗原提示を受け
形質細胞
メモリー
B 細胞
NK cell ？
詳細不明
自然免疫担当
T-cell
［胸腺］
教育を受けて
CD4+
T-cell
CD8+
T-cell
［末梢血
or リンパ節］
Th1
細胞性
免疫担当
Th2
液性
免疫担当
キラー
Tcell

《白血球増多の要因》

- **好中球増多**
  - ⅰ）好中球の粘着能の低下〔マージナルプール（≒内皮細胞の壁）に接着していた好中球が末梢血内に遊離する（感染，ストレスの初期）〕
  - ⅱ）骨髄における好中球の産生亢進（感染やストレスが持続すると骨髄での産生が亢進し，増殖スピードも速まる）
- **リンパ球増多**
  - ⅰ）ウイルス血症（基本的にウイルスに対する攻撃は，リンパ球が産生する抗体で行うため，ウイルスがいるところにリンパ球が集まる．通常のウイルスは，リンパ節に集まることが多いため，血中のリンパ球数は減少する．ウイルス血症を起こす代表例が伝染性単核球症）
  - ⅱ）細菌の産生因子によるリンパ球産生亢進
  - ⅲ）腫瘍性のリンパ球増加

《主な原因疾患》

白血球増多の原因としては，リンパ球増多よりも好中球増多によるものが圧倒的である．

- 好中球増多の場合
  - ⅰ）心身のストレス
  - ⅱ）細菌感染
- リンパ球増多の場合
  - ⅰ）伝染性単核球症（ウイルス血症を起こすから血中でリンパ球増加）
  - ⅱ）百日咳（細菌毒素によってリンパ球がリンパ節へ流入するのを阻害する）
  - ⅲ）慢性リンパ性白血病（腫瘍性にリンパ球が増加する．たいていＢ細胞）

ここ重要！ 末梢血液像を読み切れ！その1：白血球分画

○好中球数

1）核の左方移動

末梢血中で最も成熟した分葉球比率の割合が低下し，桿状球比率が高まる現象をいう．好中球の消費に，骨髄での好中球の産生が間に合っていない状態をさす．

※一応の目安：桿状球比率(％)＝桿状球／桿状球＋分葉球
＝15％以上

しかし，さらに通常末梢血には出現しない幼弱な後骨髄球（metamyelocyte,「meta」と表示されることが多い）や骨髄球（myelocyte,「myelo」）が認められれば，さらに重症の急性炎症状態を示唆する．

2）中毒性顆粒やデーレ小体

中毒性顆粒＝本来成熟した好中球には観察されないアズール顆粒

デーレ小体＝好中球の細胞質一部に観察される青い無顆粒領域

いずれも骨髄中での好中球の増殖スピードが増していることを示唆し，核の左方移動同様，重症の急性炎症状態を示唆する．

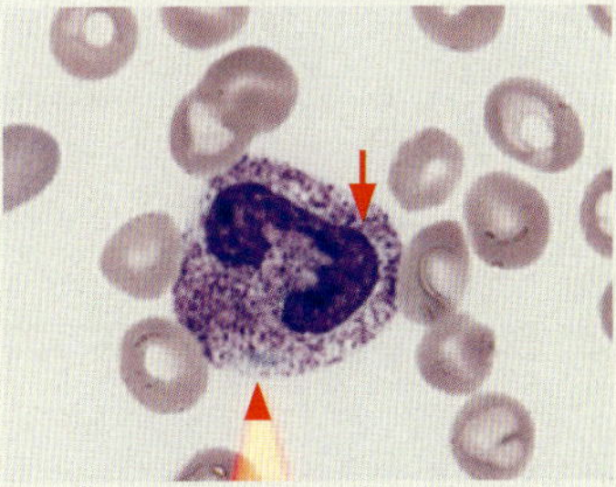

◆中毒性顆粒（→）とデーレ小体（►）

○単球

増加している場合は，念のため，各種癌や骨髄異形成症候群のなかの慢性骨髄単球性白血病（CMMoL）等，悪性疾患を鑑別に入れておこう．

二大要因：悪性腫瘍，血球貪食症候群

○好酸球・好塩基球

好酸球は，アレルギー疾患で増加する．好塩基球も同様であるが，顕著な場合で，かつ血球増多をきたしている場合は，慢性骨髄性白血病を鑑別に入れておこう．

○リンパ球

1）リンパ球数増減の見方

リンパ球数は，比率（%）ではなく，実数でチェックを！

増減はあくまでもリンパ球数で評価する.

リンパ球数正常値＝1,500～3,500/uL

リンパ球比率が低下していても，白血球数が増加している場合は，好中球増多によって，相対的にリンパ球比率が低下していて，実数自体は減ってないことがある．

2）異型リンパ球

主にウイルスに感作され，刺激を受けた幼弱リンパ球のこと．

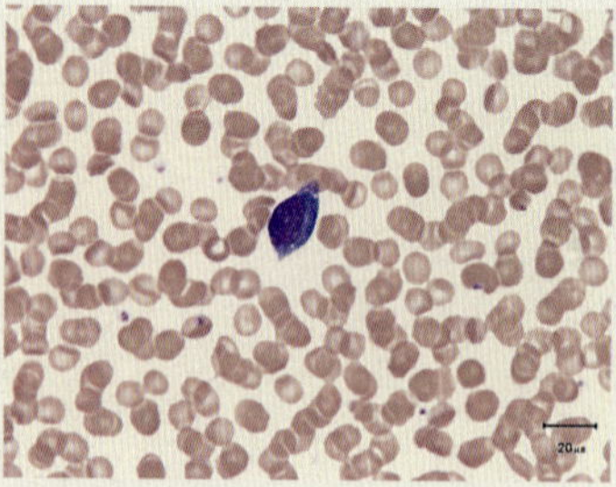

◆異型リンパ球

❸白血球減少

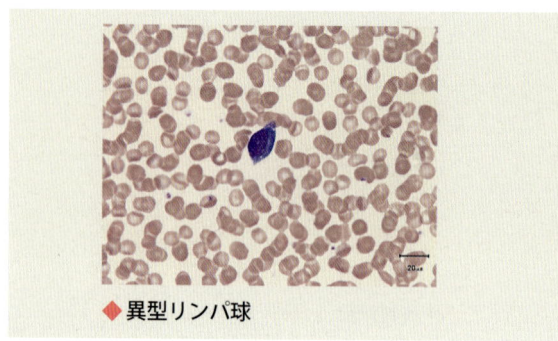

●図6　白血球減少鑑別疾患フローチャート

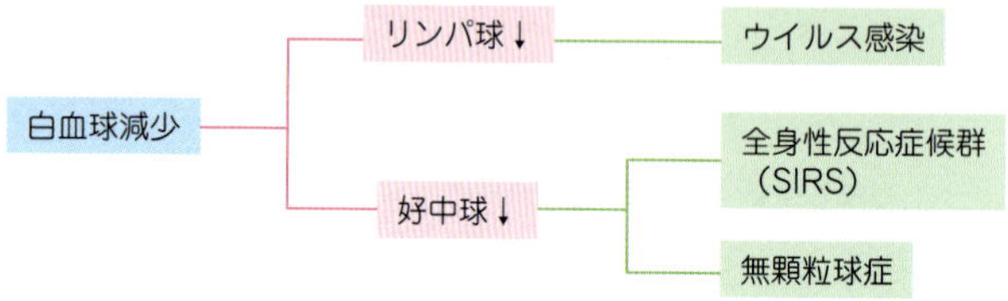
白血球減少
リンパ球↓
好中球↓
ウイルス感染
全身性反応症候群（SIRS）
無顆粒球症

《白血球減少の要因》

- **リンパ球減少**≒ウイルス感染
  血中パトロール中のリンパ球がいっせいにウイルスの集まるリンパ球に移動したため
- **好中球減少**
  ⅰ）著明な好中球の消費
  ⅱ）骨髄での好中球産生低下

《主な原因疾患》

- リンパ球減少の場合
  ⅰ）ウイルス感染症

- 好中球減少の場合
  - i）全身性反応症候群（SIRS）（重症細菌感染症などに起因する）
  - ii）無顆粒球症（薬剤等が原因で生じる骨髄での顆粒球産生減少のこと．好中球０％の恐ろしい事態も！）

❹貧血

●図7　貧血鑑別疾患フローチャート

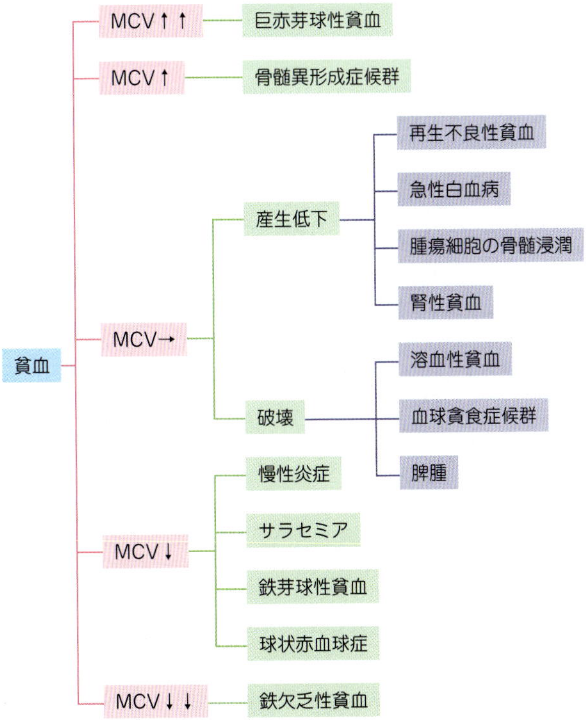
貧血
MCV↑↑
巨赤芽球性貧血
MCV↑
骨髄異形成症候群
MCV→
産生低下
再生不良性貧血
急性白血病
腫瘍細胞の骨髄浸潤
腎性貧血
破壊
溶血性貧血
血球貪食症候群
脾腫
MCV↓
慢性炎症
サラセミア
鉄芽球性貧血
球状赤血球症
MCV↓↓
鉄欠乏性貧血

《赤血球の寿命》 120日

《赤血球の産生過程》

幹細胞→前赤芽球→好塩基性赤芽球→多染性赤芽球→正染性赤芽球→網赤血球→赤血球

《貧血の要因》

- 骨髄での産生低下
- 末梢での破壊亢進

《主な要因別疾患》

- **骨髄での産生低下の場合**
  - ⅰ）急性白血病
  - ⅱ）腎性貧血
  - ⅲ）慢性炎症
- **末梢での破壊亢進の場合**
  - ⅰ）溶血性貧血
  - ⅱ）血球貪食症候群

MCV，MCHCおよび網赤血球をチェックしよう

- MCV（mean corpuscular volume）：
  平均赤血球容積（つまり赤血球の大きさ）
  MCV＝Ht（％）×10/RBC（10^6/uL）
- MCHC（mean corpuscular hemoglobin concentration）：
  平均赤血球ヘモグロビン濃度（つまり赤血球の濃さ）
  MCHC＝Hb（g/dL）×100/Ht（％）
- 貧血＋網状赤血球数増加：末梢で赤血球が壊される疾患
- 貧血＋網状赤血球数減少：再生不良性貧血などの造血障害の疑い

見なかったことにしている？『MPVとPDW』と『MCVとRDW』その活用法をマスターしよう

- MPV（mean platelet volume）：平均血小板容積（血小板の大きさを見る）

- MCV（mean corpuscular volume）：平均赤血球容積（赤血球の大きさを見る）
- PDW（platelet distribution width）：血小板分布幅（血小板の形状のばらつき）
- RDW（readcell distribution width）：赤血球分布幅（赤血球の形状のばらつき）

血小板は産生直後が大きく，時間の経過で小さくなっていく！

例）PDW・RDWの高値：赤血球，血小板の産生亢進あるいは骨髄異形成症候群などの形態異常

PDW・RDWの低値：再生不良性貧血等の産生低下

❺汎血球減少

図8　汎血球減少鑑別疾患フローチャート

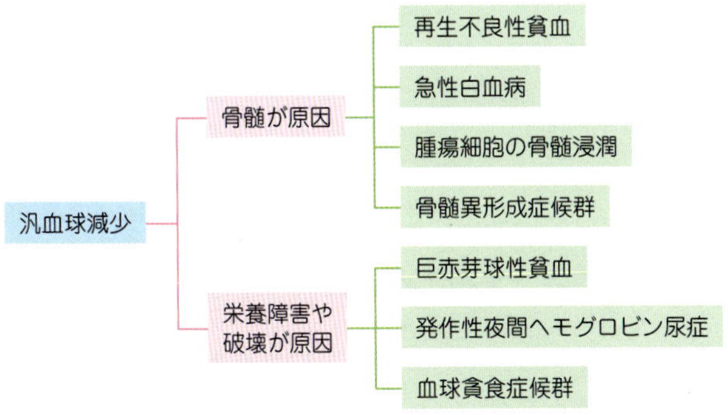
汎血球減少
骨髄が原因
再生不良性貧血
急性白血病
腫瘍細胞の骨髄浸潤
骨髄異形成症候群
栄養障害や破壊が原因
巨赤芽球性貧血
発作性夜間ヘモグロビン尿症
血球貪食症候群

汎血球減少とは，赤血球，白血球，血小板の３系統の細胞がすべて減少することをいう．

よって，これはかなりの異常事態！

「2系統以上の血球の数的異常があれば，血液疾患などの造血障害の可能性を考えよ！」

血液疾患の可能性が疑われる場合は，当然マルク（骨髄穿刺）が必須になる．

《汎血球減少の要因》

- 骨髄での産生低下
- 栄養障害による産生低下
- 破壊亢進

《原因疾患トップ3》

- 急性白血病
- 骨髄異形成症候群
- 血球貪食症候群※

※血球貪食症候群

炎症性サイトカインの影響で骨髄中の細網細胞（マクロファージ）が活性化し，近くにある大事な血球を食べてしまう状態のこと．この血球貪食症候群をきたす三大疾患を頭にたたきこんでおこう．血球貪食症候群の場合は，**だいたいの症例において血小板→白血球→赤血球の順番で減少する．**

《血球貪食症候群3大要因》

- VAHS（ウイルス関連性血球貪食症候群），つまりウイルス感染
- 悪性リンパ腫
- 全身性エリテマトーデス

ここ重要！ 末梢血液像を読み切れ！
その2：赤血球の形態

赤血球の形態異常は，さまざまな要因で生じるが，最も頻度が高く，かつ，重要な「破砕赤血球」「赤血球大小不同」の意味は覚えておこう．

また，本来，末梢血中に出るはずのない血球が出ていないかもチェックしよう．

○破砕赤血球

- 血管内で，赤血球が破壊されることで生じる.
- 二大要因「溶血性尿毒症症候群」「血栓性血小板減少性紫斑病」

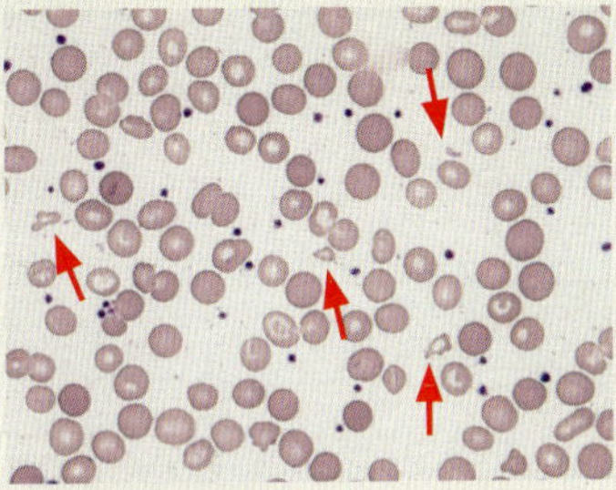

◆破砕赤血球

○赤血球の大小不同

- 異常のあるさまざまな形態の赤血球が増加している（無効造血）か，赤血球産生亢進（網状赤血球増加）時に生じる.
- 二大要因「骨髄異形成症候群」「失血後，血球減少回復時」

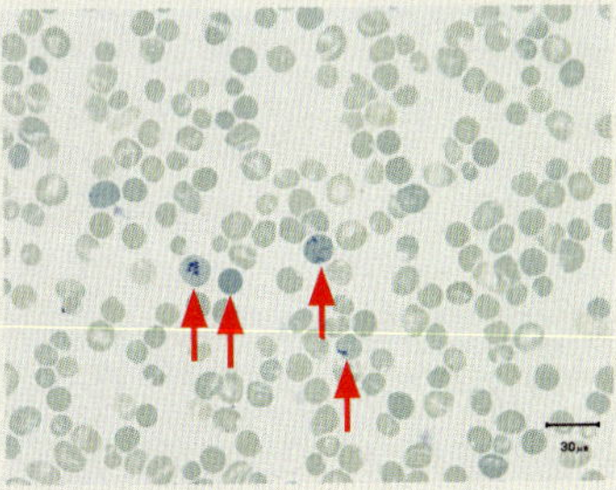
30μm

◆網状赤血球

○本来，末梢血にいない血球の出現＝赤芽球の出現（骨髄バリアの破壊）

- 主要因「腫瘍の骨髄浸潤」

直ちにアクションを起こせ！ 血算パニック値

●血算パニック値

項目	単位	パニック値	前回値
WBC 上限	/μL	2万以上	2万未満
WBC 下限	/μL	2千以下	2.1千以上
Hb	g/dL	5以下	5.1以上
MCV	fl		±10%以上変動時
PLT	/μL	5万以下	5.1万以上

臨床所見と併せて，入院も検討しよう！ 研修医1人で対処しない！

正常末梢血液像アトラス

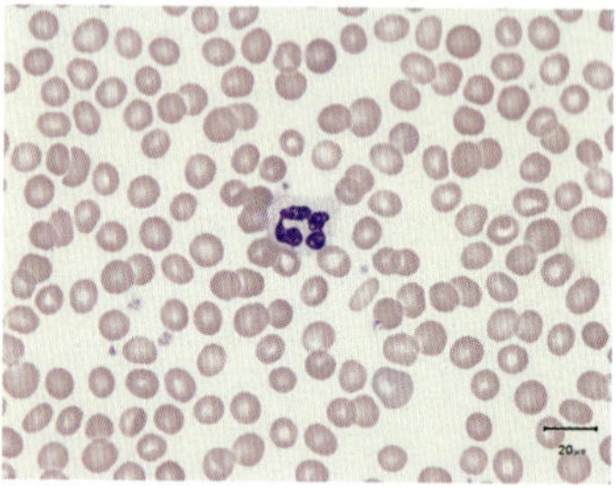

◆①分葉球

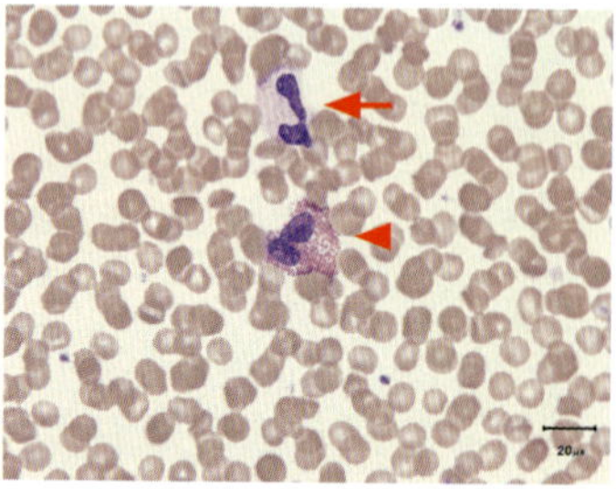

◆②好酸球（▶）と桿状球（➡）

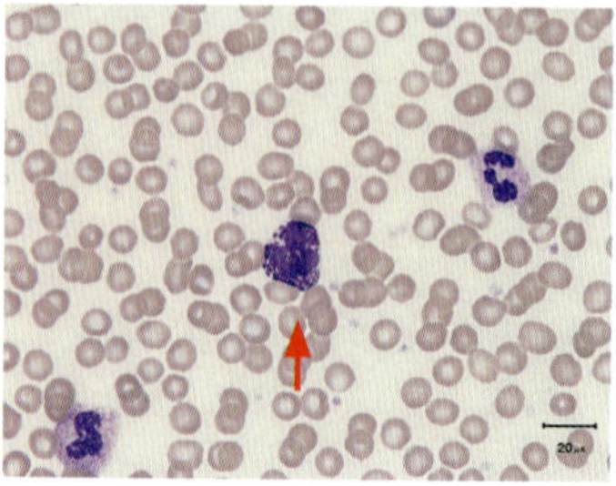

◆③好塩基球（➡）

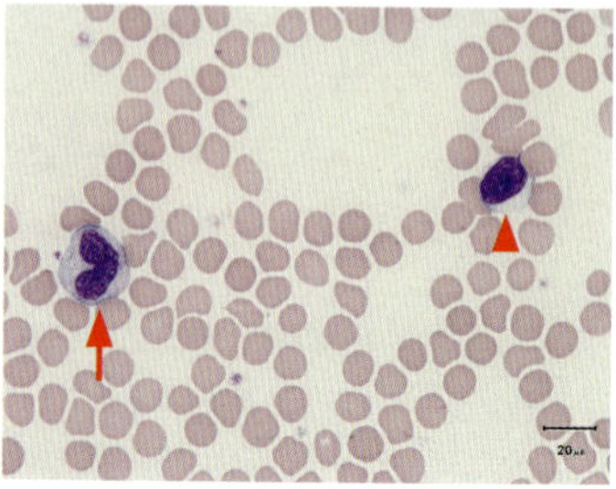

◆④リンパ球（▶）と単球（➡）

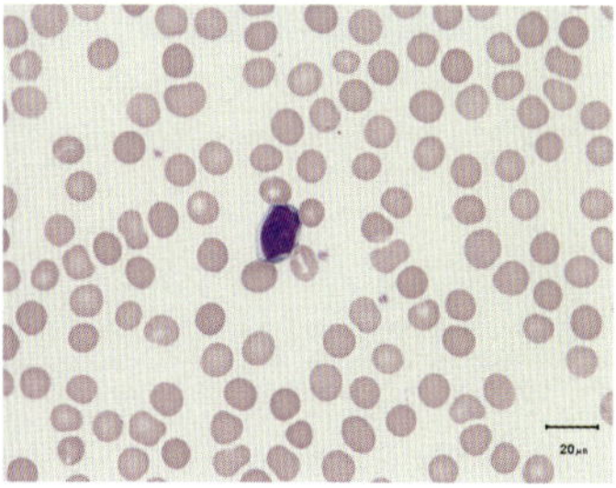
20μm

◆⑤リンパ球

［小倉加奈子］

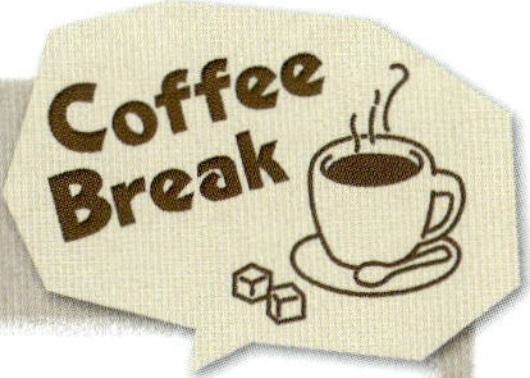
Coffee Break

『好中球さんとリンパ球さんとのスペシャルトーク』

おぐ：　今日は，リンパ節近くの血管壁の一角にお邪魔して好中球さんとリンパ球さんにインタビューさせていただくことになりました～！ 今日は，お忙しいところお時間を割いていただきましてありがとうございます．

好中球：あー，もしさ，サイトカインが発令されたらさ，ぼく，すぐに現場に急行しなくちゃいけないからさ，ここにはとどまれないけど悪く思わないでね．

おぐ：　それはもう，気にしないでください．お仕事優先ですから．

リンパ球：おれもさー，パトロール中でほんとは全身回らなくちゃいけないわけよ．だから手短かにお願いね．

おぐ：　かしこまりました．さて，お二人に質問ですが，どうしてお二人の姿はそんなに違うのでしょうか．何かポリシーとかおありなのでしょうか？

リンパ球：え，そんな質問？ ま，いっか．おれはさー，とにかく核が大事なわけよ，だってさ，今までの敵の情報を全部覚えておかなくちゃいけないわけ．だからさ，なるたけ核はでかく均一なんだよ，大事に大事に情報をかかえているわけ．丸くてちっちゃくてナイスな形なんだよ，好中球みたいなふにゃふにゃな核とかかっこ悪いだろ！

好中球：　…そこまで言わなくても…ぼくは，リンパ球さんみたいに核がでかかったら，菌食べられないでしょ？ なるたけ細胞質を大きくして，そこにペルオキシダーゼをたくさん入れられるようにして，菌を殺せるようにしておくんだよ．それに核が大きいと血管の内皮細胞の間を通って，戦場に行けないじゃないか！ 核がふにゃふにゃ分かれているからするっと通れるんだよ．

おぐ：　それぞれ本当に大事なお仕事をされていて，そのためにお姿もずいぶん変えられているんですね．感動いたしました．ところで，好中球さんはなぜ血管の壁にくっついていらっしゃるのですか？

好中球：　あんまりたくさんの好中球がふらふらしているとね，ぶつかって壊れちゃったりするでしょ？ そうすると，ペルオキシダーゼを道にばらまいちゃうじゃない．血管の壁までダメにしちゃうから，用があんまりないときは，物陰でおとなしくしているんだよ．

おぐ：　そうなんですねぇ～．

ピ～ッ！，ピ～ッ！！サイトカイン情報，咽頭近くで細菌の軍団が侵入中！！ピ～ッ！，ピ～ッ！！

好中球：　（ポトッ）すみませんが，現場に急行します．さよならっ．

リンパ球：おれも近くのリンパ節まで急行するわっ．さいならっ．

おぐ：　ありがとうございました～，がんばってくださ～い！！

…皆さん，素敵なお二方でしたね．また，お会いしましょう！ さようなら～．

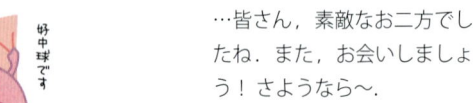

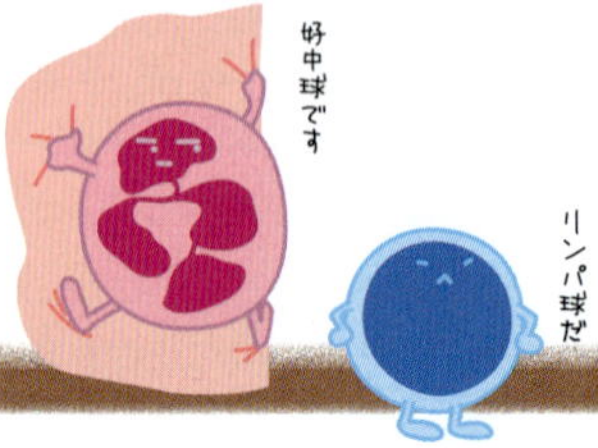
好中球です
リンパ球だ

3 生化学検査
～肝腎機能をみる！ オーダーしすぎないが「肝腎」！

検査の意義

「病気を見つける」うえで，その入り口となる検査には，血液検査と画像検査の大きく2つがあるといえよう．その血液検査のなかでも，生化学検査は，血算とならぶ基本的な検査といえる．

ルーチン検査としての生化学検査の目的は，大きく3つに大別できる．

①障害されている臓器（組織）がどこかを見つける．

②障害されている臓器（組織）の機能障害の程度を知る．

③全身の代謝異常を知る．

以下，上記の3つの分類に沿って解説していこう．

《保険点数》

生化学検査の項目の多くは，多項目を施行すると，保険点数は一律となる（包括項目という）．

つまり，やればやるほど赤字！！！

そこで，必要な検査に絞って実施することが重要である．

《基準値一覧表》

巻末参照のこと．

生化学検査を読み切れ！！

POINT

- ルーチン検査は，最小限で！ 障害されている臓器を見つけよう！
- ルーチン検査で異常が疑われる臓器にターゲットを絞り，詳しく検索しよう！
- ルーチン検査で異常を示した代謝障害に対し，詳しく検索しよう！

❶ルーチン検査は，最小限で！ 障害されている臓器を見つけよう！

ここでは，至極の基本スクリーニングセット，つまり初診患者さんに外来でまず行う検査セットを紹介しよう．

下記の表は，胆汁鬱滞の有無を含む肝機能，腎機能および全身の代謝機能がわかる最も効率の高い検査セットである．

検査をやりすぎることもなく，意義不明の異常値にまどわされることもなし！

●至極の基本スクリーニングセット（初診患者さんにまず行う検査）

	項目	基準値	単位	適正検査間隔	特徴
1	Alb（アルブミン）	4.0～5.2	g/dL	2週間	半減期17～23日．肝臓で産生．分子量69,000，健常人の尿中に排泄される最大の分子量の蛋白．血清中の7割を占める
2	AST（GOT）	5～37	IU/L	毎日	半減期10～20時間．肝臓，骨格筋，心臓，赤血球中に存在．ASTとKが同時高値の際は，採血手技による溶血を疑う
3	ALT（GPT）	6～43	IU/L	3日	半減期40～50時間．血中のALTはほぼ肝臓由来である
4	γ-GT	0～75	IU/L	10日	半減期10日．血中のγ-GTはほぼ肝臓由来．毒物の抱合・排泄にかかわる．アルコールに鋭敏に反応

（次ページに続く）

	項目	基準値	単位	適正検査間隔	特徴
5	CRE（クレアチニン）	男 0.6～1.0 女 0.5～0.8	mg/dL	毎日	筋肉のエネルギーであるクレアチンの代謝老廃物．上限値を超えたときは腎不全状態であることが多い
6	UA（尿酸）	男 3.5～6.9 女 2.3～6.0	mg/dL	3日	核酸（プリン体）の代謝産物．腎尿細管に沈着し，腎不全を起こすことがある．血中飽和濃度は約10 mg/dL
7	Na-Cl（ナトリウム-クロール）	Na 135～145 Cl 96～107	mmol/L	毎日	電解質は内分泌疾患を知るスクリーニング検査としても重要．Naは低下例を見ることが多い．急性膵炎やネフローゼ症候群等で低下
8	K（カリウム）	3.5～5.0	mmol/L	毎日	K上昇は，アシドーシス等，低下は，急性膵炎，熱傷，栄養不良等があげられる．溶血で高値
9	T-Cho（総コレステロール）	150～219	mg/dL	3日	胆汁鬱滞で上昇，肝細胞障害で低下するので，肝機能障害の原因の鑑別に使える
10	TG（中性脂肪）	30～149	mg/dL	3日	多くの場合，高TG血症は，インスリン抵抗性の病態の合併がある
11	Glu（グルコース）	65～109	mg/dL	毎日	食後血糖160 mg/dL以上は，耐糖能異常を疑おう． 血清グルコース≒血漿グルコース

前述の基本スクリーニングセットから障害臓器をどこまで測定できるのだろうか？ 下記の表を見ていただきたい.

スクリーニングセットから知る障害臓器

	項目		
	障害臓器を知る		臓器の機能をみる
肝臓	AST	5～37 IU/L	下記と詳細臓器検索の項目（p.46参照）を追加で検査する.
	ALT	6～43 IU/L	
	ALP	110～348 IU/L	TP（Alb） 6.5～8.5（4.0～5.2）g/dL
	γ-GT	0～75 IU/L	T-Cho 150～219 mg/dL
	LD	119～221 IU/L	
腎臓	LD	119～221 IU/L	下記と詳細臓器検索の項目（p.47参照）を追加で検査する. Cre 男0.6～1.0 mg/dL 女0.5～0.8 mg/dL
心臓	AST	5～37 IU/L	詳細臓器検索の項参照
	LD	119～221 IU/L	
膵臓	リパーゼ	11～53 IU/L	糖代謝の項参照
	LD	119～221 IU/L	
肺	LD	119～221 IU/L	
消化管	LD	119～221 IU/L	
泌尿・生殖器	LD	119～221 IU/L	
筋肉	LD	119～221 IU/L	詳細臓器検索の項参照
	CK	男 57～240 IU/L 女 47～200 IU/L	
骨	ALP	110～348 IU/L	詳細臓器検索の項参照
	LD	119～221 IU/L	
	Ca, IP	Ca 8.8～10.6 mg/dL IP 2.0～4.5 mg/dL	
皮膚	LD	119～221 IU/L	
脾臓	LD	119～221 IU/L	
赤血球	AST	5～37 IU/L	
	LD	119～221 IU/L	
	K	3.5～5.0 mmol/L	
脳	なし		なし

【スクリーニングセット検査を読み切るコツ！】

ここがスクリーニングのキモだ！

ⓐ障害されている臓器（組織）を見つけ，機能障害程度を知る．表を見ると一目瞭然！ スクリーニングの生化学検査は，**結局，肝腎機能をみる検査ばかり！**

ⓑLD，ALPが高値の場合は，アイソザイムをチェック！ びっくりするほどの情報が！！

ⓒ**脳障害**に関しては，ルーチン検査を含め**血液生化学検査では検出できない！** →だから画像検査！

ⓐスクリーニング検査＝肝腎機能をみる検査

《肝臓の検査》

肝臓の検査を大別すると，

肝臓の①代謝能，②合成能，③肝障害程度，④肝障害原因，⑤肝細胞癌をみる検査に分けられる．スクリーニング検査では，そのうち，T-choが代謝能，アルブミンが合成能，AST，ALT，γ-GTが肝障害程度をみる検査となる．

- **総コレステロール（T-cho）**

リポ蛋白は肝で合成・代謝されるため，肝細胞障害でコレステロールは低下する．一方，胆汁鬱滞では，lipoproteinXが産生され，高コレステロール血症となる．lipoproteinXは非エステル型コレステロールが主体のために，コレステロール代謝が障害されるのである．よって，**同じ肝障害でも，肝細胞障害の場合，コレステロールは低下し，胆汁鬱滞で上昇する**ため，肝障害の鑑別に有効．

《腎臓の検査》

スクリーニング検査のなかでは，もちろんCREが腎機能をみる検査．腎臓の検査という観点からみれば，電解質の値はその二次的な影響を受けるものであるし，Gluの値は糖尿病など腎機能障害の要因をみる検査となる．ちなみにクレアチニンは，筋肉の代謝産物であるため，基礎値は筋肉量に影響する．

ⓑLD，ALPアイソザイム検査の重要性

《アイソザイム》

アイソザイムとは，酵素としての反応や活性がほぼ同じであるが，蛋白質分子としてはアミノ酸配列が異なり，別種に分類される酵素をいう．

生体にとってのアイソザイムの存在理由は何か？

一般的に，そのアイソザイムの存在する組織もしくは細胞内での酵素活性を発揮するのに適した形の酵素が必要なためと考えられている．LDを例にあげてみよう．LD1は心筋に，LD5は骨格筋や肝臓に多量に存在している．心筋細胞と骨格筋および肝細胞の違いは，ずばり酸素濃度．心筋のような好気的条件下では，ピルビン酸をTCA回路に導き，多くのATPを産生させエネルギー源とするのが最も効率がよく，そのためピルビン酸濃度が上昇すると活性が落ちるLD1が心筋には多い．一方，骨格筋や肝臓など嫌気的条件下で解糖系エネルギーに依存している細胞では，むしろピルビン酸濃度が多少多くても触媒作用を示すLD5の存在が合理的である．

このように，その細胞や組織の条件に合う活性条件をもつ蛋白質の存在が，生体の恒常性を維持するためには必要であり，そのために複数のアイソザイムが存在しているのである．あぁ，人間の体は本当によくできていますね．

● **LD**

乳酸デヒドロゲナーゼ（LD）は，解糖系最終段階の酵素であり，ほとんどすべての細胞に存在する．細胞が障害されるとリンパ管を通って，間接的に血管内に流入する遊出酵素である．よって，大多数の細胞障害で血清LDが上昇するため，**非常に感度のよい体内での異常発信シグナルといえる**．HとMのサブユニットで構成される．

図1　実際のLDアイソザイムのパターン

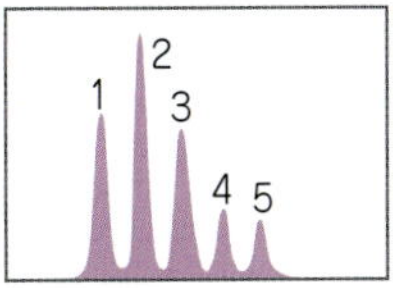
1
2
3
4
5

①健常者例
LD2が優位である

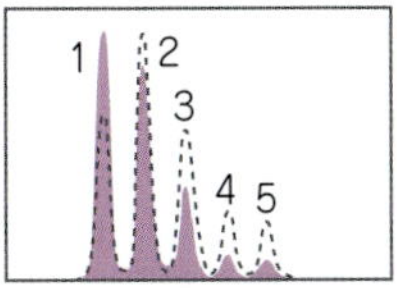
1
2
3
4
5

②1，2型上昇例（1）
主に心筋，赤血球由来のLDが増加していると考える
- 急性心筋梗塞（AMI）
- 悪性貧血
- 肝硬変
- 脳血管障害
- 糖尿病の一部
- 妊娠後期
- 溶血，悪性腫瘍

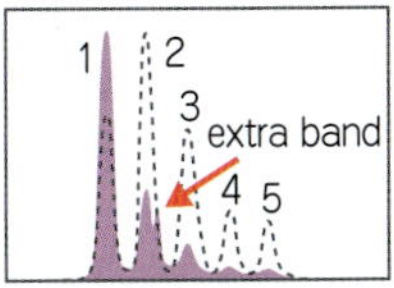
1
2
3
extra band
4
5

③1，2型上昇例（2）
-神経芽細胞腫-
LD2の陰極側にextra bandが出現する.
※溶血検体や悪性腫瘍では,LD2の陰極側にエクストラバンド（LD2ex）が出現することがある
悪性腫瘍の場合,LD1と2の間にエクストラバンドが出現することがある

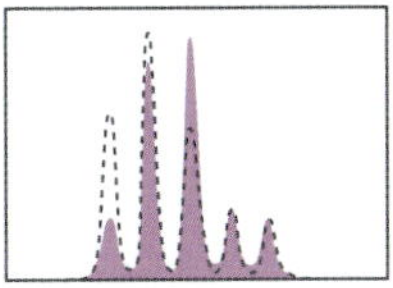

④2，3型上昇例
特に血液疾患を中心とした悪性腫瘍パターンといわれる
- 悪性リンパ腫
- 白血病
- 筋ジストロフィー

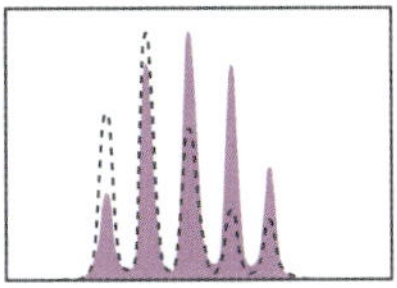

⑤3，4型上昇例
主に肺由来のLDが増加していると考える
- 肺癌
- 肺手術後
- 血小板由来疾患
- 悪性腫瘍の肺，肝臓転移

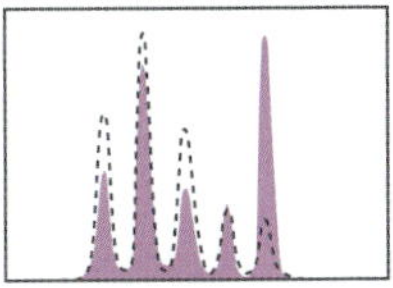

⑥5型上昇例
主に肝由来のLDが増加していると考える
- 慢性肝炎
- 骨格筋損傷
- 過激な運動後
- 火傷

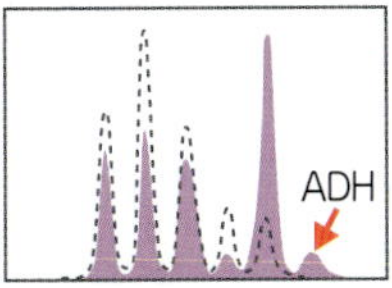
ADH

⑦5型高値＋ADHバンド例
肝細胞自体が破壊されると肝由来のADH（アルコール脱水素酵素）が出現することがある
- 劇症肝炎（肝細胞壊死）

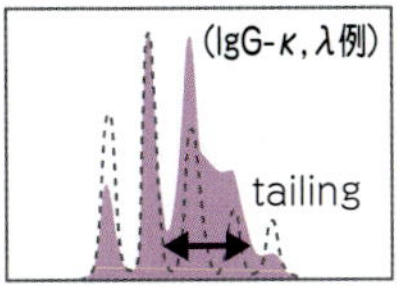
(IgG-κ, λ例)
tailing

⑧LD結合性免疫グロブリン例
慢性肝疾患等がある場合にLDがIgGと結合することによって，LD3,4,5が結合した波形が出現する．マクロLDともいう
- IgAと結合-特定疾患との関連不明
- IgGと結合-慢性肝疾患と関連の場合あり

「電気泳動パターンの解釈ハンドブック 第4版（ヘレナ研究所）」より改変して転載

- **ALP**

アルカリホスファターゼ（ALP）は，物質やエネルギー輸送，無機リンの供給，骨の石灰化などと関係する酵素であり，血中の増加は細胞での産生の増加または産生細胞量の増加を反映している．

ALPは集団の正常値（基準範囲）に比べて個人の正常値（日常値）の変動幅が小さく，測定値がたとえ基準範囲内でも持続的な上昇傾向は有意な変化となりうるので注意！

図2　実際のALPアイソザイムのパターン

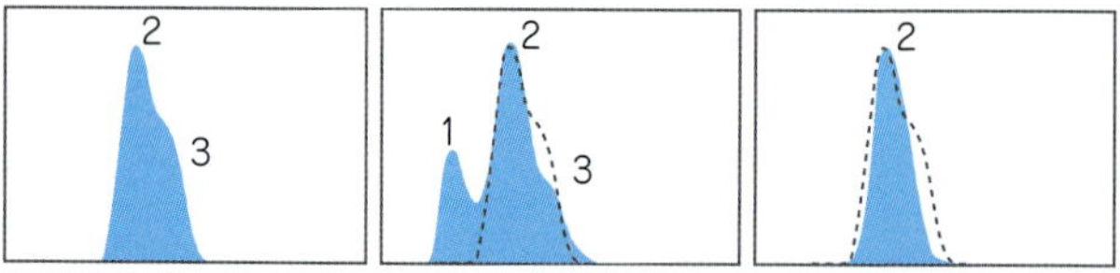
2
3
1
2
3
2

①健常者例
ALP2，ALP3のみが発現する

②ALP1上昇例
ALP1が出現するパターン
- 閉塞性黄疸の一部
- 転移性肝癌
- うっ血肝
- 脂肪肝
- 原発性胆汁性肝硬変の一部
- 悪性腫瘍の一部

③ALP2上昇例
ALP3の発現が不明瞭となり，ALP2のみの波形となるパターン
- 肝・胆道系疾患

※肝・胆道系疾患の場合，γ-GTP，LAPが同時に上昇する

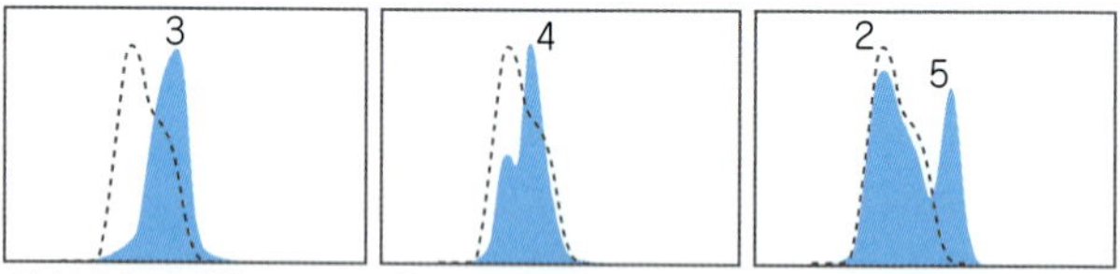
3
4
2
5

④ALP3上昇例
ALP2の発現が不明瞭となり，ALP3のみの波形となるパターン，骨由来のALPが増加しているため，小児健常者例となる
- 乳幼児，小児
- 癌の骨転移の一部
- （副）甲状腺機能亢進症
- 骨折回復期
- 慢性腎障害
- 骨粗鬆症

⑤ALP4上昇例
胎盤由来のALP4が出現するパターン．主に30週以降の妊婦
- 妊娠（30週以降）
- 腫瘍産生ALP（Regan型，Nagao型）

⑥ALP5上昇例
小腸由来のALP5が出現するパターン．健常者でも血液型のB型，O型で分泌型の場合はこのパターンとなる
- 血液型のB, O型で分泌型
- 高脂肪食後
- 慢性腎不全
- 糖尿病
- 肝硬変症

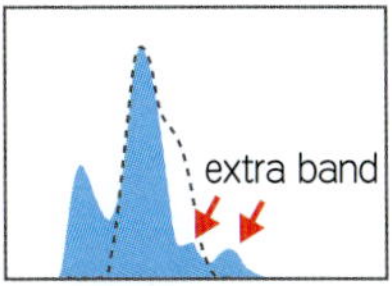
extra band

⑦膜酵素複合体例

陰極側に不規則，多様な小さな波形が出現

・閉塞性黄疸等

※膜酵素複合体の場合多様なパターンをとる．検体によっては塗布点残渣が出現することがある

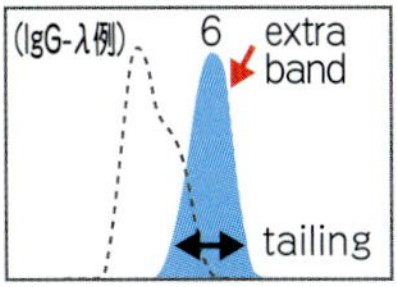
(IgG-λ例)
6
extra
band
tailing

⑧ALP 結合性免疫グロブリン例

60歳以上の高齢者で出現することが多い．陰極側にシフトした大きな波形が出現

・60歳以上の高齢者では原疾患不明

・若年齢では潰瘍性大腸炎の率が高い

※マクロALP，ALP6（5の陰極側に出現した場合）ともいう

「電気泳動パターンの解釈ハンドブック 第4版（ヘレナ研究所）」より改変して転載

図3　ALPアイソザイムと胆道系酵素との組み合わせによる評価

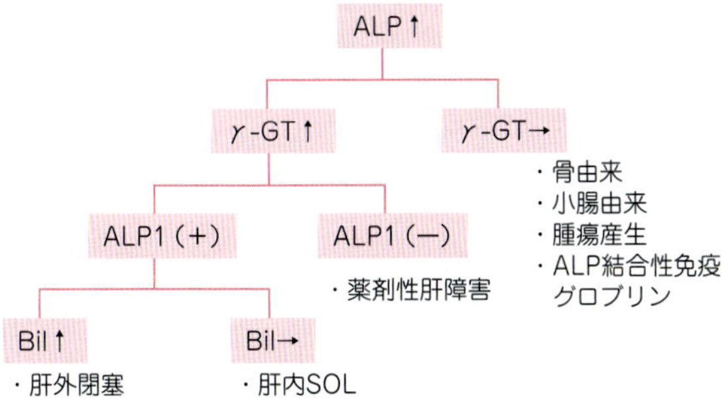
ALP↑
γ-GT↑
γ-GT→
・骨由来
・小腸由来
・腫瘍産生
・ALP結合性免疫グロブリン
ALP1（＋）
ALP1（－）
・薬剤性肝障害
Bil↑
・肝外閉塞
Bil→
・肝内SOL

Bil：ビリルビン

ALPとγ-GTの動向は，相関することが多いが，両者の値の変動を比較することによって，病態を絞り込める場合がある

ⓒ脳障害に関しては，ルーチン検査を含め血液生化学検査では検出できない！ →だから画像検査！

当たり前といえば当たり前だが，脳障害を検知できる血液検査はないに等しいのである！！ しかし，後述するが，脳血管障害のリスクと心臓，腎臓の機能は特に相関するので，心臓や腎臓の機能をみることが間接的に脳障害を検知することにはなるわけである．

ⓓその他の便利な生化学検査セット

●至極のセット・毎日編

	項目	基準値	単位
生化学	AST（GOT）	5～37	IU/L
	CRE（クレアチニン）	男0.6～1.0 女0.5～0.8	mg/dL
	Na-Cl（ナトリウム-クロール）	Na 135～145 Cl 96～107	mmol/L
	K（カリウム）	3.5～5.0	mmol/L
	Glu（グルコース）	65～109	mg/dL
血算	血算の項参照（Ⅰ-1-2）		

重篤な患者で毎日採血をしないと心配…そんなときの毎日セット！ いずれの項目も日々の代謝により値が変動し，病態を反映しやすいものである．**これ以外の検査は，半減期等を考慮するとだいたい1週間に2回程度で十分すぎるほどである．**

●至極のセット・悪性腫瘍ルールアウト編

	項目	基準値	単位	特徴
生化学	AST（GOT）	5～37	IU/L	肝細胞癌・転移性肝腫瘍あるいは悪性リンパ腫で高値
	ALT（GPT）	6～43	IU/L	肝細胞癌・転移性肝腫瘍で高値．しかしASTの方が優位になることが多い
	γ-GT	0～75	IU/L	肝細胞癌・転移性肝腫瘍で高値
	ALP（アルカリホスファターゼ）	110～348	IU/L	集団の基準範囲に比して，個人の変動幅は小さく，基準範囲内であっても持続的な上昇傾向は有意な所見に．アイソザイムをチェック

（次ページに続く）

	項目	基準値	単位	特徴
生化学	LD（乳酸デヒドロゲナーゼ）	119～221	IU/L	非常に高感度の体内異常発信シグナル．アイソザイムをチェック．LD2,3型優位はあらゆる悪性腫瘍のパターン．5型優位は肝細胞癌・前立腺癌
	Glu（グルコース）	65～109	mg/dL	耐糖能異常のかげに膵臓癌が隠れていることも． 血清グルコース≒血漿グルコース
血算	血算の項（Ⅰ-1-②）参照			2系統の血球減少は，血液悪性腫瘍を含めた血液疾患を疑おう．小球性貧血では，消化管の精査を

数カ月に1回外来通院している慢性期の患者さんは大学病院に多くいる．しかし，稀にずっと癌が見逃され，気づかれず，症状が出て気づいたときには末期だった…ということがある．慢性疾患のコントロールが良好でもそれは，悲しすぎる．

では，血液検査でどこまで悪性腫瘍をルールアウトできるだろうか？ポイントは，ALPとLD．いずれも高値であった場合は，アイソザイムをチェックすること．しかし，もちろん画像診断が優先である．

（「ⓑLD，ALPアイソザイム検査の重要性」参照）．

腫瘍マーカーはなぜ入っていないのか？

腫瘍マーカー，特にCEAは偽陰性率が高い（特に喫煙者で高値）．種々の因子で陽性となりうる．腫瘍マーカーは，漫然とやるべき検査ではなく，腫瘍マーカーのみで悪性腫瘍をルールアウトするのは危険．

腫瘍マーカーの利用目的として…

①癌が確定した場合の臨床病期分類の補助診断

②原発不明癌の原発検索の補助検査

③腫瘍再発マーカー

の3点があげられる．ポイントを絞った活用法を！

また，上記項目に加えて，便潜血反応検査も悪性腫瘍ルールアウト検査としてあげられよう．しかし，前述のように画像診断や内視鏡検査にかなうはずがないのである．

❷ルーチン検査で異常が疑われる臓器にターゲットを絞り，詳しく検索しよう！

さらに踏み込む肝臓の検査

	項目	基準値	特記事項
肝臓	アンモニア	28～70（μg/dL）	安静時に測定・検体放置厳禁
	Ⅳ型コラーゲン	150以下（ng/mL）	機能障害と線維化の評価には血小板
	ヒアルロン酸	50以下（ng/mL）	
	プロトロンビン時間（PT-INR）	0.9～1.1	

さらに踏み込む肝臓の検査としては，やはり合成能を特に詳しくみたい．つまり，肝予備能の評価である．

- **Ⅳ型コラーゲン**

基底膜の主要成分．肝の線維化が進むと類洞周囲に基底膜が形成されてⅣ型コラーゲンが増加する．

- **ヒアルロン酸**

線維芽細胞と肝で産生され，肝で代謝される．正常肝では，ヒアルロン酸は少量であるが，肝の線維化が進行すると約5倍程度に増加する．

Ⅳ型コラーゲンもヒアルロン酸も血小板数と併せて肝線維化の指標となる．
血小板数15万/μL，ヒアルロン酸50 ng/mL，Ⅳ型コラーゲン150 ng/mLが新犬山分類（Ⅱ-3-❸）F2相当，血小板数10万/μL，ヒアルロン酸130 ng/mL，Ⅳ型コラーゲン250 ng/mLがF4（肝硬変）の段階と考えられる．

- **プロトロンビン時間**

凝固因子は，プロトロンビンをはじめとしてその多くが肝臓で産生されるために，肝障害で凝固因子の産生低下が生じると延長してくる．

※PT-INR（international normalized ratio）
生物由来の製剤である組織トロンボプラスチンは，ロットによって値が大きく変動する．そのため，その差異を標準化するために考案されたのがPT-INRである．検体のプロトロンビン時間と正常対照試料に対する比をみている．基準値：0.80～1.20．これ以上だとPT延長とみなす．

- **血清アンモニア**

アンモニアは主に食事由来であるが，中枢神経に対して毒性があるため，肝の尿素サイクルで尿素として腎から排泄される．よって，肝障害では尿素サイクルに障害が現れるため，血清アンモニアが高値となる．

実際には肝機能がかなり低下しても予備能により解毒能は比較的最後まで保たれるため，血中濃度は保たれる．予備能低下の早期診断には不向き．なお，脳症の発症との時間差もあるので注意．

上記の4項目以外に直接ビリルビンやコリンエステラーゼ等も併せて測定してもよいだろう．これらは，総コレステロールや血清アンモニアと同様，肝臓の代謝能をみる検査である．

さらに踏み込む腎臓の検査

	項目	基準値	特記事項
腎臓	シスタチンC	男0.63～0.95（mg/dL） 女0.56～0.87（mg/dL）	尿検査と併用しよう
	α_1ミクログロブリン	血清：男12.5～25.5（mg/dL） 血清：女11.0～19.0（mg/dL） 尿：男1.0～15.5（mg/dL） 尿：女0.5～9.5（mg/dL）	ミクログロブリンはいずれも肝臓で産生されるので，肝機能低下時には血中濃度も低下するので注意
	β_2ミクログロブリン	血清1.0～1.9（mg/dL） 尿230以下（μg/L）	

- **シスタチンC**

シスタチンCは全身の有核細胞から産生され，血中で複合体を形成せず，糸球体で濾過，近位尿細管で代謝される．細胞内外の環境の影響を受けないため，**筋肉量の影響を受けるクレアチニン値より精度の高い糸球体濾過値の指標となる**．

- **尿検査**（尿沈渣，尿中アルブミン，β_2ミクログロブリン，α_1ミクログロブリン，NAG）

※詳細は尿検査の項（I-2）をみよう！

a. 尿沈渣

生理的に出てよいもの，認められれば異常が疑われるものを整理しておこう．

b. 尿中アルブミン

腎糸球体障害の進行に伴い，尿中排泄量が増加する物質．試験紙法で検出される以前の軽度腎障害を測定できる利点をもつ．尿試験紙法の感度は300 μg/mL程度であるが，現在のTIA法などでは，1 μg/mL程度まで検出できる．特に糖尿病による糸球体の病変を早期に検出することが可能．

c. β_2ミクログロブリン（血清および尿）

赤血球を除くほとんどの体細胞表面に発現する．糸球体濾過量（GFR）が低下すると血中のβ_2ミクログロブリン値が上昇．近位尿細管障害があると再吸収されなくなり，尿中のβ_2ミクログロブリン値が上昇する．両者の鑑別に有用である．特にGFRが軽度低下しても血中β_2ミクログロブリン値は上昇するので，糸球体濾過低下の早期指標となる．

例）血中正常・尿中高値：尿細管障害（尿細管アシドーシス，尿細管壊死など）
　　血中高値・尿中正常：急性・慢性糸球体腎炎，ネフローゼ症候群など
　　血中・尿中とも高値：尿毒症，慢性腎不全，悪性腫瘍，肝疾患など

※尿中α_1ミクログロブリンも同様に有用である．

d. NAG

特に近位尿細管に多く含まれる．分子量が比較的大きいため，血清中のNAGは通常尿中には排泄されない．腎尿細管や糸球体の障害で尿中に出現し，特に尿細管障害の軽い時期から尿中に逸脱するので，腎病変の早期発見に有用．pH8以上のアルカリ尿，pH4以下の酸性尿で失活し，見かけ上低値になるので注意！

さらに踏み込む心臓の検査

	項目	基準値	特記事項
心臓	トロポニンT，トロポニンI	AMIのカットオフ 0.100（ng/mL）	心筋特異性が最も高い．トロポニン↑＝心筋傷害
	h-FABP	6.2未満（ng/mL）	急性心筋梗塞の早期診断に有用
	BNP，NT-proBNP	BNP 18.4以下（pg/mL） NT-proBNP 125以下（pg/mL）	心不全のマーカー
	シスタチンC	男0.63～0.95（mg/dL） 女0.56～0.87（mg/dL）	急性冠症候群や慢性心不全のリスク予測に有用

- **心筋トロポニン（TとI）**
  ①正常な骨格筋には発現しないので，**心筋特異性が高い**．激しい運動や外傷によって異常値を示さず，**トロポニンの異常値＝急性心筋障害の存在**．
  ②急性心筋梗塞（AMI）では，発症3～4時間で上昇，異常値はトロポニンT：8～12日間，トロポニンI：5～8日間続く．
  クレアチンキナーゼMBアイソザイム（CK-MB）とほぼ同じ血中濃度の推移を示す．
  ③**不安定狭心症の微小心筋障害を診断．←CK-MBでは検出できない．**
  ④**3時間以内の発症早期の診断感度が低い．急性心筋梗塞の早期診断には不向き．**
- **心筋型脂肪酸結合蛋白（H-FABP）**
  ①AMI発症0.5～2時間後から上昇するため，**AMIの早期診断に有用．**
  ②骨格筋にも存在するため，外傷や激しい運動などにより容易に異常値を示す．
  ③腎排泄のために，腎機能低下例では異常値を示すことが多い．
  特異度が低く，偽陽性率が高くなる．
- **BNPとNT-proBNP**
  いずれも心筋虚血マーカーでもある心不全マーカーである．
  ①いずれも心機能・心不全評価における有用性は同等であり，それらの優れたマーカーである．
  ②NT-proBNPは，BNPと異なり，その代謝はすべて腎排泄であるため，心臓と腎臓を併せて評価できる心腎関連マーカーと考えられる
  →一方で，BNPより腎機能低下に基づく基準値補正の手間がかかる．
  ③NT-proBNPはBNPより血中での安定性が高く，血清での測定が可能．半減期も長く，BNPよりも高い値を示す．
- **シスタチンC**
  詳細は，腎臓の項参照．

当然，腎機能マーカーは心・脳・腎の血管障害の程度を反映する血管障害マーカーでもある．

上記4項目以外に，CK-MBやミオグロビンを測定してもよい．

- **クレアチンキナーゼMBアイソザイム（CK-MB）**
  ①CKのなかの約20％をCK-MBが占める（最も多いのはCK-MM

の65％．残りがCK-BB他である）．多発性筋炎や筋ジストロフィー，過度の運動などでCK-MMは上昇するが，筋ジストロフィー等，**病的に変化した骨格筋ではCK-MBが発現するため注意が必要である**．

②**心筋トロポニンと同様の血中濃度の推移を示す．心筋特異性が高い**．

- **ミオグロビン**

①酸素親和性がヘモグロビンより大きいため，酸素がたくさん必要な筋肉，特に心臓に多量に存在．

②分子量が小さいため，筋肉損傷後数時間で迅速に血中に逸脱．早期診断マーカーとして有用．

③**心筋型脂肪酸結合蛋白（H-FABP）と同様の血中濃度の推移を示す．超早期診断に有用**．

④**筋肉運動，筋肉注射などの後では，高値となるため，心筋梗塞では筋肉注射の前に採血を**．

さらに踏み込む骨の検査

	項目	基準値	特記事項
骨	NTx（血清）	本文参照	骨吸収マーカー．女性は，閉経後高値となる
	BAP	本文参照	骨形成マーカー．尿中マーカーより日内変動少ない

特に骨粗鬆症にターゲットを絞った検査を解説する．骨粗鬆症とは，骨吸収が骨形成を上まり，次第に骨密度が低下し，病的骨折などを起こしやすくなった病態である．

尿検査の項目も多いのも骨代謝の検査の特徴であるが，腎機能検査に応じた補正が必要のない血清検体の方が使いやすいと思われる．

なお，骨代謝マーカー測定の基本は，骨密度測定の結果，骨密度が低下している症例を対象とする．具体的には，①薬物治療をするか迷う場合，②骨粗鬆症の病識が乏しい場合，③骨吸収抑制薬の投与を迷う場合である．測定での注意点は，①早朝空腹時採血が望ましい，②骨折の急性期採血は避ける，③前の骨粗鬆症薬剤の影響が消失するのを待つ，④カルシウム摂取増加で骨代謝が抑制されることがあるのでその可能性に配慮する，である.

- **血清Ⅰ型コラーゲン架橋N-ペプチド（NTx）＝骨吸収マーカー**

骨基質の主要構成成分蛋白であるⅠ型コラーゲンの分解産物．骨格の発育を受けて代謝回転が活発な20歳未満，特に成長期の学童や骨吸収が亢進する閉経後女性では高値になる.

- **血清骨型アルカリホスファターゼ（BAP）＝骨形成マーカー**

骨芽細胞の細胞膜に結合している．骨代謝回転の速い場合に高値を示す.

血中半減期が約3.5日と比較的高いため，NTx等に比して日内変動がみられず，腎機能の影響も受けにくい.

骨代謝検査参考値・判定基準

正常参考値			判定基準
血清NTx（nmol BCE/L）	男性	9.5～17.7	骨量低下リスクのカットオフ値13.6
	女性	閉経前7.5～16.5	骨折リスクのカットオフ値16.5
		閉経後10.7～24.0	
血清BAP（μg/dL）	男性	3.7～20.9	
	女性	閉経前2.9～14.5	
		閉経後3.8～22.6	

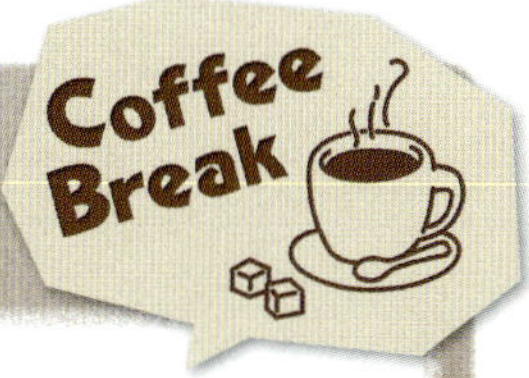
Coffee
Break

急性腹症と血清アミラーゼ（その1）

急性腹症で血清アミラーゼが高値となります．急性膵炎でなくともパニック値となることがしばしばあります．臨床症状，画像診断，他の検体検査と併せて診断しないと思わぬ落とし穴に陥ります．要注意です.

❸代謝障害をチェックする検査

主にどんな臓器がどの程度障害を受けているのかを検索してきたわけだが，さて，次は全身の代謝障害をチェックすることが併せて重要になってくるわけである.「代謝」を糖・脂質・蛋白・電解質と微量金属および老廃物の5つに分け，おのおのの検査項目一覧とその解説を付記する.

《①糖代謝》

ポイントは，ずばり**「食後」**.

糖代謝の検査は，大きく「糖代謝の**現時点での**動向をみる検査」と「血糖コントロールマーカー」に大別される．家族歴などの遺伝的素因（インスリン分泌不全）やメタボの人（インスリン抵抗性）は，**「食後（2〜3時間）」血糖を測定することが重要**である．**早期の耐糖能異常を見つけられる**．ちなみに食後血糖が160 mg/dL以上あれば，明らかに耐糖能異常がある．**同時に食後のインスリンも測定すると，インスリン分泌不全か分泌過剰（インスリン抵抗性）かがわかる**．食後インスリンは，5 μIU/mL以下が正常，5〜10 μIU/mLが境界，10 μIU/mL以上で明らかなインスリン抵抗性があるといえる.

※HOMA指数

HOMA-β：インスリン分泌能の指標（30％以下：インスリン分泌低下）
　＝〔空腹時インスリン値（μU/mL）×360〕÷〔空腹時血糖値（mg/dL）−36〕

HOMA-R：インスリン抵抗性の指標（正常：1.6以下，インスリン抵抗性：2.5以上）
　＝空腹時インスリン値（μU/mL）×空腹時血糖値（mg/dL）/405

糖代謝障害

分類	項目	基準値	概略
現時点での糖代謝動向	血糖・グルコース	70～109（mg/dL）	採血後2時間ほどは，血清グルコース≒血漿グルコースなので，生化学の検体を用いた検査で十分である（採血管1本ですむ）
	血清c-ペプチド	負荷前 0.61～2.09（ng/mL）	空腹時の測定により，内因性のインスリン基礎分泌量を知ることができる．基本的にインスリンを使っている患者に用いる
	インスリン	負荷前 1.84～12.2（μIU/mL）	食後のインスリンを血糖とともに測定することで，インスリン分泌不全なのかインスリン抵抗性なのかを判断できる．**HOMA指数**を参考にする
血糖コントロールマーカー	HbA1c	4.3～5.8（%）	2カ月の血糖の推移を反映するが，直近1カ月が値の半分くらいを占める．貧血，特に溶血のときは，参考値となってしまう．Hb：男13以下，女12以下の場合は，あまりあてにならない
	グリコアルブミン	12.4～16.3（%）	2週間（アルブミンの半減期に影響）の血糖を反映する．当然，アルブミンが低い場合は，値が下がり，あてにならない
	1,5AG	男 14.9～44.7 女 12.4～28.8（μg/mL）	グルコースに似た構造ですべての食物に含まれる．体内では代謝されず，尿糖が出現すると尿中排泄が増して血中濃度が低下．糖尿病以外に腎性糖尿や腎不全で低値．直前の血糖値を鋭敏に反映するため，**HbA1cが軽度高値の軽症糖尿病領域での血糖把握に利用**

《②脂質代謝》

糖代謝同様，脂質検査も大きく2つのカテゴリーに大別される．リポ蛋白そのものを測定する検査とリポ蛋白の構成成分の“総量”を測定するものである．リポ蛋白には，カイロミクロン，VLDL，IDL，LDLおよびHDLがあるが，測定できるものは，LDLとHDLのみである．しかし，動脈硬化等の原因となる脂質代謝異常は，むしろVLDLやIDLの動向が関与していることが多く，VLDLやIDLを知りたい！という観点から，近年リポ蛋白分画法（PAG法）※やアポリポ蛋白の測定技術が向上してきたわけである．

※リポ蛋白分画法（PAG法）
網目構造のゲル管に血清をたらし，これに通電すると小さい粒子はより遠くへ，大きい粒子は近くへ移動．これによって，リポ蛋白を分画する方法である．

脂質代謝障害 1

分類	項目		基準値（mg/dL）	概略	異常値となる病態
リポ蛋白	HDL		男 40～86 女 40～96	HDL低値は，単独の動脈硬化性疾患の危険因子である	
リポ蛋白	LDL		70～139	さまざまな粒子タイプがある．高TG血症では，粒子が小型化し（small dense LDL），代謝されにくくなり動脈硬化の原因になる	↑：メタボリック症候群
リポ蛋白	LP(a)		40以下	LP(a) に特有のアポ蛋白は，プラスミノーゲンの構造に類似し，高値は，冠動脈疾患の危険因子．ただし，個人によって基準値が異なることがあり，フォローアップにしか使えないという欠点がある	
リポ蛋白の構成成分	T-Cho		150～219	①肝機能障害の原因の鑑別に有用．高値は胆汁鬱滞，低値は肝細胞の障害である ②高HDL血症では，T-Choも高値になる（特に閉経後の女性）	↑：メタボリック症候群 胆汁鬱滞 ネフローゼ症候群 ↓：肝硬変
リポ蛋白の構成成分	TG		50～149	食後のTG値は，インスリン抵抗性を早期に発見するための優れた指標	↑：メタボリック症候群
リポ蛋白の構成成分	アポリポ蛋白	A-Ⅰ	男 119～155 女 126～165	いずれもHDLの主要なアポ蛋白である．HDLと当然相関するので，低値の場合，動脈硬化性疾患の危険因子となる	↓：メタボリック症候群
リポ蛋白の構成成分	アポリポ蛋白	A-Ⅱ	男 25.9～35.7 女 24.6～33.3		
リポ蛋白の構成成分	アポリポ蛋白	B	男 73～109 女 66～101	T-Choと正の相関を示す	↑：メタボリック症候群
リポ蛋白の構成成分	アポリポ蛋白	C-Ⅱ	男 1.8～4.6 女 1.5～3.8	LPLの活性化因子．TGと正の相関を示す	↑：メタボリック症候群

（次ページに続く）

分類	項目		基準値（mg/dL）	概略	異常値となる病態
リポ蛋白の構成成分	アポリポ蛋白	C－Ⅲ	男 5.8～10.0 女 5.4～9.0	高TG，低HDLの場合は，必ず高い．C－Ⅲ自体が単独の動脈硬化性疾患の危険因子	↑：メタボリック症候群
		E	男 2.7～4.3 女 2.8～4.6	IDL高値で高くなる．IDLは単独の動脈硬化性疾患の危険因子である	↑：メタボリック症候群

図4　リポ蛋白分画の電気泳動パターン

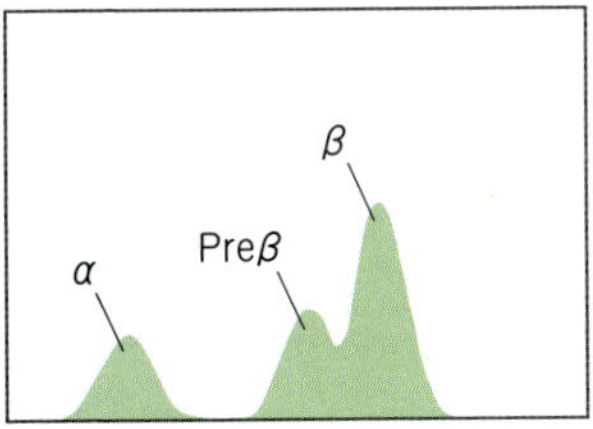
β
Preβ
α

α:HDL
Preβ:VLDL
β:LDL

①健常者例

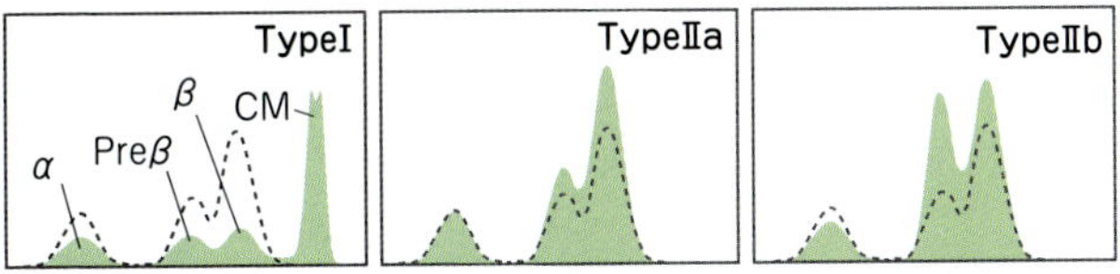
TypeⅠ
β
CM
Preβ
α
TypeⅡa
TypeⅡb

②Ⅰ型高脂血症
T-ChoとTGが高値．そのため，CM（カイロミクロン）の波形が陰極側に出現
本態性：先天性LPL欠損症等
続発性：SLE，糖尿病性ケトアシドーシス等

③Ⅱa型高脂血症
LDLが特に高値．そのため，β分画が増加
本態性：家族性高コレステロール血症
続発性：甲状腺機能低下症，更年期障害等

④Ⅱb型高脂血症
VLDLとLDLが高値．そのため，PreβとΒ分画がともに増加
本態性：家族性複合型高脂血症
続発性：甲状腺機能低下症，ネフローゼ等

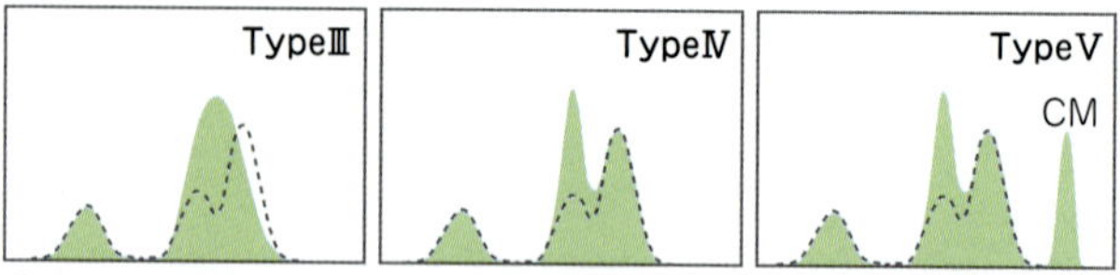
TypeⅢ
TypeⅣ
TypeⅤ
CM

⑤Ⅲ型高脂血症
IDL高値．そのため，Preβとβの分画が1つになり，大きな波形を形成
本態性：アポE欠損症，アポE変異体
続発性：甲状腺機能低下症，SLE，コントロール不良糖尿病等

⑥Ⅳ型高脂血症
TG高値．Preβ分画が最も高くなる波形に
本態性：家族性高トリグリセライド血症
続発性：妊娠，アルコール性膵炎，ステロイド使用，過食，アルコール過剰摂取等さまざまな病態

⑦Ⅴ型高脂血症
TGが異常高値．Preβ分画の異常高値に加えて，CMの波形も出現
続発性：Ⅳ型患者のピル使用，妊娠，その他Ⅳ型と類似した病態

血清蛋白分画と類似した方法を用いると，リポ蛋白の種類によって，泳動パターンが異なることで分離が可能となる．陽極側から順にα，pre β，β分画という

「電気泳動パターンの解釈ハンドブック 第4版(ヘレナ研究所)」より改変して転載

● アポリポ蛋白

アポリポ蛋白を知っていると脂質異常症の治療に自信がもてる！ まず，食後測定オッケーな検査である．種々のアポリポ蛋白があり，詳細は表にあるが，メタボリック症候群や糖尿病に伴う脂質異常を診断する最強コンビは，**B，C-ⅢおよびE**である．いずれも**異常で高値となり，正常値はおのおの100，10，5**と覚えよう．それを超えたら，メタボか糖尿病の疑いあり．

LDL-コレステロール測定

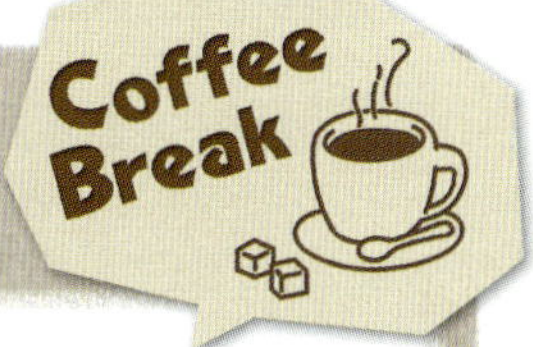
Coffee
Break

LDL-コレステロール（LDL-C）は，直接測定することができます．しかし，健診以外では「正しい」LDL-Cの値を知るためにFriedewald計算式（F式）を用いることが推奨されているのはなぜでしょうか？ ちなみに，F式とは以下の式のことです．

LDL-C＝TC－HDL-C－TG/5

（TC：総コレステロール，TG：中性脂肪）

その理由は，LDL-Cの測定方法の信頼性にあります．LDL-C測定法は日本で開発されました．LDL-C値が動脈硬化性疾患の重要な危険因子であることから，それまでF式で計算されていたLDL-Cを直接測定することができるようになったのは画期的なことでした．しかし，LDL粒子に問題があるのです．脂質代謝異常のない場合，LDL粒子の粒の大きさや構成成分の比率は一定です．しかし，脂質異常症，特に高TG血症の場合，LDL粒子は，さまざまな大きさのものが出現し，構成成分比率も一様でなくなります．

LDL-Cの測定法は，LDL粒子を界面活性剤で変化させその反応をみる測定法なので，粒子の異なる異常LDLが多いと上手く測定できないのです．これがLDL直接測定を困難にする要因の1つです．さらに，標準物質が決まっておらず，各試薬メーカーでさまざまな界面活性剤を用いており，施設間格差も大きく，信頼性を得るためには越えなければならないハードルがいくつもあります．

現在，脂質異常の評価法として非HDL-コレステロールが提唱されています．総コレステロールからHDL-Cを引いた非HDL-Cは，動脈硬化症の促進因子となりうるHDL-C以外のリポ蛋白粒子中のコレステロールです．脂質異常症の治療効果判定でも活用できますよ．

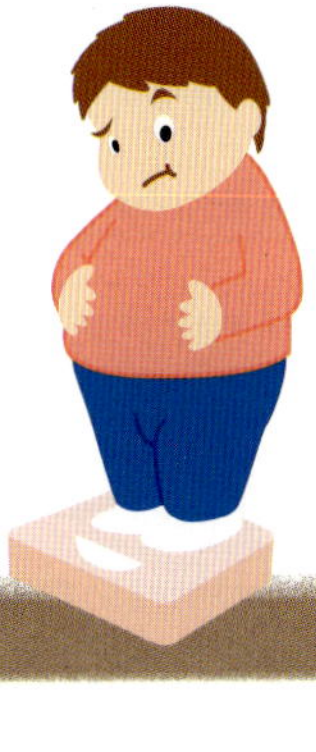

●脂質代謝障害 2

		基準値（mg/dL）	概略
アポリポ蛋白	apoB	**100** 男 73～109 女 66～101	VLDL，IDL，LDLは1粒子中に1分子存在. apoBが増加している→・肝の脂質合成過剰 ・血中での代謝障害 ・LDL受容体への脂質取り込み障害
	apoC－III	**10** 男 5.8～10.0 女 5.4～9.0	TGに富む粒子（VLDL，IDL，カイロミクロン）に存在. 空腹時にはHDL表面にくっつき，食事をするとカイロミクロンにくっつく浮気な蛋白
	apoE	**5** 男 2.7～4.3 女 2.8～4.6	IDLやカイロミクロンレムナントに存在. 脂質停滞時間が延長していることを意味する →apoE高値は動脈硬化に直結する

《③蛋白代謝》

栄養・免疫・炎症の3つに分類して考えよう.「栄養」は，NSTの観点から,「免疫」は膠原病と多発性骨髄腫（形質細胞腫瘍）あるいは原発性マクログロブリン血症との関連から,「炎症」は炎症マーカーの観点から，おのおのの項目の特徴を押さえておこう.

※ちなみに炎症マーカーとしてはCRP等が有名であるが，最も急性炎症を早期に鋭敏に反映するのは白血球数である！ やはり血算や白血球分画は重要である.

●蛋白代謝

分類	項目	基準値	概略
栄養	総蛋白（TP）	6.5～8.5（g/dL）	栄養状態＋炎症および免疫状態を反映する．高度脱水の場合以外，**高蛋白血症≒高γグロブリン血症**なので，免疫グロブリン（IgG，IgA，IgM等）の測定を！
	アルブミン	4.0～5.2（g/dL）	生体の恒常性を担うために変動幅が非常に小さい**（半減期約20日）**．術前の栄養管理に用いるのは不向き．加齢で低下傾向．急激な変化は消耗性疾患のサイン

（次ページに続く）

分類	項目	基準値	概略
栄養	プレアルブミン（トランスサイレチン）	22～40（mg/dL）	**血中半減期は48時間であり，rapid turnover proteinと呼ばれる．変動幅が大きく，術前後の栄養管理に最適！** 肝臓の蛋白合成能を反映する蛋白で，血中濃度はアルブミンの1/200，分子量は55,000とわずかにアルブミンより小さく，免疫電気泳動でわずかに陽極側にバンドを形成するためプレアルブミンといわれる．炎症で低下する．乳児・小児では低値で16歳くらいで成人値に達する
	レチノール結合蛋白（RBP）	2.9～7.9（mg/dL）	ビタミンAの特異的輸送蛋白で肝臓で合成．ビタミンAと結合しているときはプレアルブミンと複合体を形成．組織に供給した後にプレアルブミンから離れ，腎臓で代謝される．よって肝機能低下で低下，腎機能低下で上昇する．**血中半減期12～14時間のrapid turnover proteinの代表．術前後の栄養管理に！**
免疫	IgG	870～1,700（mg/dL）	分子量18万（アルブミンの3倍）
	IgA	110～410（mg/dL）	分子量18～90万
	IgM	男33～190 女46～260（mg/dL）	分子量90万． いずれも高γグロブリン血症（ポリクローナルかM蛋白か）の際に測定しよう！
	IgD	11.5以下（mg/dL）	多発性骨髄腫で他のγグロブリンが高値でないときに測定する
	非特異的IgE	170（IU/L）	アレルギー性疾患の際に測定する
	CH50	29～48（U/mL）	感作赤血球の50％を溶血させる補体の量．補体の総量を表す．半減期が非常に短い．補体の産生低下を生じる肝機能障害や補体の消費が亢進する自己免疫性疾患で低値となる
	C3	65～135（mg/dL）	分子量約19万の糖蛋白．免疫複合体を介する古典経路，菌体成分を引き金とする第2経路のいずれからも活性化される．急性糸球体腎炎，膜性増殖性糸球体腎炎（MPGN），SLE，肝疾患で低値
	C4	13～35（mg/dL）	分子量19.8万の糖蛋白．血清中でC3に次いで多い．C4が低値のときは，C3も低値のことが多く，代表的疾患として，SLE，肝硬変，関節リウマチ，DICなどである

（次ページに続く）

分類	項目	基準値	概略
炎症	CRP	0～0.29 (mg/dL)	日本で最も汎用されている炎症マーカーである．**半減期は12～24時間**ほどなので，毎日測定するのは過剰検査．**検査が高価であるという欠点がある**
	SA-A	8.0以下 (μg/dL)	CRPとほぼ同じ動向を示す炎症性マーカー．遺伝子多型があるために，個人差が非常に大きく，基準値が人によって異なる点が欠点．安価なのでアメリカ等で汎用
	ハプトグロビン	19～170 (mg/dL)	**溶血で消費され，低値になる．炎症では，**特に顆粒球（好中球）で産生が亢進されるため**高値となる**
	α1-アンチトリプシン	94～150 (mg/dL)	**代表的急性炎症マーカー**の1つ．主な生理機能は，好中球エラスターゼ阻害であり，炎症による組織の傷害を防ぐ役割がある．遺伝的欠損症で，若年性肺気腫等になる
	セルロプラスミン	21～37 (mg/dL)	肝で分解され，胆管から排泄されるために**急性炎症で高値**となる．急性炎症マーカーの1つ．Wilson病で低下する
	トランスフェリン	190～320 (mg/dL)	主に肝臓で合成される鉄運搬蛋白．**貯蔵鉄が低下するに従い増加**する．特に貯蔵鉄が枯渇する妊娠時は，高値となる．肝硬変，炎症で低下する
	KL-6	500未満 (U/mL)	II型肺胞上皮細胞に由来する糖蛋白．間質性肺炎で増加する．間質性肺炎と他疾患との鑑別，病態把握および治療経過観察に有用である

図5　血清蛋白分画の電気泳動パターン

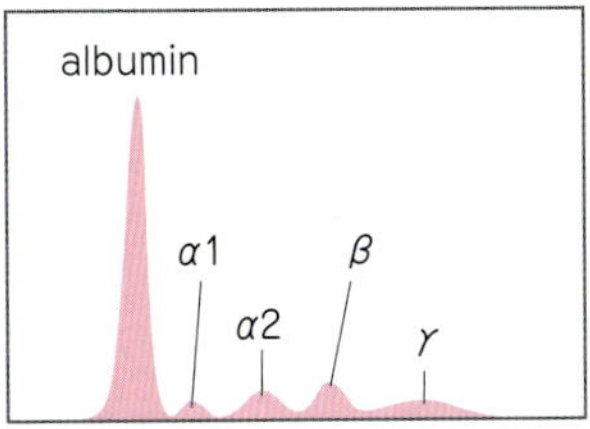
albumin
α1
α2
β
γ

①健常者例

アルブミン分画:アルブミンほか
α1分画:α1-アンチトリプチン,α1-リポ蛋白ほか
α2分画:ハプトグロビン,α2マクログロブリン,セルロプラスミン
β分画:トランスフェリン,ヘモペキシン,β-リポ蛋白ほか
γ分画:IgG,IgA,IgM,CRPほか

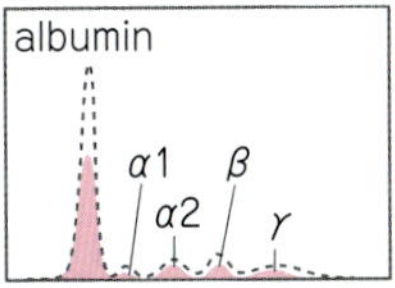
albumin
α1
α2
β
γ

②蛋白漏出
蛋白成分が全体に（非選択的に）漏出して波形が低くなる

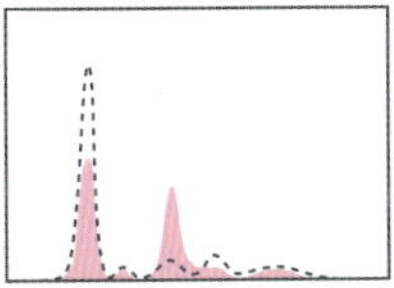

③ネフローゼ
アルブミンの著明な減少，α2分画の著明な増加

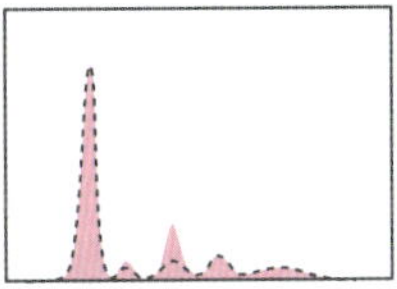

④急性炎症
急性期応答蛋白（α1-アンチトリプシン，ハプトグロビン，セルロプラスミン等）の上昇により，α1，α2分画の増加

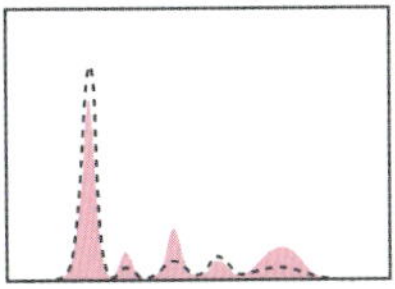

⑤慢性炎症
アルブミン，β分画減少と他クローン性のγ分画増加

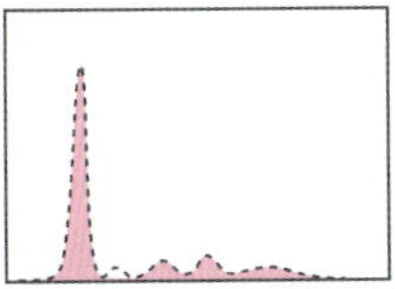

⑥α1-アンチトリプシン欠損症
極端なα1分画の減少

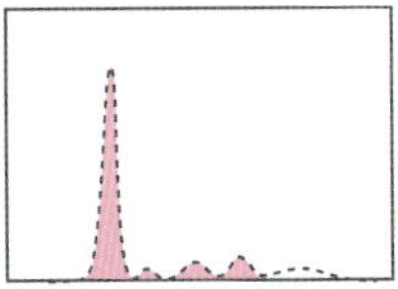

⑦低γグロブリン血症
γグロブリンの極端な低下

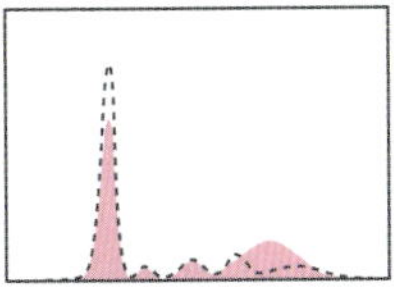

⑧肝硬変症
総蛋白軽度減少，アルブミン，β分画の減少とγ分画の増加

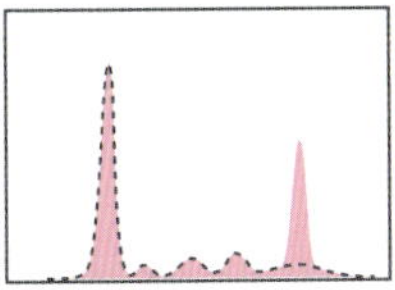

⑨M蛋白血症
β～γ分画にかけ鋭いピーク，アルブミンよりも高くなる場合がある

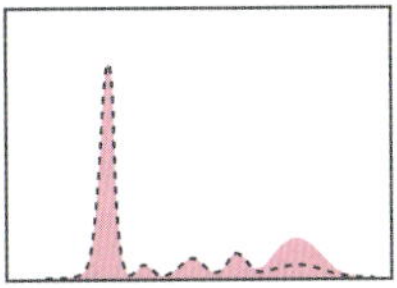

⑩多クローン性
γ分画の全体的な増加

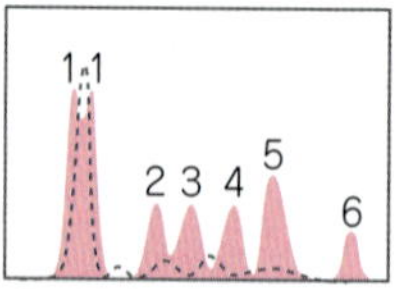
1 1
2 3 4 5
6

⑪M蛋白と見間違うバンド
1. 二峰性アルブミン
2. 高α2グロブリン血症
3. 高βグロブリン血症
4. リポ蛋白の沈殿物，フィブリノゲン，細菌の混入，試料の乾燥
5. 高γグロブリン血症（波形の鋭さが異なる）
6. 高リゾチウム血症

血清総蛋白やアルブミンの異常値があったときは，血清蛋白分画をみよう．血清をセルロースアセテート膜上に塗布し，アルカリ性の緩衝液で通電すると，蛋白は負に荷電し，陽極に向かって動き出す．正常（①健常者例）の場合，陽極側から順にアルブミン，α1グロブリン，α2グロブリン，βグロブリン，γグロブリンの5つのグループに分画される．おのおのの割合は，およそ，63，3，7，10，15％である．異常値のパターンを②～⑪に示す．⑨のようにM蛋白血症が疑われた際は，M蛋白の同定を行う

「電気泳動パターンの解釈ハンドブック 第4版（ヘレナ研究所）」より改変して転載

《④電解質・微量金属代謝》

電解質異常の要因の一部については「代謝内分泌検査を読み切れ!!」の項を参照のこと．

主な電解質とその特徴は表に示したごとくであるが，特に臨床的に頻度の高い**低Na血症**はその要因についても押さえておこう．微量元素に関しては，NSTや周産期管理に関連して，**亜鉛**が注目されている．

● **低Na血症**

体内の水との関係に注目するとわかりやすい！ だいたいホルモンの関与がない限り，**水とNaはお互いを常に引き合い，一緒に変動するのが大原則！！ 診断前に採血時の輸液混入にも注意！**

※ちなみに水の飲みすぎで生じる水中毒は，臨床的にはほとんど見かけることはないだろう．以下の3つを押さえておけば十分．

1）水喪失かつNaも喪失している場合：循環血液量は減少，つまり脱水.
下痢や嘔吐など体液が失われる病態を考えよう.
2）水が貯留したがNaは喪失している場合：循環血液量は若干増加，こんなアンバランスなことが生じるのはホルモンのしわざだ！ 代表例はSIADH
3）Naが貯留あるいは不変だが水は貯留（相対的Na低下）している場合：循環血液量は増加，つまり浮腫である.
この場合，Na以外の何かによって水が血液中に引っ張られている．例えば毒素などの溶質が原因となる.
例）腎不全，肝硬変など

電解質・微量金属代謝

分類	項目	基準値	概略	異常値	
				上昇	低下
電解質	Na	135～145 (mmol/L)	血中（細胞外液）の主要陽イオン．日内変動，個人差も非常に少ない．血清浸透圧の恒常性に不可欠	・水摂取不足（高張性脱水） ・水喪失（尿崩症） ・塩分過剰摂取（塩分補液） ・その他（アルドステロン症）	・偽性低Na血症（高血糖ほか） ・摂取量不足（栄養状態の低下） ・喪失（利尿薬，嘔吐，下痢，発汗） ・その他（SIADH，ネフローゼ等の浮腫）
	Cl	96～107 (mmol/L)	血中（細胞外液）の主要陰イオン．日内変動，個人差も非常に少ない．血清浸透圧の恒常性に不可欠	※基本，動向はNaと類似 ・水摂取不足・水喪失 ・塩分過剰 ・呼吸性アルカローシス	※基本，動向はNaと類似 ・摂取不足，喪失，SIADH ・呼吸性アシドーシス

（次ページに続く）

分類	項目	基準値	概略	異常値	
				上昇	低下
電解質	K	3.5～5.0 (mmol/L)	生体中のKの98％は細胞内に存在．細胞内濃度は血清の35倍．糖食ではインスリンにより細胞内に移行し，低値となる．採血時の溶血で高値！！	・偽性高K血症（血球増多症） ・排泄低下（腎不全，Addison病等） ・細胞外移行（アシドーシス） ・細胞崩壊（熱傷，筋挫滅，溶血）	・摂取量減少（飢餓・アルコール中毒） ・喪失（嘔吐，下痢，利尿剤，アルドステロン症） ・細胞内移行（アルカローシス） ・薬剤（甘草）
	Ca	8.8～10.6 (mg/dL)	大部分は骨・歯に分布．細胞内Caは，酵素の活性化，刺激伝導，血液凝固に関与．血中の約半分は，アルブミンと結合しているので，補正する必要あり	・副甲状腺機能亢進 ・ビタミンD過剰投与 ・悪性腫瘍（多発性骨髄腫等） **※補正式：補正Ca＝総Ca＋(4-Alb)×0.9**	・副甲状腺機能低下 ・ビタミンD不足 ・慢性腎不全
	IP	2.0～4.5 (mg/dL)	大部分は骨・歯に分布．ATP等の形で高エネルギー結合をする．体の活動性と深く関与．午前中低く，午後高い明瞭な日内変動あり．紫外線で夏高値傾向	・副甲状腺機能低下，成長ホルモン過剰 ・腎不全 ・骨破壊	・副甲状腺機能亢進 ・ビタミンD不足：骨軟化症（くる病） ・低栄養
微量元素	Zn	64～111 (μg/dL)	必須微量元素．生体内の300種以上の酵素の活性中心．体内で貯蔵不能．創傷治癒，ホルモン活性化，免疫安定化，抗酸化作用あり．羊水中に多量に含まれる	・多血症 **※ゴム栓は亜鉛が混入しているため使用不可.**	・急性炎症（CRPと負の相関を示す） ・低Alb血症

（次ページに続く）

分類	項目	基準値	概略	異常値	
				上昇	低下
微量元素	Mg	1.9～2.5 (mg/dL)	種々の酵素の補助因子．虚血性心疾患，脳血管障害等とMg欠乏との関連が示唆	・腎不全	・吸収不全症候群
	Cu	70～132 (μg/dL)	主に胆汁中に排泄される．Znと同様，抗酸化作用に重要な役割を担う．血清中の約90％はセルロプラスミンと結合	・急性白血病，多発性骨髄腫 ・原発性胆汁性肝硬変 ・心筋梗塞	・Wilson病 ・腎不全
	Fe	80～170 (μg/dL)	1/3は，フェリチンやトランスフェリンと結合，残りはヘモグロビン鉄として存在し，血清鉄は約0.1％．汗に含まれ，スポーツ選手で低値．日内変動あり，朝が高値	・鉄利用障害（再生不良性貧血などの血液疾患）	・鉄欠乏性貧血
	フェリチン	男 39.4～340 女 3.6～114 (ng/mL)	鉄貯蔵蛋白．鉄運搬蛋白であるトランスフェリンとともに血清鉄濃度を一定に保つ	・鉄過剰状態（貧血） ・炎症（鉄利用障害） ・組織障害（悪性腫瘍）	・鉄欠乏性貧血 →鉄が少ないと産生が低下するため

《⑤老廃物代謝》

解説で特記することはあまりないが，検体採取の項（Ⅰ-1-❶）でも説明したようにアンモニアは，体動で大きく変動するために基本的には重度肝障害でベッド上安静の患者で採血をしないとあまり意味がないことを知っておこう．また，アンモニアは検体放置ですぐに高値になるので採血後は，すぐに検査室へ．

●老廃物代謝

項目	基準値	概略
尿素窒素 (UN)	9～21 (mg/dL)	脱水と消化管出血などの蛋白異化亢進で増加する．**腎機能マーカーとしては使わないこと！**
尿酸 (UA)	男3.5～6.9 女2.3～6.0 (mg/dL)	血中飽和度は，10 mg/dLなので，局所的にこの濃度を超えると結晶化する（痛風に）．血流が下がるところは血中濃度が高くなり，関節等で痛風結節がつくられる．よって，血中が正常値でも痛風は起こりうる！
アンモニア	28～70 (μg/dL)	安静時で測定しよう！体動で上昇，検体放置でさらに上昇するので，採取後すぐに検査室へ．意識障害のスクリーニングに利用しよう

急性腹症と血清アミラーゼ（その2）

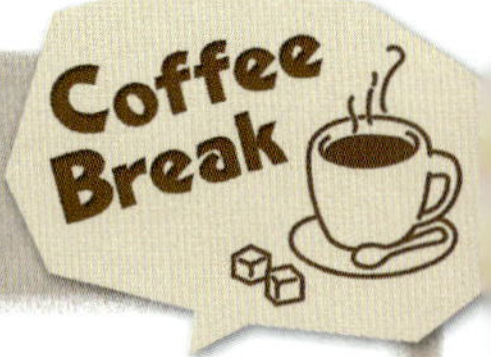
Coffee
Break

急性膵炎ガイドラインでは，急性膵炎の診断で血清アミラーゼはcut-off値を正常上限とすると感度は91.7～100％，特異度は71.6～97.6％とかなり高い感度・特異度です．しかし，これは臨床症状・画像診断などから急性膵炎が疑われた場合です．急性腹症の原因が急性膵炎であることを除外するには血清リパーゼまたは膵型アミラーゼ（p-アミラーゼ）の測定がおすすめです．また，急性膵炎が疑われる場合，必ず血清トリグリセリドを測定しましょう．急性膵炎では高トリグリセリド血症となり，高度の高トリグリセリド血症もまた急性膵炎の原因となります．

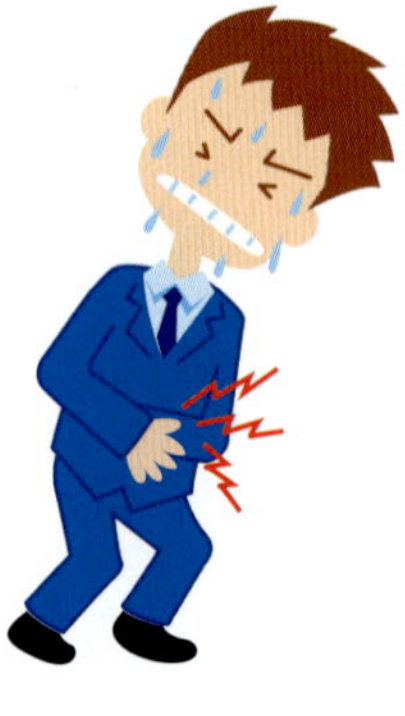

代謝内分泌検査を読み切れ！！

POINT

- 高血圧，糖尿病，頻脈および電解質異常があれば内分泌疾患のスクリーニング！
  →TSH，レニン活性，プロラクチン，ソマトスタチンの4項目で！
- 腎不全の患者，高Ca血症の患者で追加する項目．
  →PTH

図6　代謝内分泌検査のスクリーニング手順

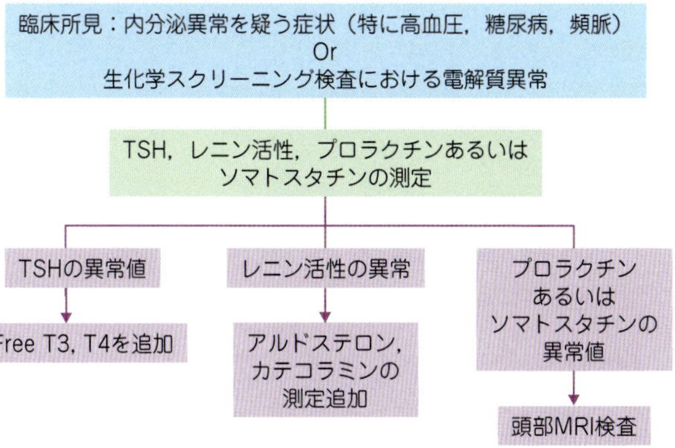
臨床所見：内分泌異常を疑う症状（特に高血圧，糖尿病，頻脈）
Or
生化学スクリーニング検査における電解質異常
TSH，レニン活性，プロラクチンあるいはソマトスタチンの測定
TSHの異常値
Free T3, T4を追加
レニン活性の異常
アルドステロン，カテコラミンの測定追加
プロラクチンあるいはソマトスタチンの異常値
頭部MRI検査

内分泌疾患のスクリーニングとして押さえるべき疾患は，頻度的に甲状腺疾患，原発性アルドステロン症，下垂体腺腫である．そのおのおののスクリーニングとして，TSH，レニン活性，プロラクチンをあげた．本態性高血圧症の患者のなかに原発性アルドステロン症の患者が少なからず含まれていることが最近注目されており，レニン活性は測定していて損はないだろう．また，下垂体腺腫のなかで成長ホルモン産生腫瘍は，高血圧や糖尿病の要因となるが，成長ホルモン値は，

日内変動が大きく運動等，種々の原因で上昇するために測定が難しく，同時に成長ホルモン産生腫瘍で高値になることが多いプロラクチンの測定あるいは日内変動のあまりないソマトスタチンが有用であり，かつ簡易である．末端肥大や乳汁分泌などのない場合も念のため測定しておこう．

直ちにアクションを起こせ！ 生化学パニック値

パニック値

	項目	パニック値	前回値	単位
1	AST（GOT）	500以上	60以下	U/L
2	ALT（GPT）	500以上	60以下	U/L
3	LD	1,200以上	300以下	U/L
4	CK	1,000以上	300以下	U/L
5	Glu（血清グルコース）	1,200以上 40以下		mg/dL
6	UA（尿酸）	15以上	8以下	mg/dL
7	UN（尿素窒素）	50以上	25以下	mg/dL
8	CRE（クレアチニン）	5.00以上	1.50以下	mg/dL
9	NH_3（アンモニア）	200以上	80以下	μg/dL
10	AMY（アミラーゼ）	400以上	150以下	U/L
11	CRP	20.0以上	1.0以下	mg/dL
12	Na（ナトリウム）	155以上 125以下	150以下 130以上	mmol/L
13	K（カリウム）	6.0以上 2.5以下	3.0以上	mmol/L
14	Ca（カルシウム）	12.0以上 7.0以下	11.0以上 8.0以下	mg/dL

練馬病院で運用されている生化学検査パニック値の一覧である．条件は，前回値のない場合，あるいは前回値が既定の範囲以内の場合に直ちに検査室から検査依頼医師へ電話連絡がいくことになっている．

※UN，CREについては透析患者は除外する．

[小倉加奈子]

Coffee Break

パニック値の病理診断編「重大診断 critical diagnosis」

通常パニック値とは，生命の危機にかかわるような異常値のことをいい，多くの病院の検査値でパニック値が出た際の運用が決められています．順天堂大学練馬病院では，血液検査のいくつかの項目においてパニック値を規定し，その場合には至急担当医に電話連絡をし，対応を促すことになっています．

それでは病理診断のパニック値とは何でしょうか？最近，米国で「重大診断 critical diagnosis」として取りあげられています．これは，バージニア・リヴォルシ医師が提唱したもので，主に①予期せぬ悪性の診断，②非婦人科系検体における菌類の検出が認められた場合をいう．つまり臨床医が全く悪性の診断を疑っていない場合に，悪性腫瘍が検出されたような場合ですが，これは，私自身もよく遭遇します．この場合，当院ではきちんとした取り決めまではされていないものの病理医の判断で，このような症例を含めて，診断に関して直接臨床医と至急話し合わなければならない病理診断をくだした場合は，必ず担当医に連絡するようにしています．特に臨床医が悪性を疑っていない症例では，病理診断の結果を患者が聴きにこなかった場合，そのまま放置されて病期が進行し取り返しのつかない事態となり，大きな問題となっている事例もあります．また，最近，増加傾向にあるのが結核です．結核は近年再び増加傾向にありますが，臨床医の結核に関する意識は依然として低いのが現状です．不注意に生検したリンパ節が結核性リンパ節炎であることも多いです．結核の疑いがある場合は，感染対策として至急担当医に連絡し，対応を考えなければなりません．

このように，「重大診断 critical diagnosis」はまさに診療の現場において重大な問題ですが，米国においてはその運用の問題点が残っており，ましてや日本においては，まず，この病理診断におけるパニック値の認識を広めていかなければなりません．

4 凝固検査
～凝固・線溶モニタリングとDICの診断

検査の意義

先天性凝固・線溶異常症は非常に稀な疾患．まず，日常診療で必要な凝固・線溶検査の活用法を理解することが必要．特にDIC（播種性血管内凝固症候群）を診断するための検査をしっかり理解しよう．

成人で発生する局所的な血栓である急性心筋梗塞や脳梗塞を予測・診断する凝固・線溶検査はほとんどない．このため，局所的な血栓症の発症を予測するには，メタボリック症候群，糖尿病，高血圧症，心房細動などの危険因子を把握する必要がある．

日常診療で凝固・線溶検査が必要となるのは

①術前スクリーニング

②DICが疑われるとき

③ワルファリン使用量の決定

の3つに大別される．おのおののポイントを解説する．

凝固検査を読み切れ！！

POINT

- 術前スクリーニング，DICチェック，抗凝固薬モニタリングの検査に大別される！
- 最重要必須検査は，プロトロンビン時間（or PT-INR）である．
- 必須検査で異常が確認されれば，APTT，フィブリノゲンおよびD-ダイマー等をチェック．

前述のように，術前スクリーニング，DICチェックおよびワルファリン使用量の測定が，臨床的な凝固検査の目的のすべてといっても過言ではない．

血小板数が必須検査に含まれるが，通常採血時には血算を行うので，凝固検査として，まず押さえる項目はプロトロンビン時間であろう．

凝固検査で推奨される項目

《術前スクリーニングとしての凝固・線溶検査》

- **必須項目**：血小板数，プロトロンビン時間（PT or PT-INR）
- **出血傾向が疑われる場合**：活性化部分トロンボプラスチン時間（APTT），フィブリノゲン，フィブリン/フィブリノゲン分解産物（FDP）

《DICが疑われるとき》

- **必須項目**：血小板数，PT or PT-INR，APTT，フィブリノゲン，FDPまたはD-ダイマー
- **推奨項目**：アンチトロンビン（AT補充の適否判断に必要），TAT
- **病型分類用**：PIC，α2-PI，プラスミノーゲン

※感染症例では血小板数が正常であっても経時的低下がみられればDICを疑う

《抗血栓薬モニタリング目的》

- **必須項目**：PT-INR，APTT

※プロトロンビン（PT）時間は，臨床的には，実際の測定時間よりもPT-INRの数値が頻用され，使いやすいだろう．PT-INRは換算値で，1がPT時間正常を意味する．

❶ DIC を知る

POINT

- DICの三大基礎疾患は，**敗血症**，**急性白血病**，**固形癌**である．
- DICは，線溶化の程度により，線溶抑制型，線溶均衡型，線溶亢進型に分かれる．
- 病型分類には，TATとPIC測定が有用である．

DICは，著しい凝固活性化が主病態であるが，特に線溶化の程度は，基礎疾患によって異なる．病型分類を頭に入れて，DICを診断しよう．DICの治療は，基礎疾患の治療が第一であり，病型によってアプローチが異なってくるため，検査値と臨床所見を併せた正確な診断がきわめて重要である．

- **線溶抑制型**：代表的な基礎疾患は**敗血症**．凝固活性化が高度であるが線溶活性化は軽度．線溶阻止因子のPAIが著増するため強い線溶抑制状態となり，多発した微小血栓が溶解されにくく微小循環障害による**臓器障害が高度になりやすいが出血症状は軽度**．凝固活性化マーカー（TAT）は上昇，線溶活性化マーカー（PIC，FDP，D-ダイマー）の上昇は軽度．
- **線溶均衡型**：代表的な基礎疾患は，**固形癌**．線溶抑制型と亢進型2つの中間的な病態となる．進行例を除き，出血症状も臓器症状も目立たず，臨床症状に乏しいのが特徴．
- **線溶亢進型**：代表的な基礎疾患は**急性前骨髄球性白血病**（APL），腹部大動脈瘤，転移性前立腺癌．**線溶活性化が強く出血症状が強いのが特徴だが，微小血栓は生じにくいために臓器障害はほとんどない**．TAT，PICの著増，FDP，D-ダイマーの上昇．PAIは微増．

図1　DICの病型分類（2010年改訂版）

病型	凝固（TAT）　線溶（PIC）	症状	D-ダイマー	PAI	代表的疾患
線溶抑制型		臓器症状	軽度上昇	著増	・敗血症
⇧			↕	↕	
線溶均衡型					・固形癌
⇩					
線溶亢進型		出血症状	上昇	微増	・腹部大動脈瘤 ・APL

D-ダイマー：フィブリン（血栓）分解産物を反映
PAI：plasminogen activator inhibitor
APL：急性前骨髄球性白血病
（APLはannexin Ⅱによる線溶活性化が加わる点で特殊病型）

金沢大学血液内科・呼吸器内科のHP
：http://www.3nai.jp/weblog/entry/25012.htmlより転載

病型分類には，TATとPICの測定が非常に有用！ 治療法が異なってくるために重要である．

注）上記のDIC分類名称は，金沢大学血液内科・呼吸器内科から発信されているものを採用した．線溶を抑制，均衡，亢進と分けて，名称から容易にそのDICの特徴がわかる．金沢大学血液内科・呼吸器内科のホームページは，非常に充実しており，活用してみてほしい．

❷ DICの診断基準

①**厚生労働省が作成したDIC診断基準**と②**日本救急学会の急性期DIC診断基準**が主に使用されているが，いずれも問題点がある．これを理解したうえで診断基準だけにとらわれず，症例ごとの病態からDICの診断をする必要がある．また，急性期DIC診断基準に示されている基礎疾患などはDICを診断するうえで重要であるため参考にするとよい．

ⓐ厚生労働省のDIC診断基準

以下は，三大基礎疾患によるDICを知るための診断基準である．ただし，全身炎症性疾患による急性期DICの診断に対する感度が低いのが欠点である．

●厚生労働省のDIC診断基準とISTHのovert-DIC診断基準の比較

	厚生省診断基準	ISTH overt-DIC診断基準
血小板数（×1,000/μL）	50≧3点，80≧2点，120≧1点	100≧1点，50≧2点
PT（秒）（PT比）	1.67≦2点，1.25≦1点	3秒延長≦1点 6秒延長≦2点
フィブリノゲン（mg/dL）	100≧2点，150≧1点	100≧1点
FDP（μg/mL）	40≦3点，20≦2点，10≦1点	中等度増加：2点 著明増加：3点
臨床病態，症状	基礎疾患，出血症状，臓器症状：1点	基礎疾患必須
DICの診断	骨髄の巨核球数低下：4点 （出血症状，血小板数は除く） その他：7点以上	5点≦overt-DIC

ISTH：国際血栓止血学会

「播種性血管内凝固症候群（DIC）（和田英夫，野村英毅），臨床透析 Vol.24（7），996-998，2008」より転載

厚生労働省の診断基準では，7点以上（血液疾患，白血病群などでは4点以上）の場合をDICと診断．

早期診断には不向きという欠点がある．

ⓑ日本救急学会の急性期DIC診断基準

この基準は，全身炎症性疾患による急性期DICの診断にのみ適応されるため，急性白血病や固形癌によるDICの診断には利用できないのが欠点である．

A．基礎疾患，B．鑑別疾患，C．SIRS，D．診断基準，E．D-ダイマー/FDP換算表の5項目からなる．

《A．基礎疾患》

以下の病態にのみ，本基準が適応となる．

- 感染症（すべての微生物）
- 組織損傷

外傷，熱傷，手術

- 血管性病変
  大動脈瘤，血管炎，巨大血管腫
- トキシン/免疫学的反応
  蛇毒，薬物，輸血反応（溶血性輸血反応，大量輸血）
- 骨髄性疾患（骨髄抑制症例を除く）
- 産科疾患
- 上記以外にSIRSを引き起こす病態
  急性膵炎，劇症肝炎（劇症肝不全，急性肝不全）
  ショック/低酸素，熱中症/悪性症候群
  脂肪塞栓，横紋筋融解症，他
- その他

《B．鑑別すべき疾患および病態》

以下の病態には，本基準は適応外である．

- 血小板減少症
  1）希釈，分布異常：大量出血，大量輸血・輸液，他
  2）血小板破壊の亢進
  ITP，TTP/HUS，薬剤性（ヘパリン，バルプロン酸等），感染（CMV，EBV，HIV等），自己免疫による破壊（輸血後，移植後等），抗リン脂質症候群，HELLP症候群，SLE，体外循環，他
  3）骨髄抑制，トロンボポイエチン産生低下による血小板産生低下
  ウイルス感染症，薬物など（アルコール，化学療法，放射線療法等），低栄養（ビタミンB12，葉酸），先天性/後天性造血障害，肝疾患，血球貪食症候群（HPS），他
  4）偽性血小板減少
  EDTAによるもの，検体中抗凝固剤不足，他
  5）その他
  血管内人工物，低体温，他
- PT延長
  抗凝固療法，抗凝固剤混入，ビタミンK欠乏，肝不全・肝硬変，大量出血・大量輸血，他
- FDP上昇
  各種血栓症，創傷治癒家庭，胸水・腹水，血腫，抗凝固剤混入，

線溶療法，他

- その他

異常フィブリノゲン血症，他

《C. SIRSの診断基準》

Aの基礎疾患がある場合に，下記のSIRSの診断基準を用いる．

- 体温　＞38℃あるいは＜36℃
- 心拍数＞90/分
- 呼吸数＞20/分（or $PaCO_2$<32 mmHg）
- 白血球＞12,000/μL or <4,000/μL（or 10％以上の幼若球出現）

《D. 診断基準》

A，B，Cに基づいて，下記の表でDICスコアリングを行う．

点数	SIRS（Cの基準の該当個数）	血小板数（× 10^4/μL）	PT（INR）	フィブリノゲン（mg/dL）	FDP（μg/mL）
0	0～2	12以上	＜1.2	350≦	10＞
1	≧3	12未満 あるいは24時間以内に30％以上の減少	1.2≦	350＞	10～25
3		8未満 または24時間以内に50％以上の減少			25以上

DIC：5点以上あるいは4項目が1点以上

＊血小板数減少はスコアー算定の前後いずれの24時間以内でも可能．

＊FDPの代替としてD-ダイマーを使用してよい．各施設の測定キットにより次ページの換算表を使用する．

《E. D-ダイマー/FDP換算表》

測定キット名	FDP 10μg/mL	FDP 25μg/mL
	D-ダイマー（μg/mL）	D-ダイマー（μg/mL）
シスメックス	5.4	13.2
日水	10.4	27.0
バイオビュー	6.5	8.82
ヤトロン	6.63	16.31
ロッシュ	4.1	10.1
第一化学	6.18	13.26

A～Eは「日救急医会誌16，188-202，2005」より引用

❸止血機序

① 血管が破綻する.

② 血小板が集まり，くっつく（血小板粘着）.

②-1 これを陰ながら支える「糊」としての役割をvon Willebrand因子（vWF）が担う.

②-2 さらに，②-1を陰ながら支える「糊」としての役割をフィブリノゲン（Fbg）が担う.

③ 血小板が仲間を呼び，互いにくっつく（血小板凝集）.
以上までだと釘のない材木だけのような脆弱な構造物のためにこれを周囲から補強していくのが凝固因子である.

④ 凝固の活性化によってトロンビンが活性化され，フィブリノゲンをフィブリンに転換する.

⑤ このフィブリンを安定化するために血液凝固因子第XIII因子による架橋結合がなされ，止血が完了する.

●図2　止血の機序

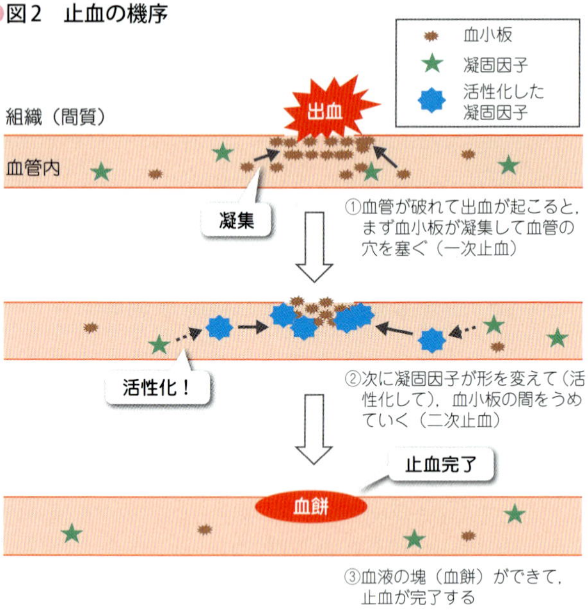
血小板
凝固因子
活性化した
凝固因子
出血
組織（間質）
血管内
凝集
①血管が破れて出血が起こると，まず血小板が凝集して血管の穴を塞ぐ（一次止血）
活性化！
②次に凝固因子が形を変えて（活性化して），血小板の間をうめていく（二次止血）
止血完了
血餅
③血液の塊（血餅）ができて，止血が完了する

生体内では，血管内皮細胞の障害や活性化により露出した組織因子が血液中に出現することにより凝固反応が開始される．組織因子は循環血液中に存在する活性第Ⅶ因子と複合体を形成し，第Ⅸ因子の活性化を介した第Ⅹ因子活性化経路が生体内凝固の主な反応系である．したがって，生体内では第Ⅻ因子活性化から始まる内因系凝固の関与は少ない．

●図3　生体内凝固過程

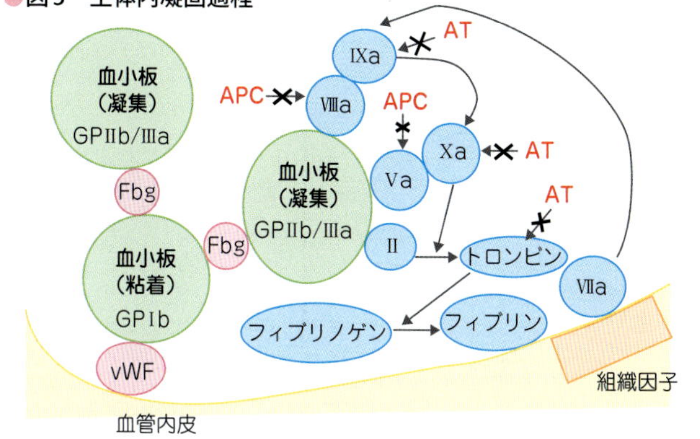
血小板
（凝集）
GPⅡb/Ⅲa
Fbg
血小板
（粘着）
GPⅠb
vWF
Fbg
血小板
（凝集）
GPⅡb/Ⅲa
IXa
AT
APC
Ⅷa
APC
Xa
AT
Va
AT
Ⅱ
トロンビン
Ⅶa
フィブリノゲン
フィブリン
組織因子
血管内皮

von Willebrand因子（vWF）は血小板粘着に必要
AT：アンチトロンビンⅢ，APC：活性化プロテインC，Fbg：フィブリノゲン，vWF：von Willebrand因子，Ⅱ：プロトロンビン
金沢大学血液内科・呼吸器内科のHP
：http://www.3nai.jp/weblog/entry/28519.html より転載

❹線溶機構にかかわる因子と検査項目

プラスミノーゲンアクチベーターによりプラスミンが形成される過程が線溶反応の開始点．プラスミンはフィブリノゲンやフィブリンに作用し，さまざまな分解物質を生成する．

プラスミンが主にフィブリノゲンを分解する段階までが一次線溶でFDPが生成される．さらに凝固反応が進み，トロンビンが作用して可溶性フィブリンモノマー複合体（SFMC）が生成され，XIII因子で架橋された安定化フィブリンが形成される．これによりプラスミンがさらに活性化され，安定化フィブリンが分解される二次線溶が起こりFDPとD-ダイマーが生成される．

また，線溶系には抑制物質が存在し，プラスミンはα2-プラスミンインヒビターにより中和され，プラスミン－α2-プラスミンインヒビター複合体（PIC）が生成される．

図4　線溶機構にかかわる因子の関係

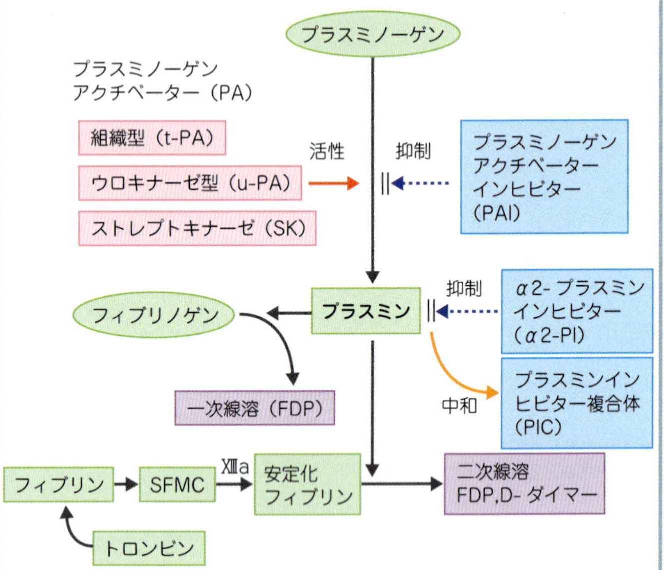
プラスミノーゲン
プラスミノーゲン
アクチベーター（PA）
組織型（t-PA）
ウロキナーゼ型（u-PA）
ストレプトキナーゼ（SK）
活性
抑制
プラスミノーゲン
アクチベーター
インヒビター
（PAI）
抑制
α2-プラスミン
インヒビター
（α2-PI）
フィブリノゲン
プラスミン
一次線溶（FDP）
中和
プラスミンイン
ヒビター複合体
（PIC）
フィブリン
SFMC
XIIIa
安定化
フィブリン
二次線溶
FDP,D-ダイマー
トロンビン

❺抗血栓薬（主にワルファリン）のモニタリング

薬剤	治療濃度モニタリング
ワルファリン	PT-INR：2.0～3.0にコントロール
ヘパリン類	APTT：正常の1.5～2倍の時間にコントロール

モニタリングが可能，かつ必須な抗血栓薬は，ワルファリンとヘパリン類のみであり，以下のコントロール基準が一般的である．**経口**抗凝固薬でモニタリングが確立されているのは，ワルファリンのみである．

❻凝固検査項目の一覧

臨床症状およびPT，APTTで異常があった場合にのみ他の凝固検査項目をオーダーしよう.

凝固検査に含まれる項目

項目	基準値	検査の意義
PT-INR	0.85～1.15	第Ⅱ，Ⅴ，Ⅶ，Ⅹ因子の欠乏・消費による凝固異常を反映
APTT	24.3～36.0（秒）	凝固第Ⅷ，Ⅸ，Ⅹ，Ⅺ，Ⅻ因子，高分子キニノーゲン，プレカリクレインなどの異常による内因系凝固過程を反映する
フィブリノゲン	150～400（mg/dL）	血栓を形成するフィブリンの前駆体．炎症で増加し，高度な肝機能障害，DIC等では減少．半減期は3～4日．血栓を形成するフィブリンの前駆体．炎症で増加し，高度な肝機能障害，DIC等では減少
アンチトロンビンⅢ	79～121（%）	凝固亢進状態を把握する有用な検査．DICでは消費により著減
α2-PI（プラスミンインヒビター）	85～115（%）	血中プラスミンと特異的に結合することで線溶系の活性を抑制する．線溶系の活性度の指標となる
プラスミノーゲン	75～125（%）	プラスミンの前駆物質．肝臓で合成され，重症の肝疾患，DIC等で低値
FDP	100（ng/mL）以下	線溶亢進状態を知るスクリーニング検査．一次線溶のフィブリノゲンの分解産物（FgDP）と，二次線溶のフィブリン由来の分解産物（狭義のFDP）を合わせたもの
D-ダイマー	1.0（μg/mL）未満	二次線溶で形成された安定化フィブリン分解産物．試薬により基準値が異なる
PIC	0.8（μg/mL）以下	生体内で最も強力な線溶亢進阻止因子のプラスミンインヒビターとプラスミンの複合体．線溶亢進型で著増
TAT	3.0（ng/mL）以下	トロンビンとアンチトロンビンⅢが1：1の割合で結合した複合体で間接的にトロンビンの動態がわかる．血中半減期が短い（10～15分）ため採血時点の血液凝固過程を推定できる．線溶抑制型，線溶亢進型で上昇

（次ページに続く）

項目	基準値	検査の意義
可溶性フィブリンモノマー複合体（SFMC）	陰性	凝固活性化の早期にあらわれ，その血中濃度はトロンビンの生成を反映する．このため，DICや血栓症の病態把握や治療効果判定の指標として有用
プロトロンビンフラグメントF1+2	19～229（pmol/L）	プロトロンビンからトロンビンが生成される段階で生じる蛋白．悪性腫瘍・感染症などを基礎疾患とするDICで著増し，DICの病態把握や治療効果の判定に有用
ループスアンチコアグラント	（APTT凝集時間法）55.5（秒）以下	抗リン脂質抗体症候群で高頻度に出現する．PT，APTTが著明に延長する
プロテインC（抗原量）	70～150（%）	ビタミンK依存性蛋白．トロンビンと血管内皮細胞のトロンボモジュリン複合体により活性化されプロテインSを補酵素として第V因子と第VIII因子を選択的に不活化する．欠損症は反復性の血栓塞栓症をきたす
プロテインS（遊離型抗原量）	60～150（%）	プロテインCの補酵素．遺伝性血栓症の診断に有用
トータルPAI-1（tPA-PAI-1複合体）	50（ng/mL）以下	プラスミノーゲンを特異的かつ即時的に阻害することで線溶系反応の開始段階を制御する．凝固線溶異常の病態把握や治療効果判定に有用

［三宅紀子，小倉加奈子］

5 免疫検査と内分泌検査
～意外と盲点，意外とキモ，免疫検査

検査の意義

臨床検査のなかにおける「免疫」検査とは，抗原抗体反応を用いた検査方法であり，いわゆる自己免疫性疾患の検査のみならず，腫瘍マーカーや感染症検査等も含まれる．ここでは，

- 自己抗体
- 腫瘍マーカー
- 感染症検査

について，おのおののポイントを解説する．

免疫検査を読み切れ！！

❶自己抗体

POINT

膠原病内科にコンサルトする前にどこまで検索するか，ベーシックな検査を理解しよう！

- 一次スクリーニングテストとしての間接蛍光法による抗核抗体検査を理解しよう．
- 特異的自己抗体と代表的膠原病および診断基準を確認しておこう．

ⓐ一次スクリーニングテストとしての抗核抗体検査

抗核抗体となりうる自己抗体は数十種類以上知られており，一度にすべてを測定することは困難である．そこで一次スクリーニングとして利用されているのが間接蛍光法を用いた抗核抗体検査である．とにかく，膠原病を疑ったら最初にやる検査である．これは，ヒトの喉頭癌由来のHep-2細胞をスライドに固定し，患者血清中の自己抗体と反

応させ，それを蛍光標識して鏡検する検査で，その染色パターンから下記の表のように分類される．

抗核抗体染色型と主な関連検査および疾患

主な染色型	疑われる代表的自己抗体	主な関連疾患
Homogenous型 （均質型）	抗ds-DNA IgG抗体	全身性エリテマトーデス （SLE）
Peripheral型 （辺縁型）	抗ds-DNA IgG抗体	全身性エリテマトーデス （SLE）
Speckled型 （斑紋型）	抗RNP抗体（ELISA法） 抗SS-A抗体（ELISA法） 抗SS-B抗体（ELISA法） 抗Scl-70抗体（ELISA法）	全身性エリテマトーデス 混合性結合組織病（MCTD） Sjögren症候群 強皮症
Nucleolar型 （核小体型）		全身性エリテマトーデス 強皮症
Discrete-Speckled型 （セントロメア型）	抗セントロメア抗体	CREST症候群 原発性胆汁性肝硬変

- Peripheral型は，Homogenous型との鑑別は難しく，希釈していくとHomogenous型に変化する．
- 抗Scl-70抗体は，Speckled型とHomogenous型の中間的な染色像を示し，またNucleolar型が陽性になる場合もある．
- **Nucleolar型やセントロメア型あるいは表に載っていない変わった染色型の場合は，抗体価が低めであっても膠原病の確率が非常に高いので，膠原病内科に即コンサルト！**

抗核抗体の正常健常者における出現率

抗体価	出現率（%）
40倍未満	67～75
40倍	16～22
80倍	7～13
160倍	1～4
320倍	1

- Homogenous型やSpeckled型で抗核抗体価40倍程度の所見は，健常者で十分ありうる．**80倍以上だったら，念のため抗ds-DNA IgG抗体を測定しよう！**

ⓑ各膠原病の代表的抗体検査

各膠原病の診断基準については，難病情報センターのホームページを参照していただきたい．以下に，臓器特異性の高い抗体をあげる．ただし，臓器特異性が高いからといって，これらの抗体価が高ければ即その疾患と決めつけてはいけない．おのおのの疾患に特有の臨床症状や他の検査所見もあわせて，慎重に診断しなければならない．

●代表的臓器特異的自己免疫疾患とその抗体

臓器	臓器特異抗体	自己免疫性疾患名
肝臓	抗平滑筋抗体	自己免疫性肝炎
	抗ミトコンドリア（M2）抗体	原発性胆汁性肝硬変
甲状腺	抗甲状腺刺激ホルモン受容体抗体（抗TSH抗体）	甲状腺機能亢進症（Basedow病）
	抗甲状腺ペルオキシダーゼ抗体	甲状腺機能亢進症（Basedow病），慢性甲状腺炎（橋本病）
膵臓	抗グルタミン酸脱炭素酵素抗体（抗GAD抗体）	インスリン依存性糖尿病
腎臓・肺・血管	抗糸球体基底膜抗体（抗GBM抗体）	Goodpasture症候群
	P-ANCA，C-ANCA	顕微鏡的血管炎，Wegener肉芽腫
筋肉	抗アセチルコリン受容体抗体	重症筋無力症
血液	抗PAIgG抗体	特発性血小板減少性紫斑病（原発性免疫性血小板減少症）

《膠原病検査の１つとしての「KL-6」》

膠原病の合併症として多い間質性肺炎の診断に胸部ＣＴと並んでこの「KL-6」が重要である．KL-6は，肺のⅡ型肺胞上皮細胞に多量に発現する糖蛋白である．この検査の意義は，肺の線維化を特徴とする病変の鑑別と間質性肺炎の病勢把握にある．つまり，

a）画像上線維化がみられた際の肺炎の鑑別

b）間質性肺炎の病勢（高値であるほど活動性が高い）

である（基準値：500未満U/mL）．

《関節リウマチの検査項目》

関節リウマチに関しては，特に以下にあげる検査項目が診断に有用とされている．

●関節リウマチ（RA）早期発見に必要な検査項目一覧

	項目	特徴
炎症反応	赤沈，CRP，MMP-3	赤沈はRAの活動性と強い相関がある
免疫検査	RF，抗CCP抗体，CARF（ガラクトース欠損IgG抗体）	CARFは早期RAでも感度が高いといわれる
画像検査	骨・関節X線撮影	早期の場合は，MRIも有用である

赤沈は関節リウマチの活動性と強い相関があり，また，貧血で赤沈は亢進するという特徴を踏まえ，慢性炎症による鉄利用障害による貧血の程度も併せて評価できる利点がある．近年，炎症マーカーといえばCRPで赤沈の有用性は薄れているのが現状であるが，関節リウマチに限っては，上記の理由から大変有用である．

Coffee Break

基準値

基準値の設定方法にはいくつかの手法があります．まず，健康である集団の分布から求める方法で血算や血清酵素，CRPなどが代表的です．次に，ある疾患の発症頻度をもとに基準値を求める方法には血清脂質（総コレステロール，HDL-コレステロール，TG，LDL-コレステロール）や空腹時血糖などがあります．さらに，cut off値という方法があります，検査Aをある疾患の有無で分布を求め，感度や特異度，ROC曲線などからcut off値を求める場合で腫瘍マーカーはこの方法で基準値が求められています．

ある疾患の発症頻度から基準値を求める血清脂質値や血糖値の基準値が以前と異なってきているのは疫学調査の結果が常に見直されているためです．これからも変わる可能性があります．

❷腫瘍マーカー

生化学の項（Ⅰ-❶-❸）でもふれたが，腫瘍検索目的での腫瘍マーカーの測定は非常に限られたもののみで可能である．また，同時測定は3つ程度までにしよう．

- 各腫瘍マーカーの感度と特異度を知り，適切な検査をオーダーしよう！

代表的腫瘍マーカーとその一覧表

項目	基準値	特徴
CEA（癌胎児性抗原）	5.0以下（ng/mL）	大腸癌，乳癌を含める幅広い癌マーカーとして知られる．よって，特異度は低い．腫瘍の細胞接着や転移促進に関与する蛋白である．高齢者や喫煙で高値傾向あり
AFP（αフェトプロテイン）	10.0以下（ng/mL）	肝細胞癌あるいは卵黄嚢腫瘍で高値になる．特に400以上はこれら腫瘍の可能性が高い．肝硬変でも400近い高値を示すこともある．また，新生児は10,000前後の値があるが，その後すみやかに減少する
PIVKA-Ⅱ	40未満（mAU/mL）	凝固第Ⅱ因子（プロトロンビン）の肝における合成の際の異常生成物である．肝細胞癌の特異性の高い腫瘍マーカーで，AFPとは独立したマーカーである．腫瘍マーカー測定にはECLIA法を，凝固異常を検索する場合はラテックス比濁法を用いる
CA19-9	37未満（U/mL）	特に膵胆道系癌で高値となる腫瘍マーカー．良性疾患での偽陽性率が低く，優れたマーカーである．特に100 U/mLを超えれば腫瘍の存在が強く疑われる．血液型Lewis抗原の影響を受け，日本人の約10％を占めるLewis抗原陰性者でCA19-9の上昇が癌でも低値にとどまることがある
DUPAN-Ⅱ	150以下（U/mL）	血液型Lewis抗原の影響を全く受けず，膵胆道系の癌で高い陽性率を示すマーカーであるが，健常者でも高い場合もある．400以上であれば，悪性腫瘍の存在を強く疑う
エラスターゼ1	300以下（ng/dL）	膵癌の特に早期あるいは膵炎で陽性率の高いマーカー．早期で鋭敏に高値を示し，進行癌で逆に低値になることが多いため，膵癌早期癌マーカーとして注目されている．膵管閉塞を反映している

（次ページに続く）

項目	基準値	特徴
CA15-3	27以下 (U/mL)	乳癌の特に再発・転移のモニタリングに有用なマーカー．早期癌での陽性率は低いが臓器特異性は高い
CA125	35以下 (U/mL)	卵巣癌，特に漿液性腺癌で極めて高い陽性率を示すマーカー．内膜症でも陽性となる．妊娠初期や月経期でも若干上昇するので注意が必要である
CYFRA （サイトケラチン19フラグメント）	3.5以下 (ng/mL)	肺扁平上皮癌，肺腺癌で特に陽性となるマーカー
SCC	1.5以下 (ng/mL)	肺扁平上皮癌，子宮頸癌，皮膚癌などの各臓器の扁平上皮癌で陽性となるマーカー
NSE （神経特異エノラーゼ）	16.3以下 (ng/mL)	神経内分泌癌（特に小細胞癌），神経芽細胞腫で陽性となるマーカー．病理の組織における免疫染色は特異性が低く，あまり有用なマーカーといえない
pro-GRP （ガストリン放出ペプチド前駆体）	81.0未満 (pg/mL)	肺小細胞癌で特に有用なマーカー．NSEに比べて，健常者と患者との血中濃度差が大きく，早期から陽性となることが知られる．4歳未満の小児や腎不全患者で高値になる
PSA （前立腺特異抗原）	4以下 (ng/mL)	前立腺癌で著明に増加し，病勢を反映して変動する優秀な前立腺マーカー．診断にも使える数少ないマーカーといえる．前立腺炎や肥大症でも高値になるが，漸増傾向がある場合，10以上の場合は，前立腺癌が疑われる

cut-off値の話

cut-off値とは，ある病気を診断するために設定する検査値のこと．このcut-off値をたいてい「超えた」場合を異常値とし，注意喚起や精密検査を行う．

さて，このcut-off値，健常者と病気をもっている患者とが完全に分離している検査（図1A）では，設定は容易であるが，ほとんどの検査はそうはならない．必ず，健常者と患者とが重なり合っている値が存在する（図1B）．ある病気で数値が高くなる場合は，このcut-off値を高めに設定すればするほど，異常値の人がその病気をもっている確率は高くなるが，その分，見逃しも多くなり，一方で低めに設定してしまうと，病気をもっていない人まで異常値とする確率が高くなる．

では，どんなcut-off値の設定が適切か？ これはその検査の目的によって変わってくる．要するに健診のように注意喚起を目的とした場合は，少しcut-off値を低めに，つまり厳しめに設定しておけば，一次予防に貢献できることになるし，精密検査を必ず行う必要のある場合は逆に高めに設定することでその検査を受けることになる偽陽性者の負担を軽減することになる．

ちなみにcut-off値と少し話がそれるが，個体間の変動の高い検査と低い検査，男女差のある検査なども意識しておくことも重要である．LD，ALP，白血球数，血小板数などは個体差が大きく，また年齢によっても変動していく．CREや尿酸，Hbなどは男女差のある検査である．一方で，生命維持に直接結びつくような物質，特に電解質は，個体差も個体内での変動もほとんどない検査項目である．

図1　cut-off値の設定

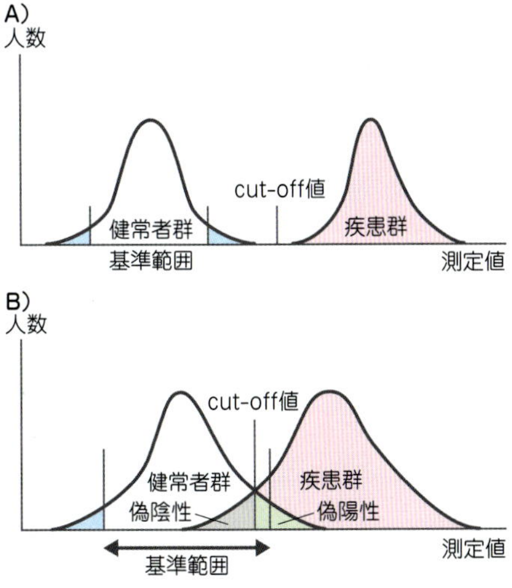
A)
人数
cut-off値
健常者群
疾患群
基準範囲
測定値
B)
人数
cut-off値
健常者群
疾患群
偽陰性
偽陽性
基準範囲
測定値

❸感染症検査

POINT

- 肝炎検査をマスターしよう！
- 梅毒検査をマスターしよう！
- 各ウイルス検査の意義を正しく知ろう！

ⓐ肝炎検査

●ウイルス性肝炎の検査

	項目	基準値（単位）	概要
A型	HA抗体	1.00未満（S/CO）	感染の既往をみるために→**ワクチン接種前評価**
	IgM-HA抗体	0.80未満（S/CO）	急性肝炎の診断に→例：「牡蠣食べた後」に発熱・黄疸
B型肝炎ウイルス	HBs抗原	陰性（8未満）	定性検査（**現在HBVに感染している**）
	HBs抗原（CLIA）	0.05未満（IU/mL）	定量検査（**現在HBVに感染している**）
	HBs抗体	陰性（4未満）	定性検査（**過去の感染あるいはワクチン接種後**）
	HBs抗体（CLIA）	10.0未満（IU/mL）	定量検査（**過去の感染あるいはワクチン接種後**）
	Hbe抗原	1.00未満（S/CO）	**（感染力が非常に強い・肝炎活動期）**
	Hbe抗体		**（血中ウイルス量が減少し，感染力弱い）**
	HBc抗体		（慢性かどうか）
	IgM-HBc抗体		**（最近のHBV感染）**
	HBVゲノタイプ		
	HBVコア関連抗原		感度高い，安定性が高い（**治療のモニタリングに**）
	HBV DNA量		ポリメラーゼの1,000倍の感度
	HBV DNAラミブジン耐性遺伝子		治療薬に耐性かどうか
	HBV DNAポリメラーゼ		感度低い，最近はあまりやられなくなった

（次ページに続く）

	項目	基準値（単位）	概要
C型肝炎	HCV抗体（第3世代）		
	HCV抗体（RIA）		陽性の再評価に
	HCV群別（グルーピング）		
	HCV抗原（コア蛋白質）		毎月1回算定可．治療効果判定に
	HCV RNA定量		3カ月に1回算定可．治療効果判定に
	HCV RNAコアゲノタイプ		薬剤耐性をみる

検査は本当に信用できるか？その1—コーヒーブレイクだけど重要な話—

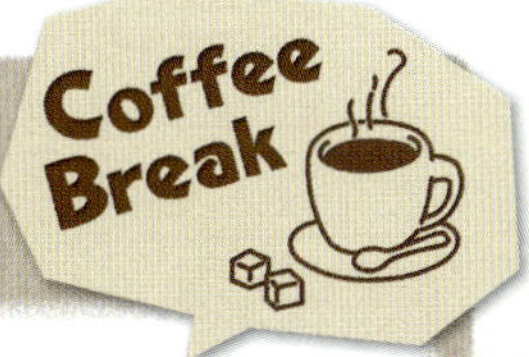
Coffee Break

先生方は，普段当たり前のように検査をオーダーし，その結果を99％信用して診療していますよね，きっと．

私達，臨床検査医は，臨床検査技師とともに検査の精度管理を行うことも重要な日課です．先生方が信じ切っている検査ですが，試薬の劣化，機械の調整ミスなどによって容易に値は変動してしまいます．目に見えるものではないから，その分はじき出される検査数値にかなりの疑いをもって接している検査室のスタッフは，日に数回，コントロール材料を測定することで試薬の劣化などによる検査数値の変動を厳しく管理しています．また，試薬メーカー，技師会や医師会などで行われるサーベイランスにも毎月のように参加することで，多数の施設のなかで自分の施設の検査数値がどれだけ平均とずれているのか？ということもチェックしています．

さて，そのなかで最も施設間や試薬や機械の違いで値が変動するのが「免疫検査」．この免疫検査，かなりいい加減？！ 20％くらいの値の変動は当たり前！ この話…またその2で詳しく…

ウイルス性肝炎の検査の一覧表を示したが，「肝炎」のスクリーニング検査としては，初診時は，急性なのか慢性なのかもわからないので，まずどのウイルスに感染しているのか，あるいは感染していないのかを検査する．よって

IgM-HA抗体，HBs抗原，HCV抗体

の3つを測定する．

《HBs抗原が陽性であった場合》

すなわち「B型肝炎ウイルスが体内に存在する」ということである．次にB型肝炎の活動性をみたいので，HBe抗原とHBe抗体を測定する．HBe抗原が陽性であれば，肝炎ウイルスの増殖能が活発であることを意味する．この場合，さらにIgM-HBc抗体を測定し，急性か慢性の急性増悪なのかを鑑別する．

B型肝炎マーカーは，多くの種類があり，難しく感じるが，感染からの期間，すなわち時系列で，出現するマーカーを理解しておくことが重要である．

図2　B型急性肝炎におけるウイルスマーカーの変動

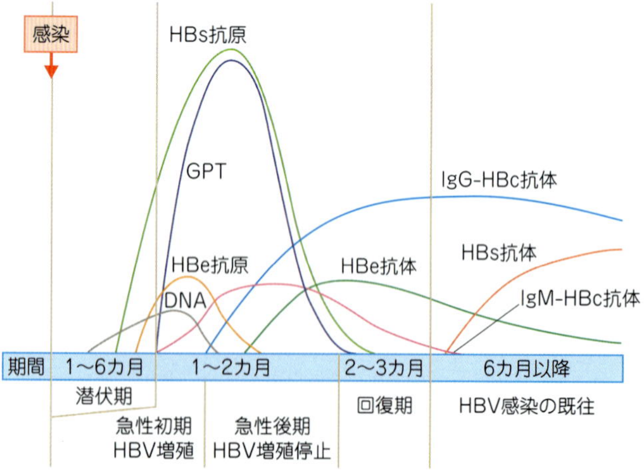
感染
HBs抗原
GPT
IgG-HBc抗体
HBs抗体
HBe抗原
HBe抗体
DNA
IgM-HBc抗体
期間
1～6カ月
1～2カ月
2～3カ月
6カ月以降
潜伏期
急性初期
HBV増殖
急性後期
HBV増殖停止
回復期
HBV感染の既往

「Medical Practice, 13：1367-1371, 1998」より転載

《HCV抗体が陽性であった場合》

この場合は，HCVの既感染もしくは感染中のどちらかであり，その鑑別のためにHCV抗原あるいはHCV RNA定量を測定する．

《IgM-HA抗体が陽性であった場合》

急性A型肝炎で決まり．

近年，B型肝炎既感染の患者が，免疫抑制，化学療法により，潜伏していたB型肝炎ウイルスが活性化し，B型肝炎を発症することが問題となっており，*de novo* B型肝炎という．

●図3　免疫抑制・化学療法により発症する *de novo* B型肝炎

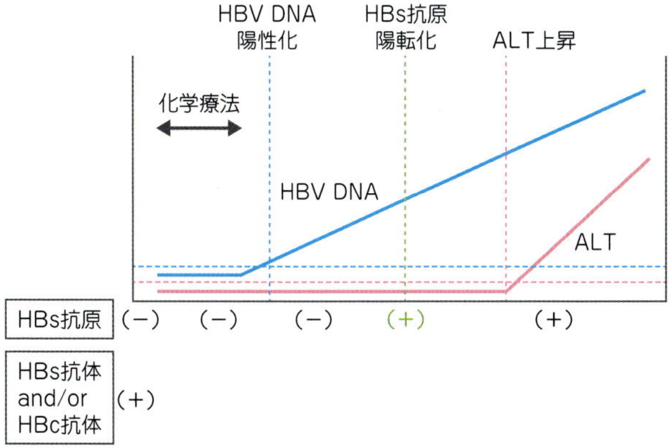
HBV DNA
陽性化
HBs抗原
陽転化
ALT上昇
化学療法
HBV DNA
ALT
HBs抗原
(－)
(－)
(－)
(＋)
(＋)
HBs抗体
and/or
HBc抗体
(＋)

「Expert Opinion on Hepatitis B vol.7（ブリストルマイヤーズ社），2009」より引用

ⓑ梅毒検査

梅毒検査は，主に２種の検査法（STS法とTP抗原法）とそれぞれの結果の解釈を理解しておこう．いずれも定性検査であるが，定性検査で梅毒陽性の結果が出た場合，定量法を行う．RPR法（凝集反応）とTP抗体定量法（ラテックス比濁法）である．

●梅毒検査（定性検査）

STS	TP抗原 TPHAまたはFTA-ABS	結果の解釈
−	−	梅毒感染なし（あるいは梅毒感染ごく初期）
＋	−	生物学的偽陽性（稀に梅毒感染初期）
＋	＋	梅毒あるいは治癒後の抗体保有者
−	＋	梅毒治癒後の抗体保有者

●梅毒検査（定量検査）

U/mL	判定
5未満	陰性
5〜9	判定保留
10以上	陽性

この場合，最も問題となるのが定性検査で「両方陽性」の場合である．つまり，今まさに治療をしなければならない梅毒なのか，治癒した梅毒なのかは，この定性検査では判断できない．そこで，上述のように定量検査が必須なのである．完全に治癒している場合でもSTS検査陽性が残存する場合もあるため，両者の定性検査が陽性だからといって，即感染力のある梅毒患者と決めつけてはいけない．ちなみにこの定量検査も「判定保留」というグレーゾーンがあるのが悩ましい．この場合は臨床症状等を考慮しなければならないが，それでも判別がつかない場合は，抗菌薬を投与した後に再検査をすることもある．

ⓒその他のウイルス検査

ウイルス検査の場合は，

ⅰ）抗原を調べたいのか，あるいは抗体を調べたいのか

ⅱ）感染の急性期なのか，既感染を調べたいのか

をよく考えてから検査をオーダーしよう！

次に，どの検査法を選択するかが大切である．全部の検査項目をオーダーしてはいけない．

基本的に抗原検査ができる場合は，抗原検査が優先される．近年はイムノクロマト法を利用した簡易キットが発売され，インフルエンザをはじめとする多くのウイルスや細菌で短時間で検査が可能となっている．しかし気をつけておきたいのが溶連菌検査．これは常在菌でもあるので，これが陽性だからといって安易に溶連菌「感染症」と判定してはいけない．

《各種ウイルス抗体検査》

下記にEBウイルス，他各種ウイルス抗体検査の特徴を示す．

EBウイルス

種類	検査項目	既感染健常者	初感染（伝染性単核球症）		上咽頭癌
			急性期	回復期	
外殻抗原	VCA-IgG	+	++	+	+++
	VCA-IgA	−	−	−	+
	VCA-IgM	−	+	−	−
早期抗原	EA-DR-IgG	−	++	+	+++
	EA-DR-IgA	−	−	−	+
核内抗原	EBNA	+	−	−	+

ウイルス抗体検査

		特徴			
		動態	抗ウイルス抗体活性	補体結合能	胎盤移行性
抗体	IgM	感染早期に産生されるが短期間で消失	+	+	−
	IgG	IgMに遅れて出現し，長時間持続	+	+	+
	IgA	IgMに多少遅れて出現するがIgMより検出時間が長い	+	−	−

ウイルス抗体検査の特徴

検査方法	原理	特徴
酵素免疫法（EIA）	固相化したウイルス抗原と抗体を反応させ，酵素標識抗体との反応により証明	高感度 抗体分画可能，定量的データ
受身粒子凝集反応（PA）	固相化ゼラチン粒子にウイルスを吸着させ，これに抗体を反応させ，凝集の有無で証明	高感度 感染スクリーニング用
補体結合反応（CF）	抗原抗体複合体と結合した補体を感作血球の不溶血を指標として間接的に証明	感染スクリーニング用
赤血球凝集抑制反応（HI）	赤血球凝集能をもつウイルスの場合，その凝集を抑制する抗体を証明	早期に抗体上昇，持続する
蛍光抗体法（FA）	感染細胞中のウイルス抗原と抗体の反応を蛍光標識抗体で証明	抗体分画可能
中和反応（NT）	活性ウイルスを抗体により中和させ，感染防御抗体を証明	型特異性が高い
ウエスタンブロット法（WB）	転写膜に分画された抗原蛋白のバンドと特異的に反応する抗体を検出	特異性が高い 確認試験用

上記のようにさまざまな検査法があるが，図4を参照し，発病後の期間によって抗体価も大きく変動することを理解しておこう．

図4　抗体価の解釈

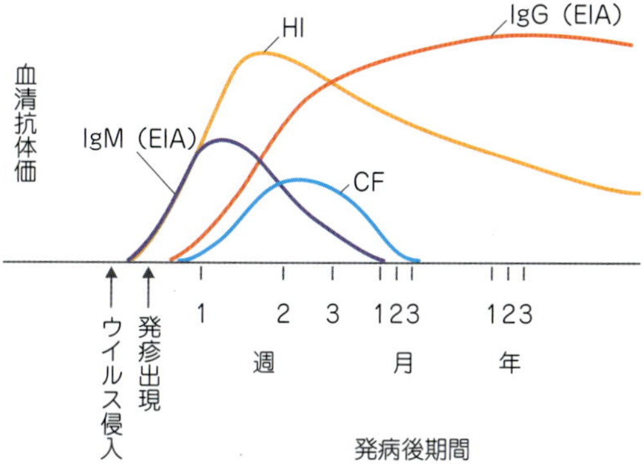
血清抗体価
HI
IgG（EIA）
IgM（EIA）
CF
1
2
3
123
123
週
月
年
ウイルス侵入
発疹出現
発病後期間

「総合検査案内2012年版（株式会社エスアールエル）」より転載

ウイルス検査のフローチャートを図5に示す．

抗原検査も抗体検査もいずれも酵素免疫法（EIA）があれば，これが優先！ 感度も特異度も他の検査より高く，反応が速いため結果が出るのも早い．赤血球凝集抑制反応（HI）や補体結合反応（CF）は比較的早期から陽性となる特徴があるがIgM（EIA）と動態は類似するのでEIA法があればそれで事足りる．EIA法がない菌体の確認の場合は，CFや受身粒子凝集反応（PA）を選択する．PA法は反応が速く，高感度なのでスクリーニングによい．ウエスタンブロット法（WB）は，HIV検査の確認試験として用いられることが多い．

EIA法がある主な感染症：麻疹，風疹，ムンプス，水痘
※これらはグロブリンクラス別抗体価を測定できるので，急性感染症の場合はIgM抗体を測定すればよい．

［小倉加奈子］

●図5　ウイルス検査のフローチャート

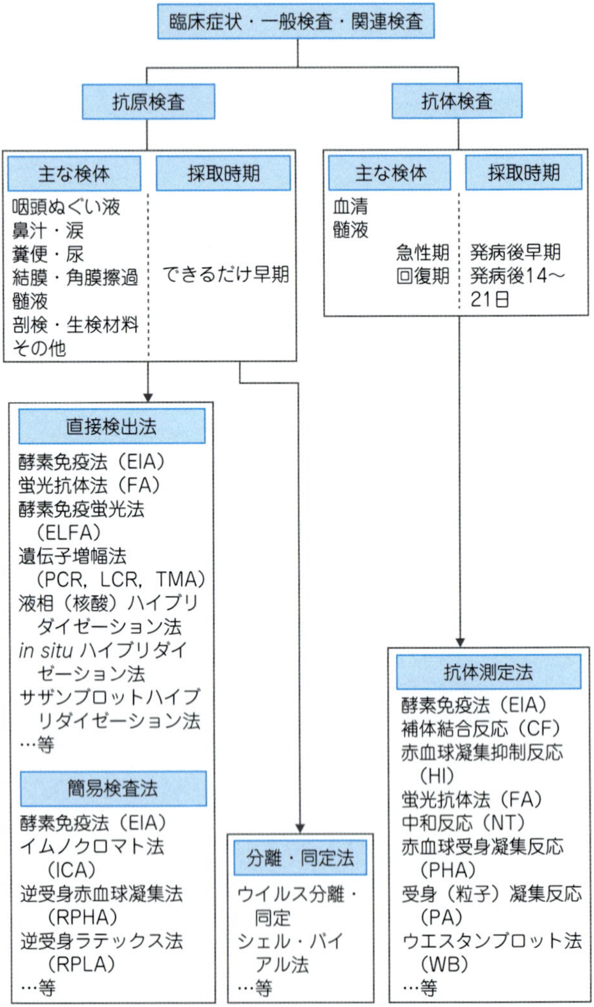
臨床症状・一般検査・関連検査
抗原検査
抗体検査
主な検体
採取時期
咽頭ぬぐい液
鼻汁・涙
糞便・尿
結膜・角膜擦過
髄液
剖検・生検材料
その他
できるだけ早期
主な検体
採取時期
血清
髄液
急性期
回復期
発病後早期
発病後14～21日
直接検出法
酵素免疫法（EIA）
蛍光抗体法（FA）
酵素免疫蛍光法（ELFA）
遺伝子増幅法（PCR，LCR，TMA）
液相（核酸）ハイブリダイゼーション法
in situ ハイブリダイゼーション法
サザンブロットハイブリダイゼーション法
…等
簡易検査法
酵素免疫法（EIA）
イムノクロマト法（ICA）
逆受身赤血球凝集法（RPHA）
逆受身ラテックス法（RPLA）
…等
分離・同定法
ウイルス分離・同定
シェル・バイアル法
…等
抗体測定法
酵素免疫法（EIA）
補体結合反応（CF）
赤血球凝集抑制反応（HI）
蛍光抗体法（FA）
中和反応（NT）
赤血球受身凝集反応（PHA）
受身（粒子）凝集反応（PA）
ウエスタンブロット法（WB）
…等

「株式会社エスアールエルホームページ：http://www.srl.info/」より転載

Coffee Break

検査は本当に信用できるか？その2―コーヒーブレイクだけど重要な話―

その1では，気になるところで話が終わっちゃいましたね．そうです，免疫検査は，いい加減な検査だ！ これをしっかり頭に叩き込んで診療することが大事です．

いい加減ってそんな乱暴な…と思われた方が多いと思うので，ここは免疫検査の名誉挽回？ のために少し解説を加えましょう．

精度が高い代表的な検査は，血算です．血算測定機器は，血球に光を当て，その反射のしかたで血球の形や大きさを測定し，個々の血球に分類するという方法を用いています．ですから，機器による誤差は非常に少ないものになっています．一方，免疫検査は，抗原抗体法を利用しています．基本的には形成された免疫複合体を別の蛍光抗体を用いて発色させ，その発色の程度を定量して測定しています．よって，蛍光抗体が誤った部位に付着して発色してしまう可能性があったり，また，同じ検査でも試薬や検査法が変わると抗原の違った部分を認識し，値が大きく変動してしまう場合もよくあります．ですから，私はいい加減という乱暴な表現を使ったのです．

しかし，免疫検査のなかでも非常に優秀な検査があります．代表は，抗ミトコンドリアM2抗体．優秀である1つの証明として，「無症候性原発性胆汁性肝硬変」という疾患概念が存在するという事実です．いいですか？ 膠原病なのに「無症候性」ですよ．「無症候性全身性エリテマトーデス」や「無症候性関節リウマチ」とかありますか？ ありませんよね．これは，抗ミトコンドリアM2抗体が非常に疾患特異性の高い優秀な検査で，症候がなくても免疫検査で鑑別できるからこそ，認められている疾患だということを意味しています．

さて，もう1つ興味深い例をあげましょう．MPO-ANCAとPR3-ANCAです．臨床的にもかなり多用されているこの検査，臨床検査医的にはこの検査を臨床の先生方が「過信しすぎている」と危惧しています．上述のM2抗体に比べて，かなりあやうい検査です（つまりいい加減）．たまたま先日，M2抗体検査とANCA検査で同時に検査測定法が変わり，今までの検査と新しい検査法の相関図が検査センターより提出されました．それが以下の2つのグラフです．いかがでしょうか？ M2抗体検査は，一直線上にプロットした点がほぼ乗っていますよね．つまり現法と新法に相関があることを意味します．一方，ANCA検査はどうでしょう？ ばらつきがひどくありませんか？ 相関していないのです．つまり検査精度としてはかなり低い検査だということを意味します．ANCAに関しては，血管炎などを疑う**臨床症状があることが前提で検査をすべき**なのです．ANCAだけが高いからといって，ANCA関連血管炎などと安易に診断してはいけません．

このように，検査の精度を知っていること，つまり検査の限界を知っていることは，臨床医にとっても非常に重要です．検査を過信しすぎず，うまく利用していくことが重要です．まずは，臨床症状による鑑別が大前提なのです．

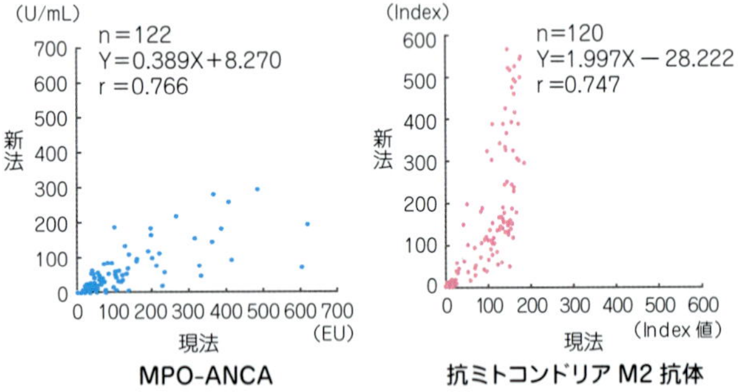
(U/mL)
n=122
Y=0.389X+8.270
r =0.766
700
600
500
400
300
200
100
0
新法
0 100 200 300 400 500 600 700
(EU)
現法
MPO-ANCA
(Index)
n=120
Y=1.997X − 28.222
r =0.747
600
500
400
300
200
100
0
新法
0 100 200 300 400 500 600
(Index 値)
現法
抗ミトコンドリアM2抗体

「株式会社エスアールエルホームページ：http://www.srl.info/」より転載

1 検体提出時の注意

POINT

- 尿は，新鮮なうちに迅速に検査室へ！

以下の点に留意すれば十分である．

○30 mL あれば，尿沈渣は十分に可能である．

○女性の場合，生理中は潜血反応がほぼ陽性になってしまう．

○検体放置（半日以上）をすると，正確な沈渣結果が得られないことが多い．

特に ⅰ）pH や亜硝酸塩の値が変動する．

ⅱ）白血球が壊れ，活性が落ちることによって偽陰性になる．

ⅲ）ビリルビンは，特に日光に当たると分解され，偽陰性となる．

［小倉加奈子］

2 定性検査
～定性は，蛋白・潜血・尿糖を押さえろ！

POINT

- 定性は，蛋白・潜血・尿糖を押さえろ！

検査の意義

尿には体のありとあらゆる代謝産物が含まれている（尿に異常が全くなければ，**少なくとも代謝系には異常がなく**，全身状態が良好であるといえる）．採血のように患者に針を刺すことなく，簡易に採取できるのであるから，尿検査がもっと日常診療のなかで行われることが望ましい．また，血液検査の数値も尿検査の結果と併せてはじめて正しい判断ができるものもある．

試験紙法

検査室に出さずとも試験紙法を用い，自分で確認できるようにしておくことも重要である．

図1　試験紙法の判定表の例

測定項目	測定原理	判定時間	判定の解釈
白血球	白血球のエステラーゼ活性測定法	60〜120秒	－ ＋ ++ +++
ウロビリノーゲン	アゾカップリング法	10秒	正常 ＋(2) ++(4) +++(8) ++++(12) mg/dL
潜血	ヘモグロビンのペルオキシダーゼ様作用	30秒	－ ヘモグロビン ± ＋ ++ +++ 赤血球 ± ＋ ++ +++
ビリルビン	アゾカップリング法	20秒	－ ＋ ++ +++
ケトン体	アルカリニトロプルシド法	30秒	－ ＋ ++ +++
ブドウ糖	酵素法（GOD,POD 法）	60秒	－ ±(50) ＋(100) ++(250) +++(500) ++++(2,000) mg/dL
蛋白質	pH指示薬の蛋白誤差法	直後	－ ±(15) ＋(30) ++(100) +++(300) ++++(1,000) mg/dL
pH	pH指示薬法	直後	5 6 7 8 9
亜硝酸塩	Griess反応	30秒	－ 弱陽性 強陽性
比　重	陽イオンによるメタクロマジー法	30秒	1.000 1.005 1.010 1.015 1.020 1.025 1.030

潜血，蛋白質，ブドウ糖の１＋の判定段階濃度は，JCCLS 尿検査標準化委員会の表示の統一化に準拠している．
ウロペーパー® Ⅲ'栄研'（栄研化学社）の添付文書より転載

判定解釈の際の色調は，メーカーによって若干異なる．実際に判定する場合は，製品に添付されている標準色調表を使用していただきたい．

尿定性検査を読み切れ！！

尿定性検査の検査項目

	項目	基準値と特徴
1	色調	尿をシェイクして，泡が黄色くなれば，ビリルビン尿．ワイン色はミオグロビン尿とはいわれるが，非常にわかりにくいことも多い
2	清濁	混濁している場合は，結晶尿か細菌尿
3	尿比重	基準値：1.011～1.030．高張尿は，脱水・糖尿だが，**脱水が頻度最多**．また，**等張尿（常に1.010前後の尿）**は慢性腎不全で認められる
4	pH	基準値：5.0～8.0
5	尿蛋白	尿蛋白定性検査は，すなわちアルブミン尿をみている．基本的に分子量6万より大きい蛋白は，正常の糸球体では濾過されず，尿中に出ない．一方，定性検査では，6万以下のβ2ミクログロブリン等は反応しない
6	尿糖	尿糖＋であれば，腎性糖尿か糖尿病の鑑別を．尿糖陽性と血糖値にはタイムラグがあるため，尿糖陽性，血糖値正常範囲ですぐに腎性糖尿と決めつけないこと．アスコルビン酸（ビタミンC）やL-ドーパなどで偽陰性となることあり
7	ケトン体	飢餓状態までいかなくとも痩身の人は，食事が何回か摂れなかっただけですぐに陽性となる
8	潜血反応	潜血が±あるいは＋だったときは，尿比重をチェック．生理的に尿中には赤血球が一定量排出されているため，高比重尿になれば，潜血反応が出る．ミオグロビン尿で偽陽性になり，ビタミンCの多量排泄で偽陰性となる
9	尿ビリルビン	水溶性ビリルビン（直接ビリルビン）のみが尿中に排泄．よって，閉塞性黄疸等の際に陽性となる
10	亜硝酸塩	グラム陰性桿菌，多くは大腸菌の尿路感染で陽性となる．ビタミンCが多量に尿中にあると反応が阻害され偽陰性となることがある
11	尿白血球	定性検査で白血球は，尿中エステラーゼの酵素活性を測定しており，尿白血球自体を測定しているのではない．そのため検体放置等で白血球が変性すると偽陰性となる

※ウロビリノゲン，ウロビリンは，最近では検査項目から外している検査室もあり，また臨床的意義も高くないため割愛した

《尿蛋白》

一覧表の特徴にも記載してあるように，**尿蛋白は，≒アルブミン尿であることをまず理解**しよう．血清でいうなら，総蛋白というより血清アルブミンに近い意味合いである．半定量法とあるように，定性１＋～４＋は日本臨床検査標準協議会において，基準値が定められている（下記表参照）．尿定性に異常がある場合は，尿沈渣や分子量６万以下の蛋白であるNAGやβ2ミクログロブリン等の定量検査を行う．ちなみに尿蛋白定量検査は，血清でいう総蛋白にあたり，アルブミン＋β2ミクログロブリンをはじめとする尿中の微小蛋白の総量（微小蛋白は300種類近くもある！）である．

尿定性検査の基準値

定性判定	基準値		
	尿蛋白	尿糖	潜血反応
1＋	30 mg/dL	100 mg/dL	20個/μL（Hb濃度0.06 mg/dL）
2＋	100 mg/dL	250 mg/dL	
3＋	300 mg/dL	500 mg/dL	
4＋	1,000 mg/dL～	2,000 mg/dL～	

《潜血反応》

女性の場合，生理中でないこと，あるいは高比重尿でないことを確認後，持続して１＋以上が続く場合は，尿沈渣検査も併せて行う．また，筋挫滅に伴うミオグロビン尿でも偽陽性に，対してアスコルビン酸（ビタミンC）では偽陰性になることがある．

《尿糖》

糖尿病の場合，血糖値が約160～180 mg/dLを超えると尿糖陽性となる．前ページの表「尿定性検査の検査項目」にもあるように尿糖陽性となるまでに30分～１時間のタイムラグがあるため，血糖高値でも尿糖陰性のこともあるので，注意しよう．空腹時の尿糖が陽性の場合は，糖尿病の可能性がある．一方，食後２時間の尿糖が陰性の場合は，糖尿病の可能性は低いと考えられるが，腎性糖尿も鑑別にあげなければならないので，**常に血糖との比較が重要**である．

潜血反応同様にアスコルビン酸やL-ドーパで偽陰性となることがあるので注意.
[小倉加奈子]

Coffee Break

奇形腫を診断しながら皮膚と脳に思いを馳せる

医師をめざした皆さんだから，手塚治虫さんの『ブラックジャック』を一度は見たことがあるでしょう．そこに出てくる可愛らしい登場人物のピノコ．ご存じのように奇形腫のパーツをブラックジャックがつなぎあわせて生まれた女の子でしたね．高校生の私は，こんな変な腫瘍は手塚治虫のつくり話だろうと思っていました．それがです…病理医になったら1週間に1度はお目にかかる「めずらしくない」腫瘍ではありませんか！

さて，この奇形腫．“デルモイド（皮様嚢腫）”とも呼ばれることが多いように，その構成成分の大部分は，頭皮に似た皮膚であることが多いです．ですから，嚢胞の中に毛髪がぐるぐる巻きになってつまっていて，それが皮脂や角化物といっしょくたになっていることも多く，かなりシュールな外観を呈しています．しかし，ピノコがつくれるのでは？というくらいたくさんの成分を含む腫瘍も中にはあって，歯（なぜか臼歯の形をしているものが多い気がする）や骨，軟骨，気管支上皮や腸管，甲状腺そして脳組織と，多彩なものが1つの腫瘍に共存している場合もあり，これならピノコも夢じゃないな～と思ったりもします．

ちなみに，皮膚の次に多い構成成分は脳組織なんです．意外に思うかもしれませんが，皮膚も脳組織も外胚葉由来なのですよ．覚えていますか？奇形腫の中には，すごく自然な感じで皮膚と脳組織が共存していて，皮膚と脳の深い部分でのつながりを感じます．五感をつかさどる臓器としての皮膚と脳．皮膚を第三の脳という学者もいるのもうなずけますね．私たちは本当に脳だけで物事を考えたり，喜怒哀楽を感じたりしているのでしょうか？

3 尿沈渣
～正常所見と異常所見を理解する！

POINT

- 円柱を理解しよう！「全視野1個の硝子円柱」以外は異常所見！！

検査の意義

尿定性に加え，より詳細な腎・尿路系病変のスクリーニング検査であり，また，確認された腎・尿路系病変の治療効果や薬剤の副作用の判定について，たくさんの情報が得られる検査である．尿沈渣の正確な基準値とそれぞれの沈渣所見に伴う臨床的意義についてよく理解しておくことが重要である．

尿沈渣標本の作製法

①尿検体をよく攪拌する．
②10 mL採取し，遠心する（遠心力は500 g，だいたい1500回転5分間が通常）．
③上清を除去し，0.2 mLの沈渣を残す．
④15 μLとり，ガラススライドに滴下する．
⑤カバーガラスをかけて鏡検する．
※基本的には無染色であるが，必要な場合染色する．

●図1　尿沈渣標本作製法

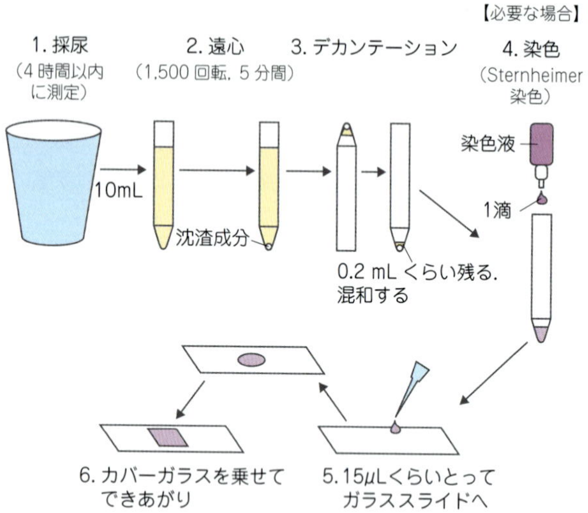
【必要な場合】
1. 採尿
（4時間以内
に測定）
2. 遠心
（1,500回転，5分間）
3. デカンテーション
4. 染色
（Sternheimer
染色）
染色液
10mL
1滴
沈渣成分
0.2 mL くらい残る．
混和する
6. カバーガラスを乗せて
できあがり
5. 15μLくらいとって
ガラススライドへ

尿沈渣標本鏡検の順序

弱拡大で全視野（whole field：WF）を観察後，強拡大にする．

- **弱拡大**：標本内の有形成分の分布を確認する（カバーガラスの辺縁に沈渣成分が集まりやすいので注意）．
- **強拡大**：20～30視野を鏡検することが望ましいが，最低10視野を観察する．

尿沈渣検査を読み切れ！！

●尿沈渣成分

	成分	正常でも出てよい沈渣	特徴
血球	赤血球	4/HPF 以下	原因により形態が大きく異なる．本文中の解説参照
	白血球（好中球）	4/HPF 以下	腎・尿路系感染症などの炎症性疾患
	マクロファージ		単球と区別して診断されることもあるが，基本的には同じ細胞．組織破壊亢進が生じた場合に出現
	リンパ球		慢性疾患で増加
	好酸球		アレルギー性膀胱炎，間質性腎炎等で増加
上皮	扁平上皮	○	主に尿道や膣・頸管由来
	移行上皮	○	主に膀胱由来
	尿細管上皮	○	主に遠位尿細管および集合管由来
	卵円形脂肪体（Ovl-FB）		尿細管やマクロファージがコレステロールを貪食したもの．尿中のLDLだ！
	円柱上皮	○	前立腺や尿道腺由来の細胞群
	腸上皮	○	回腸導管尿で認められる
	封入体細胞		非特異的な炎症時に出現する変性細胞のことが多く，ウイルス感染由来の頻度は少ない
円柱	硝子円柱	1/WF 以下	健常人で出現してもよい唯一の円柱．激しい運動後に出現することが多い
	上皮円柱		硝子円柱内に尿細管上皮細胞が3個以上封入されたもの．主に急性尿細管壊死や急性糸球体腎炎
	赤血球円柱		硝子円柱内に赤血球が3個以上封入されたもの．ネフロンからの出血を意味．血尿をきたす腎炎各種
	白血球円柱		硝子円柱内に白血球が3個以上封入されたもの．主に腎盂腎炎，間質性腎炎，ループス腎炎
	脂肪円柱		硝子円柱内に脂肪顆粒が3個以上封入されたもの．卵円形脂肪体と一緒に出ることが多い．ネフローゼ症候群

（次ページに続く）

	成分	正常でも出てよい沈渣	特徴
円柱	顆粒円柱		硝子円柱内に顆粒成分が1/3以上封入されたもの．顆粒は，変性尿細管上皮のことが多い．慢性糸球体腎炎，腎不全
	蝋様円柱		円柱全体あるいは一部が均質状となり，変性した円柱．重篤な腎疾患，荒廃した腎
結晶	シュウ酸	○	最も頻度の高い結晶
	尿酸結晶	○	酸性尿（pH6.5以下）で出現
	無晶性リン酸塩	○	アルカリ尿（pH7.5以上）で出現
	リン酸アンモニウムMg	○	アルカリ尿（pH7.5以上）で出現
	ビリルビン結晶		白血球や上皮細胞に付着して認められる場合もある．定性陰性でも認める場合あり．肝・胆道系疾患で出現する
	シスチン結晶		先天性シスチン尿症，Fanconi症候群で出現
感染細胞各種			ヘルペス，サイトメガロウイルス，ヒトポリオーマウイルス，ヒトパピローマウイルス等
異型細胞			移行上皮癌（尿路上皮癌）が最も多い（膀胱癌）．細胞診検査よりも検出率が高いという報告もあり
その他			精液成分や糞便の混入，花粉や紙おむつの繊維などが見られることもあるので注意

《まず，正常でも出現してよい沈渣を頭に入れておこう！（表参照）》

代表的なもの

- 血球：赤血球，白血球（ただし，強拡大視野で4個まで！）
- 上皮：扁平上皮，移行上皮，尿細管上皮，円柱上皮，腸上皮（基本的に数的制限はない）
- 円柱：硝子円柱のみ（ただし**全視野で1個まで！**）
- 結晶：シュウ酸，尿酸結晶，無晶性リン酸塩，リン酸アンモニウムMg等

《変形赤血球》

赤血球は大きく大別して，**均一赤血球**と**変形赤血球**に分けられる．均一赤血球が多く出現する場合は，下部尿路疾患（尿路感染症や悪性腫瘍）を考慮に入れながら検査を進め，**変形赤血球の場合**は，**腎臓（糸球体）を主体とする疾患**を考える．基本的に強拡大視野で5個以上の異常範囲内に入れば，赤血球の形態について観察し，また，円柱成分の出現の有無と併せて判断する．

《円柱》

円柱は，尿細管上皮から分泌されるムコ蛋白やアルブミンなどがゲル状に凝固し，尿細管を鋳型として遠位尿細管や集合管で形成される．この基質成分のみからなる円柱を硝子円柱とよぶ．

形成される条件

- 尿中血漿蛋白（主にアルブミン）濃度の上昇
- 尿の濃縮（高比重尿）
- 尿のpH低下（酸性尿）
- 尿流速度の低下

よって，硝子円柱であっても，全視野で2個以上確認できる場合は，何らかの腎障害の存在が疑われ，異常所見となる．

尿沈渣アトラス

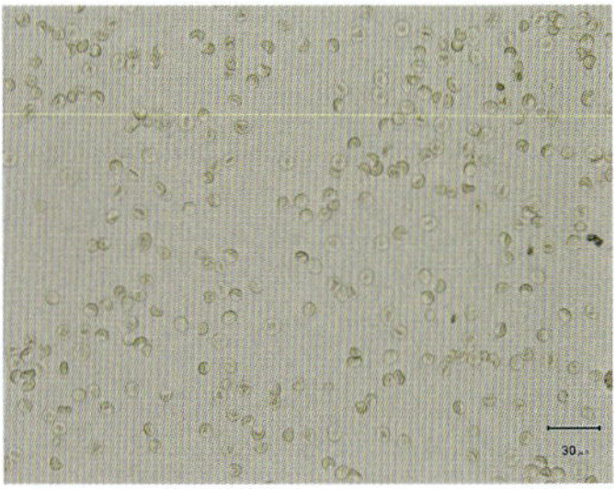

◆ **①赤血球**

均一赤血球が多数出現している．いわゆる血尿である

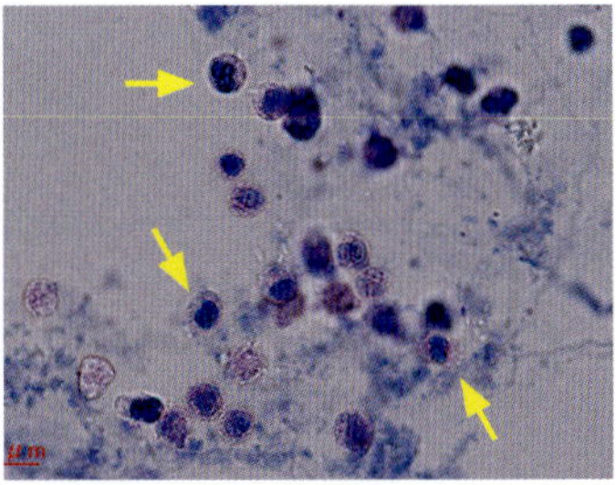

◆ **②白血球（好中球）**

分葉した核を有した好中球が認められる

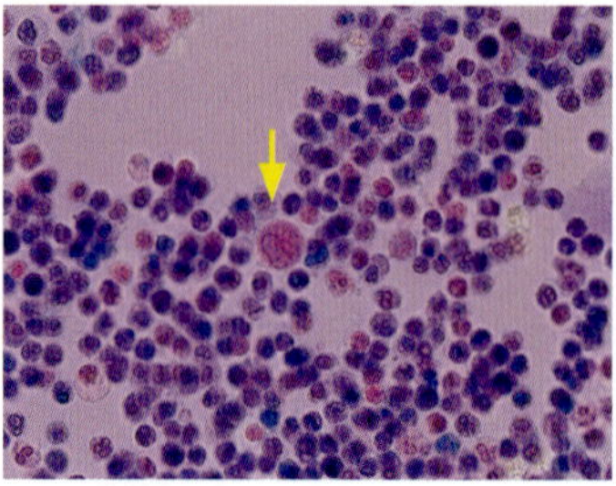

◆③**単球（マクロファージ：→）と白血球**

無数の好中球とやや大型の単球（→）がみられる．膿尿である

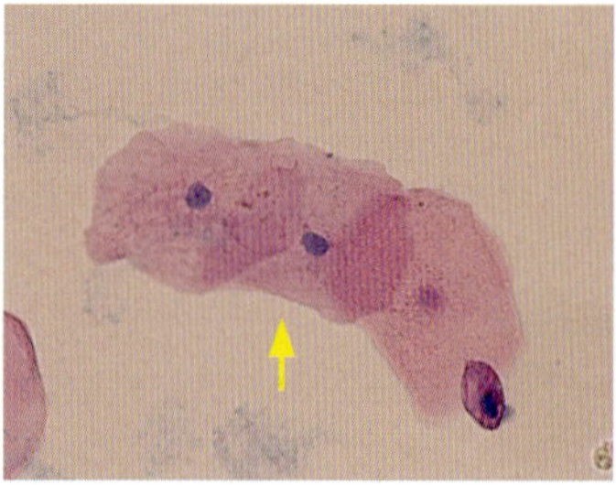

◆④**扁平上皮細胞**

ひらひらとしたN/C比の低い扁平上皮細胞

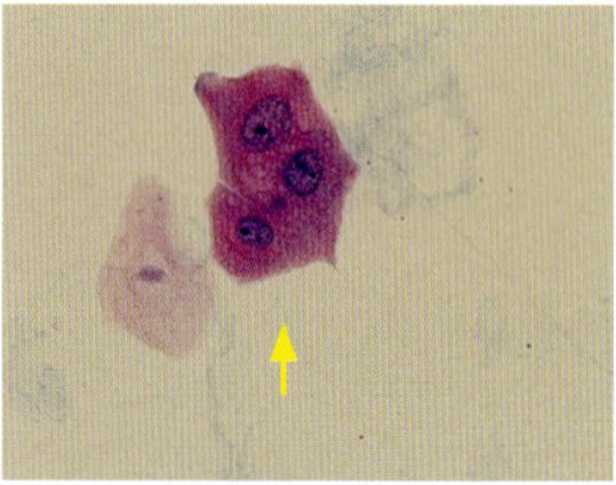

◆⑤**移行上皮細胞**

扁平上皮よりもやや厚みが増し，小型化したのが移行上皮細胞

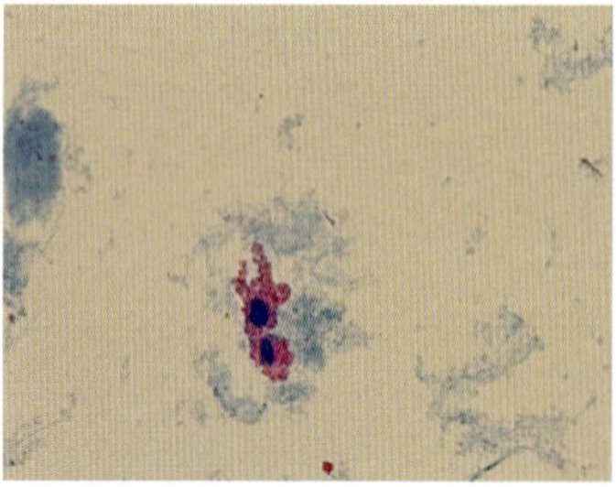

◆⑥**尿細管上皮細胞**

さらに小型でN/C比が高いのが尿細管上皮細胞．細胞質は顆粒状

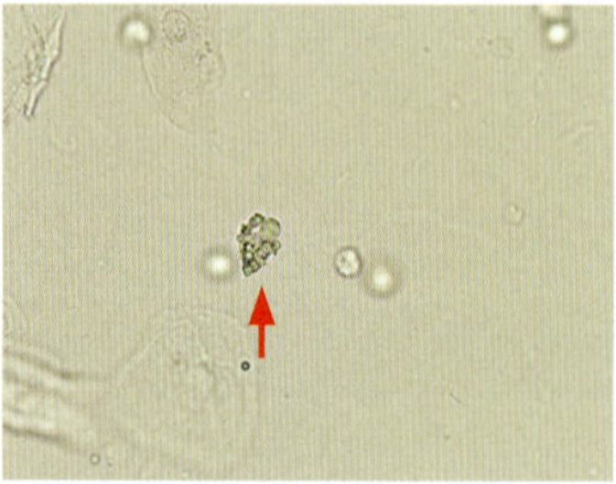

◆⑦**卵円形脂肪体**

尿細管上皮が脂肪変性したものあるいは脂肪貪食マクロファージの説もある

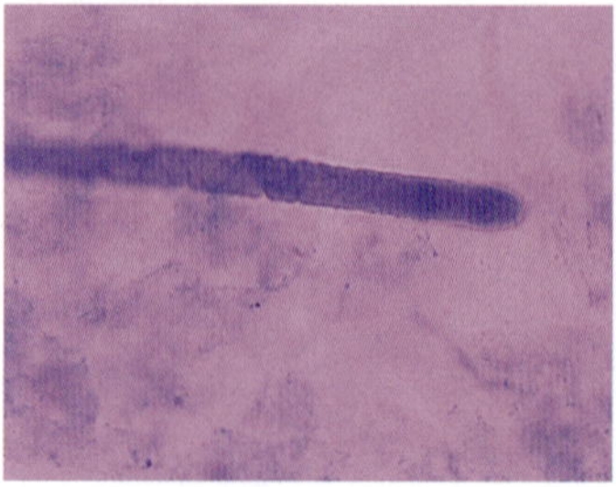

◆⑧**硝子円柱**

寒天様の分泌物が凝固した円柱状の形態．内部は半透明，均一

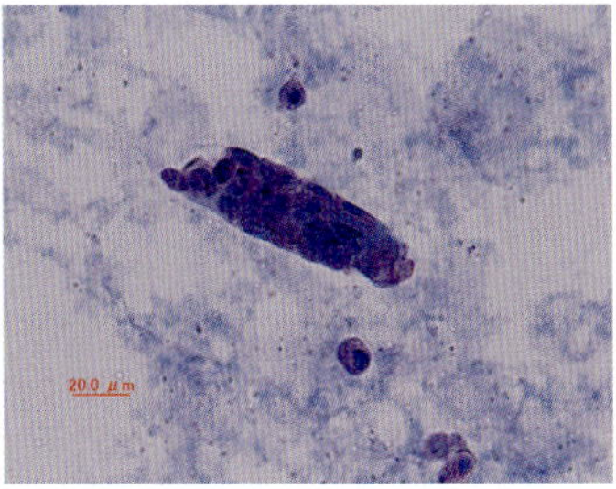
20.0 μm

◆ ⑨**上皮円柱**

硝子円柱内に変性した尿細管上皮細胞が充満している

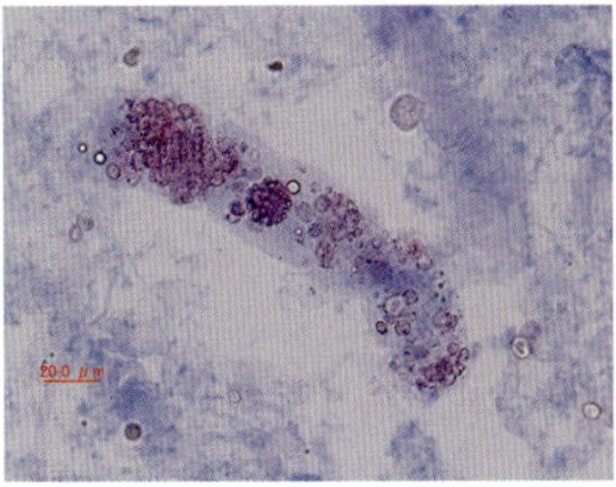
20.0 μm

◆ ⑩**赤血球円柱**

硝子円柱内に大小の変形した赤血球が含まれている

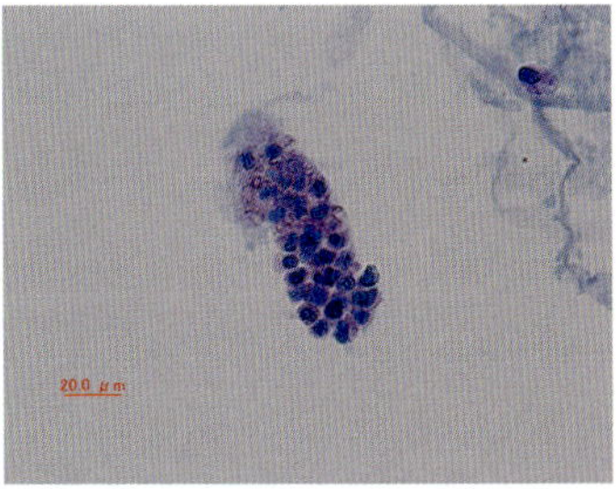
20.0 μm

◆ ⑪**白血球円柱**

硝子円柱内に好中球が充満している

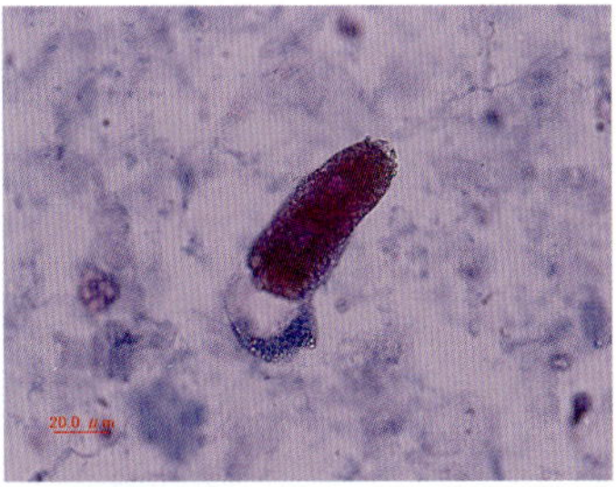
20.0 μm

◆ ⑫**脂肪円柱**

硝子円柱内に脂肪滴が含まれている

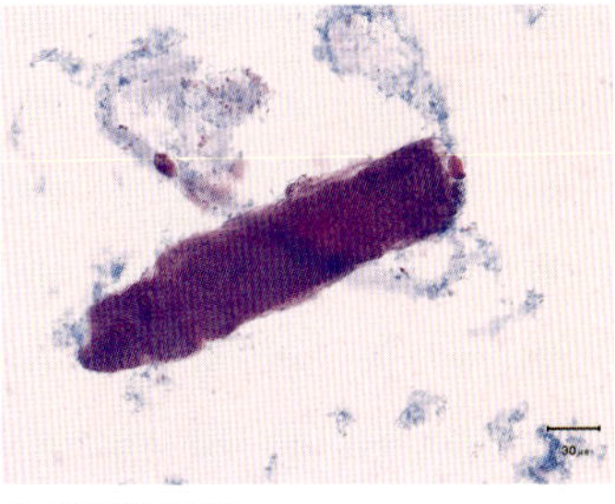

◆ ⑬**顆粒円柱**

硝子円柱内に尿細管上皮細胞が変性することによって生じた顆粒状の細胞質成分のみが充満している

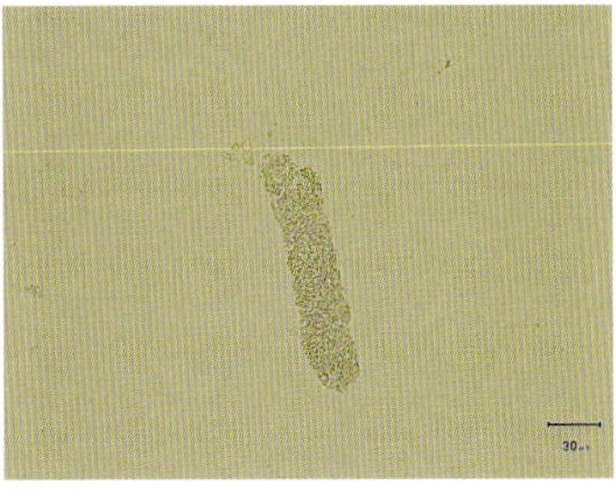

◆ ⑭**顆粒円柱（無染色）**

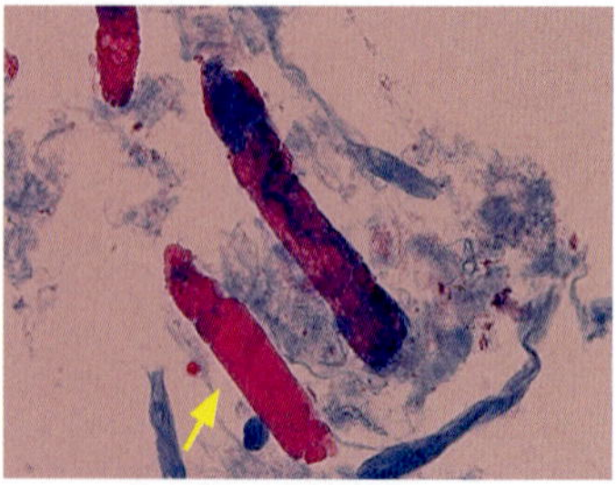

◆⑮蝋様円柱と上皮円柱

蝋様円柱(→)は，顆粒成分がさらに変性して生じる均質な厚い成分が充満した円柱．蝋様円柱のすぐ上にある上皮円柱は，まだ円柱内に細胞の輪郭が見える

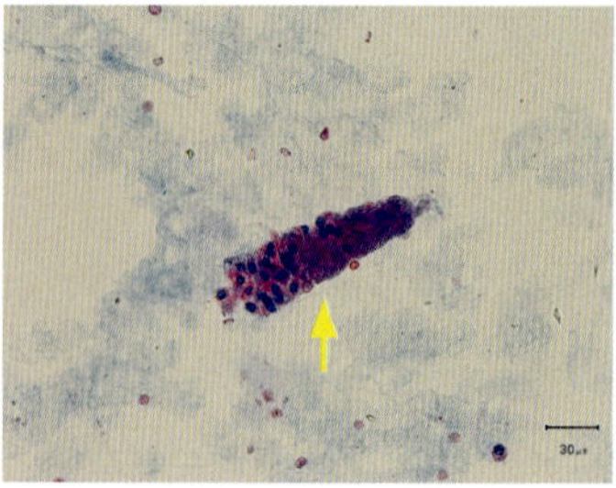

◆⑯顆粒・上皮円柱

円柱の左側は，核を有した尿細管上皮細胞が見えるが，右半分は顆粒状である

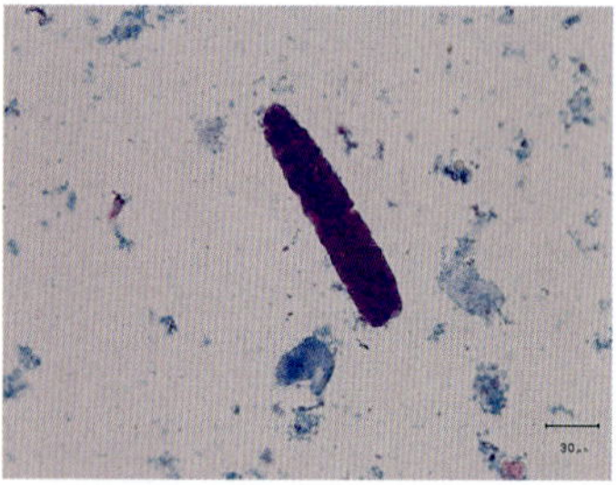

◆⑰蝋様円柱

均質な厚い成分が充満した円柱．重度腎障害で出現する

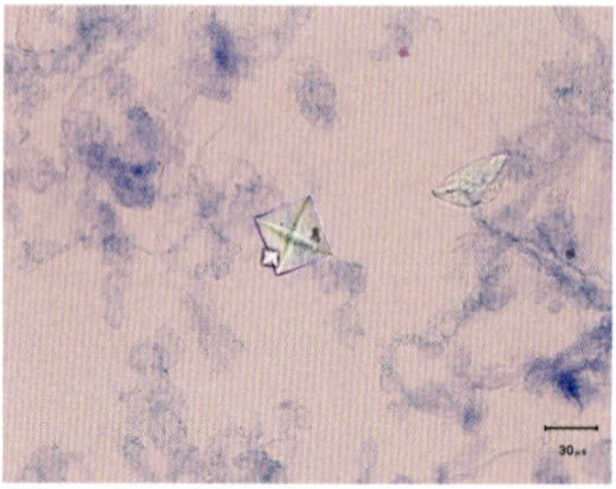

◆⑱シュウ酸Ca結晶

正八面体の結晶．尿路結石の80％を占める頻度の高い結晶

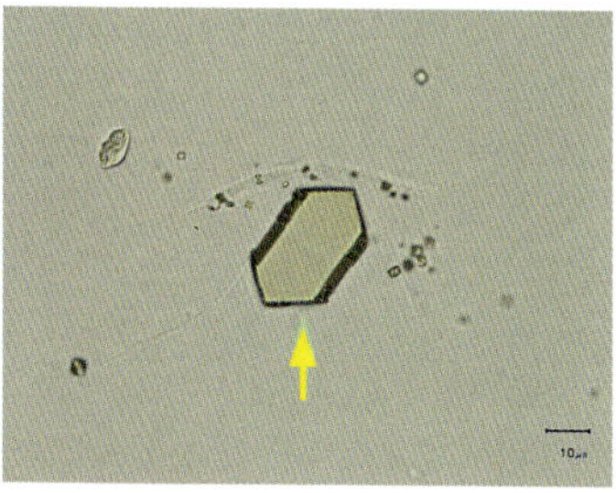

◆ ⑲尿酸結晶
若干褐色調を呈する．大きさや形態はさまざまだが，pH6.5以下の酸性尿でしか出現しない．アルカリ化し，結晶が溶解すれば，尿酸結晶である

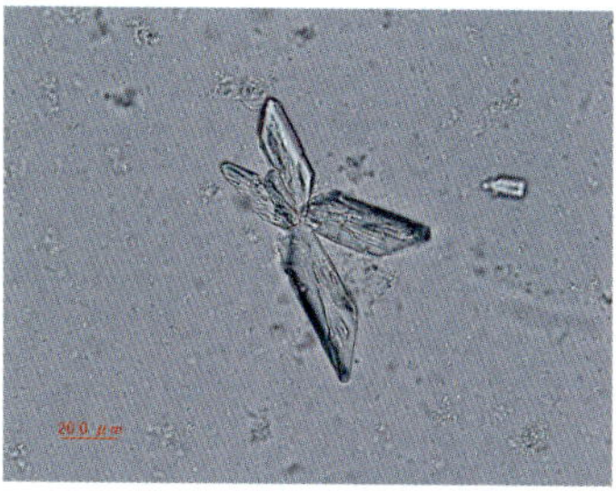

◆ ⑳リン酸アンモニウムMg結晶
無色の結晶．大きさや形態はさまざまだが，pH7.5以上のアルカリ尿でしか出現しない．塩酸を滴下し結晶が溶解すれば，リン酸アンモニウムMg結晶である

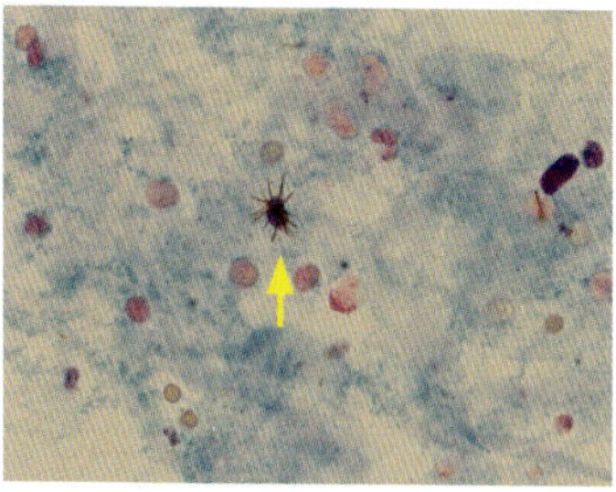

◆ ㉑ビリルビン結晶
針状の褐色結晶．小型であるのも特徴

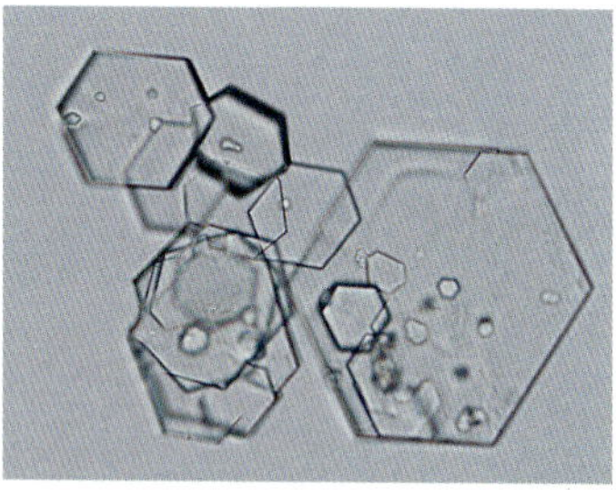

◆ ㉒シスチン結晶
正八面体の無色，均一な結晶である

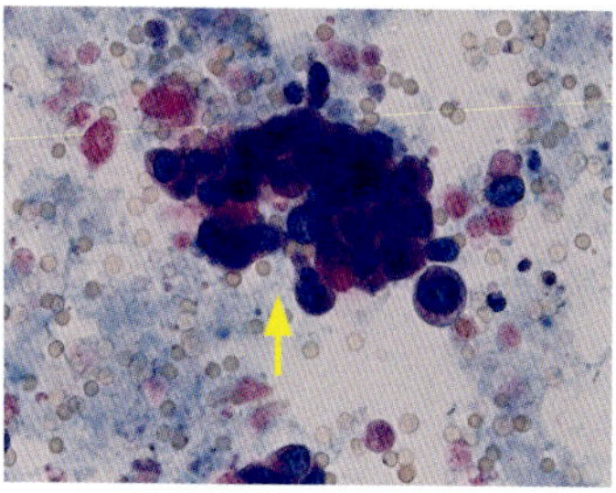

◆ ㉓尿路上皮癌
N/C比が高い異型細胞が重なり合って出現する

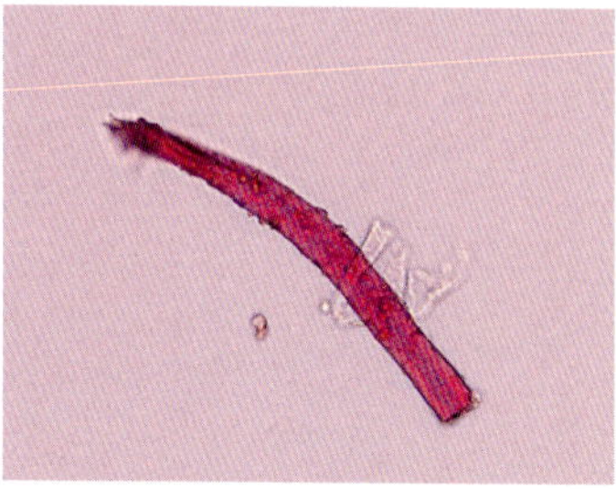

◆ ㉔ペーパーアーチファクト
円柱と混同しないように

基本的に，膀胱癌等の悪性腫瘍が疑われた際は，細胞診断のオーダーを立て，尿検体は病理検査室に提出するのが通常である．しかし，尿の細胞診では，アルコール固定の際に腫瘍細胞を含む細胞がガラススライドから流れ落ちてしまい，癌の検出率が低下してしまうのが弱点である．その点，尿沈渣の場合は，固定の際に細胞が流れ落ちないために，癌細胞が検出できる場合が多い．順天堂大学練馬病院においても，尿細胞診で癌陰性で，尿沈渣で癌が検出される場合が少なくない．病理検査室としては，尿細胞診の検体処理を工夫し，癌検出率を上げるように努力する必要があるが，尿沈渣の有用性を再確認できる1つの事例である．

［小倉加奈子］

4 代表的な尿定量検査，その他の検査

尿蛋白

定性検査がアルブミンを主として検査しているのに対し，尿蛋白の定量検査は，尿中の全蛋白の総量を測定している．なお，蓄尿により1日尿蛋白量を求める場合は，

随時尿中の蛋白（mg/dL）× 0.01 × 1日尿量（mL）
＝1日尿蛋白量（mg/日）

※正常基準値31.2～120（mg/日）（単位がmgなのに注意，正常の場合かなり少ない）．
　ちなみに尿中アルブミンは，2～20 mg/日が基準値．

成人ネフローゼ症候群の診断基準（単位に注意！）

（平成22年度厚生労働省難治性疾患対策進行性腎障害に関する調査研究班）

ⅰ）蛋白尿：3.5 g/日以上が持続する（または随時尿において尿蛋白/尿クレアチニン比が3.5 g/gCr以上）
ⅱ）低アルブミン血症：血清アルブミン値3.0 g/dL以下．血清総蛋白量6.0 g/dL以下も参考に
ⅲ）浮腫
ⅳ）脂質異常症：高LDLコレステロール血症
※難病情報センターホームページ（2013年1月現在）から引用

その他の検査

《β_2，α_1ミクログロブリン》

Ⅰ-1-3「生化学検査」の腎臓の項を参照.

《NAG》

Ⅰ-1-3「生化学検査」の腎臓の項を参照.

《尿中ベンスジョーンズ蛋白の同定》

尿中免疫電気泳動でM蛋白を同定する定性検査である.

※M蛋白とベンスジョーンズ蛋白

M蛋白とは，腫瘍性の形質細胞あるいはB細胞から産生される単クローンの免疫グロブリンである．M蛋白にはさまざまな種類があるが，腫瘍性形質細胞（多発性骨髄腫）から産生される主なM蛋白は，IgGが最多，ついでIgAやIgDなどである．一方，腫瘍性B細胞（原発性マクログロブリン血症）から産生されるM蛋白は，IgMである．

通常，正常の形質細胞では，L鎖とH鎖は異なるリボソーム上で合成され，免疫グロブリンを構成するが，腫瘍化するとL鎖がH鎖に比べて過剰に産生されたり，H鎖の産生が抑制されたりして，L鎖が相対的に過剰状態になることがある．すると遊離したL鎖が血中に出現する．L鎖は低分子のために糸球体を通過し，尿中に排泄される．これがベンスジョーンズ蛋白である．M蛋白血症を有する患者の6割に認められる．

［小倉加奈子］

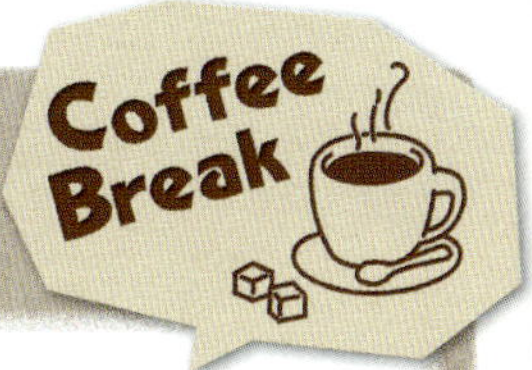
Coffee
Break

M蛋白血症

「M蛋白血症を理解しないで無事医師免許を取得してしまった．M蛋白血症をよく知らなくてもこれまでほとんど困らなかった．だからよくわからなくても大丈夫」，と思っていませんか？

M蛋白血症は大切です．どんな検査をすればM蛋白血症の存在がわかるのでしょう．

そうです，蛋白分画です．検体は血清（血漿），尿がほとんどです．髄液を検体とする場合もあります．免疫グロブリン産生機構に何らかの異常をきたしてM蛋白血症となります．

M蛋白血症の代表的な疾患は多発性骨髄腫や原発性マクログロブリン血症ですが，リンパ系腫瘍でも二次性M蛋白血症がみられることがあります．また，炎症性疾患などでも微量のM蛋白血症を伴うことがあります．蛋白分画でM蛋白の存在が疑われる場合や低γグロブリン血症ではM蛋白分画の確認とその種類を特定するために免疫電気泳動を行います．

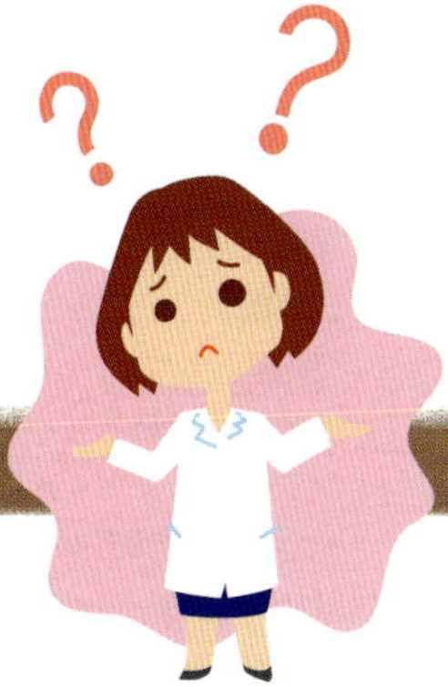

1 検体採取法・輸送法・保存法

微生物検査に供する検体は，適切な採取方法で質のよい検体を十分量採取することが大切である．不適切な検体の検査結果は感染症を見逃したり起炎菌を誤ることになる．

検体採取時の一般的注意

POINT

- 検体採取時期に注意．
- 常在菌の混入を避けて採取する．
- 採取容器に注意．

ⓐ検体採取時期に注意

必ず，抗菌薬治療開始前に採取することが大前提！
多くの感染症では，発病初期に起炎菌が検出されやすい．

《特に採取時期に注意を要する菌》

- **百日咳菌：**
  発病初期のカタル期に起炎菌が検出され，以後，症状は続くが菌の検出は困難となる（後鼻腔粘液を採取）．
- **インフルエンザウイルス**：
  発症後，6時間以内では陰性となる場合が多い．**7時間～3日までは70％前後**の検出率であるが**4日以降は急激に低下**する．
  発症後の時間の経過と検出率：6時間以内（A型：64％，B型：71％），**7～14時間（A型：91％，B型：83％）**，1日（67％），2日（71％），3日（75％），4日（40％），咽頭拭い液より**鼻腔吸引液や鼻腔拭い液**の方が検出率が高い．

- **腸チフスやパラチフス菌：**

  病気の経過により，起炎菌検査検体を選ぶ必要がある

  血液：発病1週（検出率90％），2週（70％），3週（60％），その後は検出されなくなる．

  糞便：発病2～3週で80％以上の陽性率，発病2～4週には尿からも検出されるが陽性率は25％以下と低い．

ⓑ常在菌の混入を避けて採取する

常在菌のなかには感染症の起炎菌となるものがあり，これらが混入すると起炎菌の推定が困難になる．喀痰，咽頭粘液，中間尿，口腔内病巣など，常在菌の混入しやすい材料では，できるだけ混入を避けて行う（I-3-5 人体の常在菌参照）．

ⓒ採取容器に注意

《乾燥を避ける》

乾燥すると多くの病原菌は死滅する．乾燥を避けるには滅菌生理食塩液を少量（1～2 mL）添加するか，綿棒で採取した場合は適当なゼリー状の保存培地（Stuart培地など）に綿棒を突き刺しておく（図1）．

図1 綿棒と保存培地

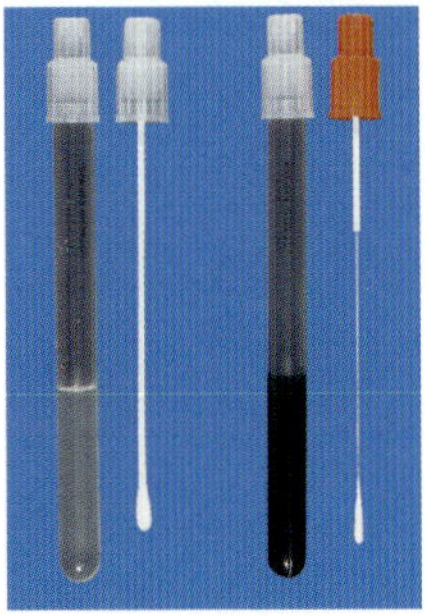

綿棒の先端部分は綿を使用したものと合成繊維のものとがあり，後者の方が微生物に対する阻害作用が少ないとされている．検体採取後は付属の保存培地に突き刺して輸送する．黒色のものは活性炭が添加されており，死滅しやすい菌の保存に適する

《嫌気性菌検査が必要な場合は専用容器に採取する》

- 市販の**嫌気ポータ**や**シードチューブ**を用いる（図2，3）．
  組織，ガーゼ，カテーテル先端などの固形物のほか，胸水，腹水など各種穿刺液に用いられる．
- 専用容器がない場合は検体量を十分採取し，容器内を検体で満たして空気の入っている空間を少なくする．この方法は院内に検査室がある場合に限られ，採取後，直ちに検査室に輸送しなければならない．
- *Clostridium difficile*は芽胞の状態では酸素に抵抗性であるが，**桿菌の状態では酸素に非常に敏感**でありすみやかに死滅する．本菌培養

図2　嫌気性菌検査用容器（嫌気ポータ）

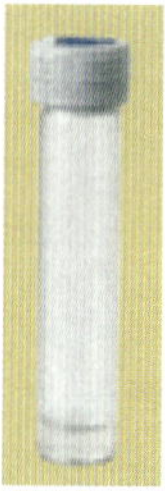

ビンの中には炭酸ガスが充填されている．ビンの底の寒天は指示薬が添加されていて，無色は嫌気状態であることを，ピンク色の着色は酸素の存在を意味する．液体材料はゴム栓部分を消毒し，穿刺して注入する．固形材料はゴム栓部分を開け，素早く検体を入れて，フタを閉じる
「テルモ・クリニカルサプライ株式会社のホームページ：http://terumo.clinicalsupply.co.jp/product/other/」より転載

図3　嫌気性菌検査用容器（シードチューブ）

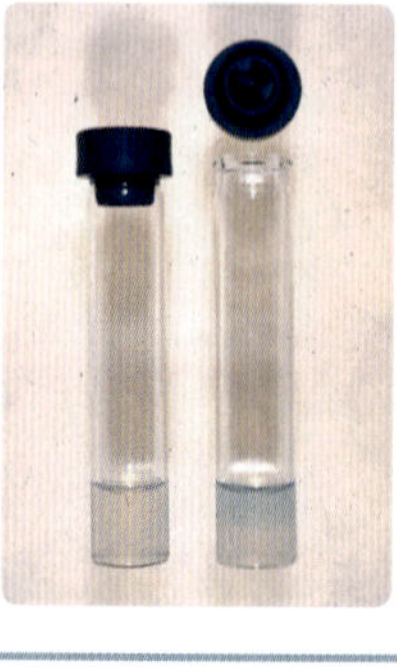

使用法は嫌気ポータと同様である．底の寒天の指示薬にはメチレン青が使用されており，酸素が入ると青く着色する．嫌気ポータと異なる点は，ゴム栓の内側に酸素を吸収する試薬が入っているので，いったんフタを開けても嫌気状態が保持されやすい．酸素に非常に敏感な嫌気性菌（*C. difficile*など）の保存に適する

検査用糞便はなるべく多く（拇指頭大）採取し嫌気性菌専用の容器に入れ，直ちに検査室に届ける．ただし，毒素の検査は嫌気性菌専用の容器は必要ない．

おわりに…

《患者への説明は丁寧に行う》

喀痰，尿，糞便など患者自身に検体採取をお願いする場合は，採取法を十分理解してもらい，良質の検体が採取できるよう心がける．

主な検体の採取法

POINT

- 起炎菌を正しく同定するためには，検体を正しく採取することがきわめて重要である．

❶血液培養

血液培養は重症感染症の診断と治療に欠くことのできない重要な検査である．①起炎菌検出のためには採血のタイミングを逃さない，②採血部位の消毒を厳重に行う，③十分な血液量を検査に供する等，細心の注意を払って行う．

《血液培養の採血タイミング》

- 血液培養はどんなときに行うか．

敗血症，菌血症，全身性炎症反応症候群（SIRS），細菌性心内膜炎，不明熱が疑われる場合．

体温＞38℃，または＜36℃，心拍数＞90/分，頻呼吸，意識障害，浮腫や水分バランスの不均衡，糖尿病がないのに高血糖，末梢白血球数増多（＞12,000/μL）または**末梢白血球数減少**（＜4,000/μL），**幼若白血球の増加**（＞10％），動脈血低酸素血症，急性発症の乏尿，クレアチニンの上昇，血液凝固異常，血小板減少，イレウス，高ビリルビン血症，高乳酸血症，CRP高値，プロカルシトニン高値など．

高齢者では筋痛，関節痛，倦怠感，食欲不振，脳卒中に伴う微熱（感染性心内膜炎）．

- 採血は抗菌薬投与前に行う．

  血液中の菌数が最も多い時期は**悪寒・戦慄の出現時**とされているが，この機を逸しても**有熱時の早い時期**に行う．

  抗菌薬投与中の患者では抗菌薬の体内濃度が最も低い時期（次回の抗菌薬投与の直前）に行う．

《採血部位の消毒と正しい採血法》

【採血部位の消毒】

- 雑菌混入を起こさないよう，採血部位の消毒を厳重に行うとともに，採血手技も無菌操作のもとに行う．

  最初に**アルコール**綿で清拭し，乾燥後**ポビドンヨード**で行う．

- 皮膚の消毒にはアメリカでは２％クロルヘキシジンが推奨．

  ２％クロルヘキシジンはポビドンヨードより汚染率を低く抑えることができる．わが国では**１％クロルヘキシジン**が最近，市販され血液培養用としての検討も進められている．

【採血法の実際】

①採血部位の選択（２カ所から行う）．

動脈血，静脈血：菌検出率に差なし．

通常は静脈血（肘正中皮静脈）から採血し，**右手と左手の２カ所**から行う．

動脈血を用いる場合：鼠径部大腿動脈，肘関節内側の上腕動脈．

採血を２カ所から行う理由はｉ）血液量を多く用いて**菌の検出率を上げる**ため，また，ⅱ）**起炎菌か雑菌混入かの識別**を容易にするためでる．

②培養ボトルの準備：１回に２セット．

好気ボトルと嫌気ボトル１本ずつで１セット，これを**２組**用意する．

③採血部位の決定．

患者：拇指を中心に手をしっかり握る．

駆血帯をして血管を怒張させ，皮膚の上から血管に触れて採血部位を決める．
④駆血帯を一旦緩める．
⑤採血部位のアルコール綿による清拭・消毒（必要に応じ2回）．
血管の穿刺部位を**アルコール綿**で拭う．**穿刺部位を中心に，周辺へ渦巻き状**に進める．
その後乾燥させる．
⑥採血部位を再度，消毒．
ヨード剤（ポビドンヨード）を穿刺部位に塗布し，⑤と同様に消毒．**1.5～2分間の作用時間**をおく．
この間にボトルのキャップの消毒を行う．
⑦ボトルのキャップの消毒．
キャップの覆いを外し，ゴム栓部分を**アルコール製剤**でよく拭う．
⑧採血する．
　i）皮膚が乾燥していることを確認
　ii）駆血帯をする
　iii）**滅菌手袋を装着**
　iv）血管を穿刺し，**20 mL採血**（体重により調節，表1参照）する
　v）患者に握った手を緩めるよう指示
　vi）駆血帯を外し，
　vii）アルコール綿で穿刺部位を軽く押さえ，抜針し，
　viii）直ちに強く押さえ，患者に圧迫するよう指示する
※血液培養の採血は皮膚の血管から行うことを原則とする．
三方活栓からの採血は汚染が起こりやすいので避ける．
血管カテーテル関連性敗血症を疑い，**カテーテルから血液を採取**する場合は，これと**並行して皮膚の血管から採血**したもの（1セット以上）を同時に行う．
※採血には注射器を用いる．
翼状針付きアダプターにホルダーの付いた採血セットは以下の理由から**使用しない**．
　i）ボトル内の圧力は一定していないため，血液量の調整が困難なことがある
　ii）血液がボトル内に入っていきにくいことがある
　iii）操作法によっては培地が患者の血管内に入る危険がある

⑨血液培養ボトルに接種.

針は交換せずに，嫌気用，好気用ボトルに半量ずつ接種する.

⑩ボトルの内容を静かに混合する.

⑪患者の皮膚の採血部位の止血を確認し，ハイポアルコールでヨードを拭う.

⑫もう一方のセットの採血.

別の採血部位からもう1セット採血する．③の操作以下をくり返す.

⑬ボトルの点検.

ボトルに患者属性の記載されたラベルを貼り，以下の事項を確認する.

i）ボトル自体のバーコード上に患者ラベルを貼らない

ii）バーコードラベルは縦に貼る

iii）採血部位などの記載事項を確認する

iv）ボトルに血液の付着がある場合はアルコール綿で消毒する

⑭直ちに検査室へ輸送する.

ボトルは冷蔵してはならない（*N. meningitides* は30℃以下で死滅しやすい）.

《十分な血液量の確保》

- 採血量は体重により調節する.

表1　乳幼児・小児からの血液培養のための推奨採血量

体重（kg）	全血量（mL）	推奨培養量 1回目（mL）	推奨培養量 2回目（mL）	全血液培養量（mL）	全血液量に対する%
≦1	50～99	2		2	4
1.1～2	100～200	2	2	4	4
2.1～12.7	≧200	4	2	6	3
12.8～36.3	≧800	10	10	20	2.5
≧36.3	≧2200	20～30	20～30	40～60	1.8～2.7

「CUMTECH血液培養検査ガイドライン（松本哲哉，満田年宏/訳），医歯薬出版，2007」より引用

- 採血量が十分採取できなかった場合.

  i）好気ボトル，嫌気ボトルに等量分けて摂取する，ii）好気ボトルに十分量接種し，残りを嫌気ボトルに入れるなどが考えられる．血液培養検出菌の約95％は好気性菌であるからii）の選択がよいかもしれない.

  一般に，**偏性好気性菌（*Candida* spp., *Pseudomonas aeruginosa*：緑膿菌）などは嫌気ボトルからは検出されず，嫌気性菌は好気ボトルから検出されないことが多い**.

《ボトルについて》

- 抗酸菌（結核菌やMACなど）は標準ボトルでは発育しない.

  抗酸菌には**抗酸菌専用ボトル**を用いるかまたは**別の検査法**で行う．あらかじめ検査室に相談すること.

- 血液培養用ボトルの種類と血液接種量（図4）.

  標準ボトル（好気ボトル，嫌気ボトル）：血液接種はボトル**1本当たり10 mL**まで摂取できる．**小児ボトル**：バクテック™の小児ボトルは**最大3 mL**まで，**抗酸菌/真菌ボトル**は**最大5 mL**まで.

  小児ボトルは好気ボトルである.

図4　血液培養用ボトルの種類（バクテック™システム）

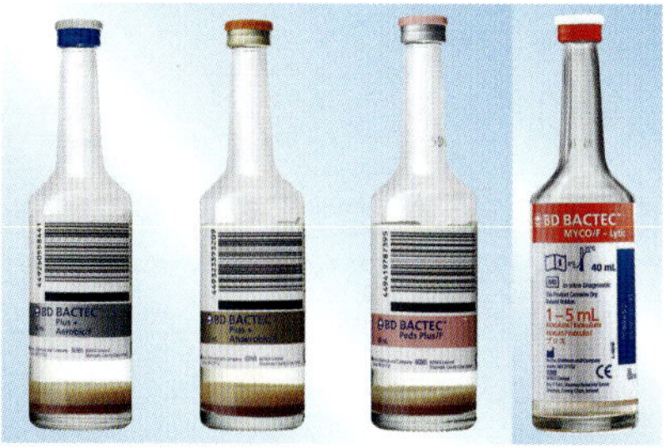
BD BACTEC
BD BACTEC
BD BACTEC
BD BACTEC
MYCO/F-Lytic
1-5 mL

左より標準ボトル（好気性菌用），標準ボトル（嫌気性菌用）小児ボトル，抗酸菌/真菌用.
日本ベクトン・ディッキンソン株式会社の血液培養ボトルのカタログより転載

- レズン入りボトルとは？
  バクテック™の標準ボトルには**レズン**を**添加**したものと**無添加**のものとがある．レズンは**合成樹脂の粒子**で，**血液中の抗菌薬を不活化**し，菌の発育をよくする作用がある．レズン入りボトルは**抗菌薬使用中の患者**に用いるボトルである．**バクテアラート**®では**エコソルブ**と呼ばれる**活性炭抹**が入ったものが使用される．
- 血液培養は自動検出機器を用いた方法が普及．
  わが国では**バクテック**™（Bactec™，日本ベクトンディッキンソン）と**バクテアラート**®（BacT/Alert®，日本ビオメリュー）が主流であり，これらの機械の性能は大きな差は認められない．最近，**バーサトレック**（Versa TREK，コージンバイオ）が市販されている．

❷喀痰の採取

- 肺炎，気管支炎，肺結核などの下気道感染症の検査に用いるものを対象とする．
- 室温放置（最大2時間以内）は避け，冷蔵保存（24時間以内に留める）とする．

喀痰採取法

- i）**口腔内を清潔**にする．
  入れ歯があれば外す．
  水道水でよく口腔内をすすいだ後，2～3回うがいをする．
- ii）**深く息を吸い込み，大きく咳をして下気道（気管支や肺）の方から出てきた痰を採取**し，容器に入れる．
  口腔内や喉の粘液，鼻汁を入れないよう注意する．
  食物残渣は入れてはならない．

その他の採取法（気管支鏡など）で採取された検体

- 常在菌の混入を避けて採取する検体.
  - ⅰ）気管支肺胞洗浄液（bronchoalveolar lavage：BAL），経気管支的肺生検（transbronchial lung biopsy：TBLB），気管支洗浄液（bronchial washings），保護的標本擦過（protect specimen brushings：PSB）などが用いられる.
  - ⅱ）喀痰では不適とされた嫌気性菌検査や，定量培養（BAL, PSB）にも用いられる.
  - ⅲ）気管支肺胞洗浄液（BAL），経気管支的肺生検（TBLB）は真菌，*Pneumocystis jirovecii*，サイトメガロウイルスの検査に適する.
  - ⅳ）気管支洗浄液は結核菌，二形性真菌，*Legionella* spp.の検査に適する.
  - ⅴ）保護的標本擦過（PSB）は細菌性肺炎の検査に用いられる.

ⓐ注意点

- 喀痰採取が困難な場合.
  - ⅰ）**早朝，起きがけ**だと**採取**できる場合があるのでこの時期に行ってみる.
  - ⅱ）**誘発喀痰**を用いる.
    高張食塩液（3～5％）の超音波ネブライザーによる吸入後に排出された喀痰を用いる（結核，ニューモシスティス肺炎，マイコプラズマ肺炎の起炎菌検査用）.
  - ⅲ）**結核菌検査**には空腹時の**胃液**を採取し，飲み込まれた喀痰を検査する.
    抗酸菌は酸に抵抗性のため死滅しないが，他の菌は胃酸で死滅する.
- **結核菌検査には3日間連続喀痰検査（塗抹検査と培養検査）が推奨**される.
  1日1回，3日間連続して喀痰を採取し検査する．以下は回数と累積陽性率.
  1回：64％，2回：81％，**3回：91％**，4回：98％との報告がある.

ⓑ喀痰の品質管理（肉眼的観察）

喀痰は感染症の起炎菌検査に適した検体であるかどうかをチェックするための方法が確立されており，肉眼で喀痰を観察して行うMiller & Jonesの分類と，グラム染色標本を100倍で観察し，扁平上皮細胞数と白血球数から行うGecklerの分類がある.

《Miller & Jonesの分類》

表2　喀痰の肉眼的品質管理（改変Miller & Jonesの分類）

分　類	性　　状
唾液様S痰	完全な唾液様検体（**採り直しを依頼**）
粘稠性M痰	濃い粘稠な痰で膿性部分なし
膿性P1痰	膿性痰で膿性部分が1/3以下
膿性P2痰	膿性痰で膿性部分が2/3以下
膿性P3痰	膿性痰で膿性部分が2/3以上

注）S:saliva（唾液），M: mucus（粘液性），P: purulent（膿性）.
Miller & Jonesの分類はM2とP1の識別が曖昧なため改変．改変Miller & Jonesの分類では唾液様S痰は感染症の起炎菌検査には不適当な検体と解釈される．なお，免疫不全患者や好中球減少症の患者では検体の色調や性状などを記載し，一応，検査を行う.
採り直し：臨床側と事前に相談し，取り決めをしておく

ⓒ起炎菌と喀痰の性状との関係で知られているのは？

- *Streptococcus pneumoniae*（肺炎球菌）性肺炎：鉄さび色の喀痰.
- 結核：灰白色，粘液性の喀痰である．他の菌の感染が合併すると膿性になる.
- 百日咳：透明で，粘稠性の強い喀痰.
- レジオネラ肺炎：灰白色，粘液性の喀痰.
- *Moraxella catarrhalis*, *Haemophilus influenzae*（インフルエンザ菌）：黄色または薄緑色の膿性痰

ⓓ喀痰の輸送・保存

採取後できるだけ早く（2時間を超えない）検査室に届ける．即，検査できない場合は冷蔵保存（24時間を超えない）する.

●図5　喀痰の性状（良質喀痰と不適切な喀痰）

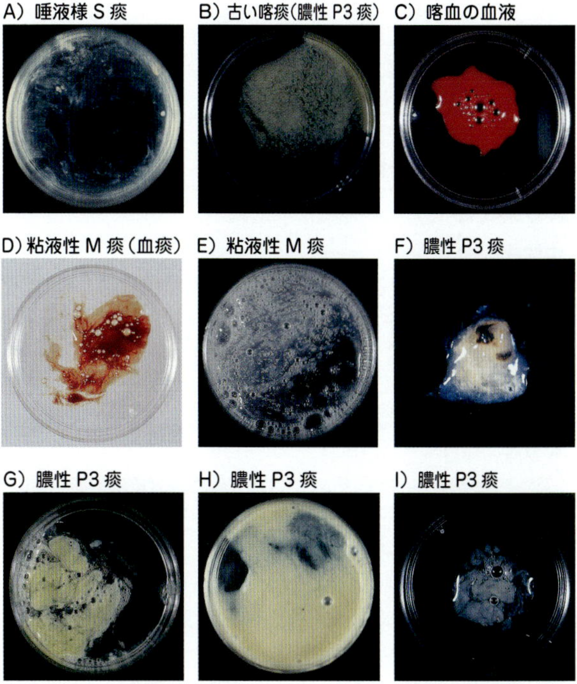
A）唾液様S痰
B）古い喀痰（膿性P3痰）
C）喀血の血液
D）粘液性M痰（血痰）
E）粘液性M痰
F）膿性P3痰
G）膿性P3痰
H）膿性P3痰
I）膿性P3痰

A～C）検査に不適な検体である，D～I）のような良質な喀痰の提出を心がける
D）血液の混じったM痰．*Cryptococcus heoformans*が検出された
F）黒褐色にみえるのはグラム染色により*Aspergillus* spp.の菌塊と判明した
I）膿性P3痰と判定されるが，膿性部分は白色に近い．結核菌が検出された

❸尿の採取

ⓐ尿採取が行われる場合

ⅰ）膀胱炎や**腎盂腎炎**などの**尿路感染症**が疑われる場合，

ⅱ）**腎や膀胱，婦人性器の結核**が疑われる場合

ⅲ）**尿道炎**が疑われる場合

ⅳ）その他，**腸チフス・パラチフス**の起炎菌検査，**ワイル病**などの**レプトスピラ症**の起炎菌検査

ⓑ尿の採取法

《中間尿》

排尿初期（初尿）と排尿終了時を除く中間時期の尿を採取したもの．

→採取方法が不完全な場合は，膣や尿道口の常在菌の混入が起こりやすい．

【正しい中間尿の採取法】

- 女性の場合

①手指の消毒：手洗い，または擦式消毒薬で皮膚消毒を行い，トイレに入る．

②下半身の服を脱ぎ，洋式便器に座る．

③採尿容器の準備：滅菌コップのフタを緩めておく．
滅菌コップの内部には手指，皮膚，衣類などが触れてはならない．

④局所の消毒：
消毒綿で尿道口付近を拭きとり消毒し，次いでに陰唇部も同様に拭いて消毒する（図6A）．

- 男性の場合

①手指の消毒：手洗い，または擦式消毒薬で皮膚消毒を行いトイレに入る．

②下半身の服を脱ぎ，洋式便器に座る．

③採尿容器の準備：容器のフタを緩めておく．
滅菌コップの内部には手指，皮膚，衣類などが触れてはならない．

④局所の消毒：
包皮を十分に反転させ，亀頭を露出させる．

図6　中間尿（女性）の採取

A）尿道口付近の消毒　　B）採尿

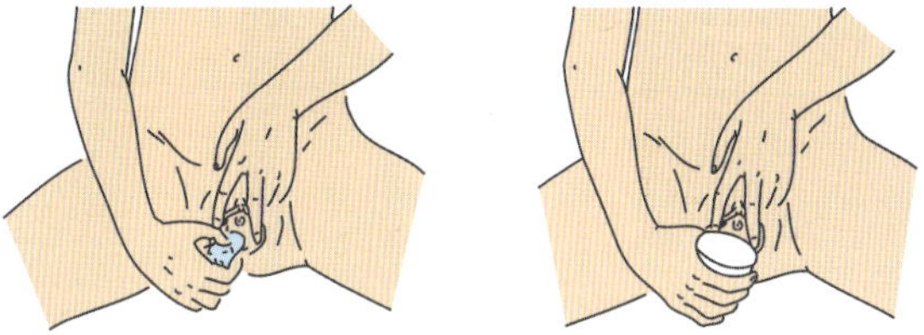

図7　ユーリンコレクションキット

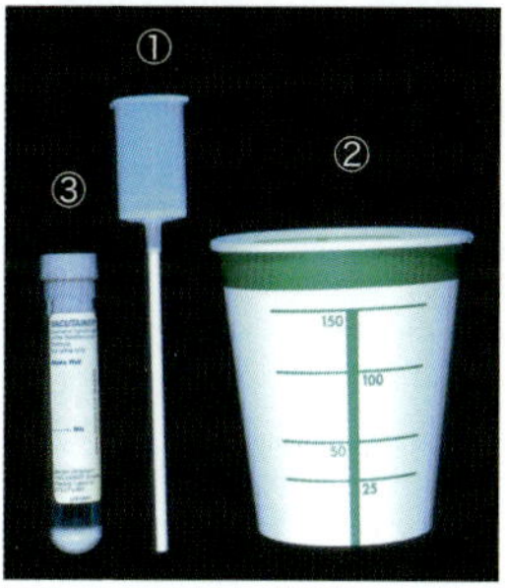
①
②
③
150
100
50
25

室温保存で尿中の菌数が一定に保たれる．外部委託検査のときに用いられる．
①の先端を②の尿中に入れ，ホルダー部分の内側にある針に③のゴム栓を刺すと試験管内に尿が一定量入る．
これを輸送する．この輸送容器は腎盂腎炎や膀胱炎の検査用検体に用いることができるが，結核菌などの抗酸菌検査に用いてはならない

【中間尿の採取時の注意点】

- 中間尿は男性では採取が容易であるが，**女性は膣などの常在菌の混入が起こりやすい**ので細心の注意が必要である．
- 患者自身に採取してもらうので，**採取法の説明**を十分行うこと．
- 採取後の尿は直ちに検査室に輸送するかまたは**冷蔵保存**する．室温放置は尿中の菌が増殖するため，正しい起炎菌の推定ができなくなる．ただし，***Neisseria gonorrhoeae*（淋菌）の検査は冷蔵すると菌が死滅**する．
- 院内検査室の場合，尿は滅菌尿コップや滅菌試験管に採取したものを検査室に提出するが，検査センターなど外部委託する場合は**ユーリンコレクションキット**（図7）を用いる．

図8　尿の性状（外観の観察）

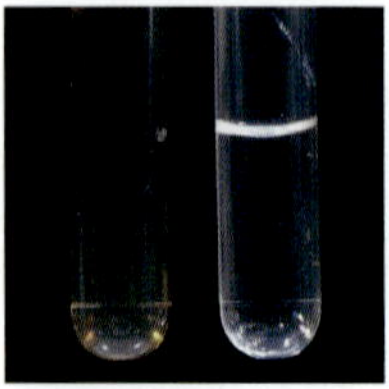

正常な中間尿
淡黄色，透明

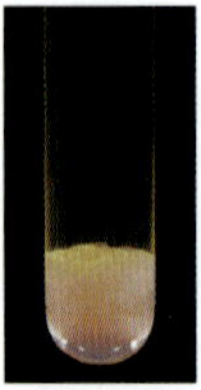

尿酸塩の沈澱
淡褐色の沈殿

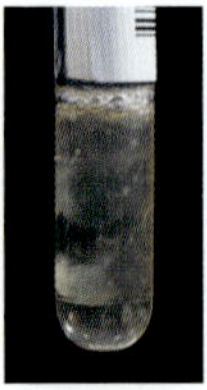

回腸導管尿
腸の粘液物質を認める

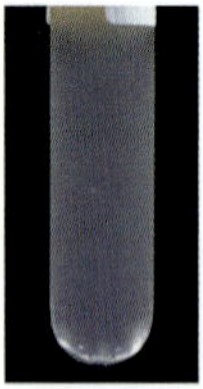

中間尿（細菌尿）

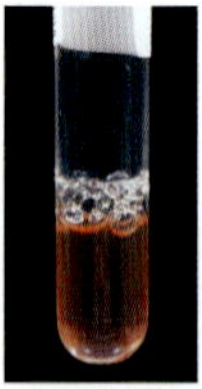

中間尿（血尿）

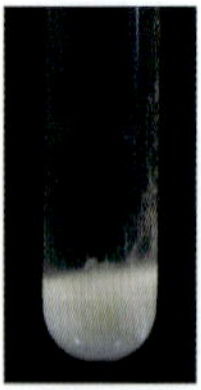

中間尿（膿尿）
白い膿汁の沈殿あり

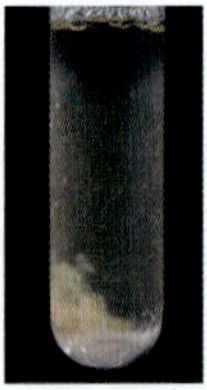

初尿（膿尿）
淋病患者の尿

《カテーテル尿》

膀胱に挿入されたカテーテルを介し，採取された尿．

→挿入時に，尿道の常在菌を膀胱内に押し込んだことが原因のcatheter feverを起こすことがある．

《膀胱穿刺尿》

乳幼児で用いられることがある．尿道や膣，糞便などの常在菌の混入は避けられるが，侵襲性が高い．

《腎尿》

輸尿管カテーテルを挿入して採取される．右腎尿，左腎尿がある．嫌気性菌の検査にも用いられる．

ⓒ尿の外観の観察

尿の性状の写真を図8にまとめた．

❹髄液の採取

髄液の検査は中枢神経系疾患の診断や病態の把握に不可欠な検査であり，微生物学的検査は髄膜炎，脳炎，脳膿瘍，脊髄炎などが疑われる場合に行われる．

髄液の微生物検査**結果の遅れ**は，適切な早期治療の遅れをきたし，**患者の死亡**や不幸な**後遺症を残す**結果になることを肝に銘じ，迅速（**超特急で**）に**対応**しなければならない．

ⓐ髄液の採取法

髄液採取法にはⅰ）**腰椎穿刺**，ⅱ）後頭下穿刺，ⅲ）頸椎側方穿刺，ⅳ）脳室穿刺の４種の方法があり，通常は腰椎穿刺が用いられる．

《腰椎穿刺による採取》

①患者はベッドの縁側に近い部分に**側臥位**とする．穿刺部位を広げるため，両腕で膝窩部を抱え込み，膝頭を腹部に接近させて臍を見るようにして**上半身を屈曲**させる．この際，脊柱がねじれないように注意する（図9）．

②Jacoby線（左右腸骨稜最高点を結ぶ線）上に**第４腰椎突起**を探し，これを基準として**3～4腰椎間**，または**4～5腰椎間**の穿刺部位を選ぶ（成人では脊髄円錐は第２腰椎の上縁で終わっているから，このレベルより下方なら脊髄損傷の恐れはない）．

③**穿刺部位を厳重に消毒**（アルコールとポビドンヨードなど）し，十分な無菌操作のもとで行う．**通常は3～4腰椎間を用い**，正中線から直前方やや頭側に向かって３～７ cm（平均4.5 cm，小児では２～４ cm）穿刺する．穿刺針は通常は細めのものがよく，三方活栓付のディスポーサブルの21 G腰椎穿刺針が用いられる．

図9　髄液採取時の体位

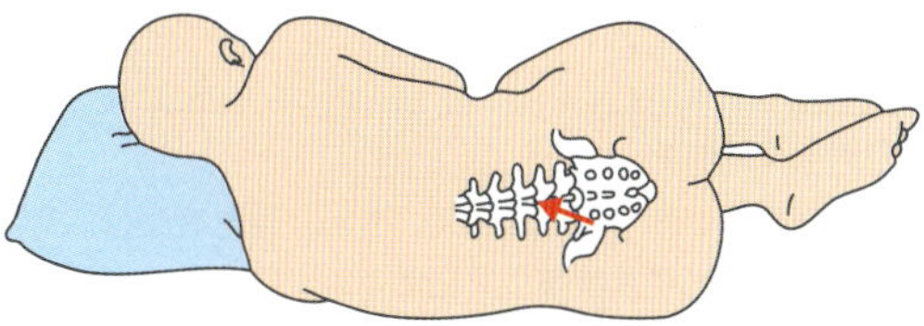

針は皮膚，皮下組織，棘上靱帯，棘間靱帯，黄靱帯，硬膜外脂肪層，硬膜，くも膜を通過し，くも膜下腔に達する．棘間靱帯の抵抗に引き続き硬膜外腔の陰圧を感じる．さらに進めると硬膜を穿刺する感触がある．

④**髄液の流出が少ない場合でも決して陰圧をかけて吸引してはならない．採取は2～3本の試験管に分けて行う**．穿刺の際に血管損傷があると最初の部分に血液が混入する．

⑤**採取後は1～2時間，頭を低くして安静を守らせ，その後，24時間は体動を避けて臥床するのがよい**．

⑥採取した髄液は外観を観察した後，直ちに検査をオーダーし，検査室に搬送する．**微生物検査用の髄液は冷やさないようにして直ちに検査室に届ける**．

ⓑ髄液採取時の注意点

- **以下の場合の髄液採取は禁忌**
  - ⅰ）脳腫瘍や脳膿瘍などで頭蓋内圧亢進症状あり
  - ⅱ）穿刺部位に感染あり
  - ⅲ）出血傾向が強い
  - ⅳ）患者の心理状態に問題あり
- **髄液採取に伴う合併症**
  - ⅰ）頭痛
  - ⅱ）脊髄根性痛
  - ⅲ）外転神経麻痺
  - ⅳ）脳ヘルニア
  - ⅴ）硬膜下血腫・膿瘍
  - ⅵ）医原性髄膜炎
- 髄液採取は医師が行うが，患者に与える苦痛も多く，危険を伴う操作であるので，慣れた医師の十分な指導のもとで行う．
- 採取法が悪いことが原因で患者の髄腔内に皮膚や環境の細菌を押し込み，髄膜炎を発症させることがある．**皮膚の消毒や無菌操作に十分注意**して行う．

ⓒ髄液の外観の観察

髄液の外観を観察：髄液の混濁，色調，量を観察し，無色透明な髄液は日光微塵の有無を観察して記載する（図10）．

ⓓ髄膜感染症の髄液所見

下記の髄液所見を参考にし，髄液を微生物検査に出すか否かを判断する．

●表3　髄膜感染症の髄液所見

臨床診断	髄液圧（mmH_2O）	細胞数	主な細胞	糖（mg/dL）	蛋白（mg/dL）	染色
正常	70～180	0～5	単核球	50～75	15～45	—
細菌性髄膜炎	**220～1,000**	**500～20,000**	**多核球**	**＜40 or 血糖の40％以下**	**100～1,000**	**グラム染色（≧80％）**
ウイルス性髄膜炎	＜220	＜1,000	時に多核球	50～75	50～100	—
結核性髄膜炎	**200～500**	**25～500**	**多核球**	**20～50**	**50～100**	**抗酸菌染色（10～37％）**
真菌性髄膜炎	**200～500**	**25～500**	**単核球**	**20～40**	**25～500**	**墨汁法（50～70％）**
傍髄膜感染症	200～300	0～200	単核球	正常 or 低値	50～100	—
癌性髄膜炎	＜220	0～100	単核球	20～40	50～1,000	細胞診

※**髄液の外観が混濁しており，糖が著減していれば細菌性髄膜炎が疑われる**．一方，**髄液が無色透明でも糖の低下がみられれば結核性髄膜炎や真菌性髄膜炎が疑われる**．このような場合，まず，早急に実施すべき検査はグラム染色，抗酸菌染色，墨汁法である．

※髄液が無色透明ないしこれに近い状態で，糖が正常の場合にはウイルス性髄膜炎が疑われる．また，脊髄炎の場合も同様の所見となる．これらの髄液では**日光微塵**がみられることが多い．日光微塵は髄液の入った試験管を黒色を背景に日光または電燈の光にかざして，試験管を振りながら観察する．微細な粒子状の浮遊物が観察されれば陽性と判定される．**日光微塵は髄液中の細胞数が1 mm^3 あたり500個以上で陽性になるとされており，正常な髄液ではみられない．**

図10　髄液の外観

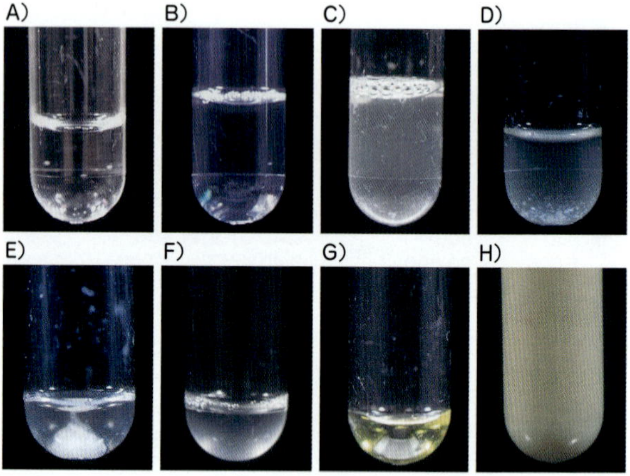

A)
B)
C)
D)
E)
F)
G)
H)

A）無色透明な髄液
この髄液は①正常，②ウイルス性髄膜炎，③真菌性髄膜炎や結核性髄膜炎，④髄膜炎治療中ないし治療後の場合が考えられる．透明な髄液は日光微塵を観察する
B）わずかに混濁のみられた髄液
わずかに混濁を認める，免疫不全を基礎疾患に有する34歳の男性患者の髄液．墨汁法では陰性であったが，培養で*Cryptococcus neoformans*が1〜3集落認められた
C）白濁した髄液
髄液は著しく混濁しており，白い小さな糸状の小塊が認められる．これはフィブリンに白血球が取り込まれたものである．この症例は5歳の男児で，髄液中のブドウ糖は18 mg/dL, 細胞数は2,823/μL．培養でb型インフルエンザ菌を検出
D）白濁した髄液
43歳，男性，脳の手術後，髄膜炎を起こした患者の髄液で，起炎菌は*Klebsiella pneumoniae*である．髄液中のブドウ糖は10 mg/dL, 細胞数は1,080/μL
E）フィブリンが析出した髄液
（D）の髄液採取後，2日経過して採取されたもの．採取後，1夜経過している．髄液には白いフィブリンの固まりがみられる．採取直後測定された細胞数は好中球4,900/μL，リンパ球987/μL，その他の細胞187/μLであった．細菌は*K. pneumoniae*を少数検出
F）白濁した髄液
9歳男児の髄液で，強い混濁を認める．培養では*Streptococcus pneumoniae*

が検出された

G）キサントクロミーを呈した髄液

77歳，男性患者の髄液．黄色を呈しており，キサントクロミーと呼ばれる．この黄色調は脳実質や髄膜の古い出血，髄膜炎，くも膜下腔閉塞による髄液のうっ滞，黄疸などが原因でみられる．この髄液からは*C. neoformans*が検出された

H）脳膿瘍の膿

膿汁はさらさらした漿液性のものと粘稠性のものとがある．脳膿瘍からは嫌気性菌が検出されることが多く，複数菌種の検出も多い．嫌気性菌が関与している場合は悪臭がある場合が多い．赤痢アメーバや肺吸虫が検出されることもある

❺糞便の採取

糞便の微生物検査は**感染性腸炎，感染性下痢症の起炎微生物の検査**のために行われる．糞便は綿棒による採取では量が少なく十分な検査ができない．

ⓐ糞便の採取法

- 患者に丁寧に説明して協力を得る．
- 排便用ディスポーサブルの製品も市販されている（図11）．

図11　糞便採取用ディスポーサブル便器

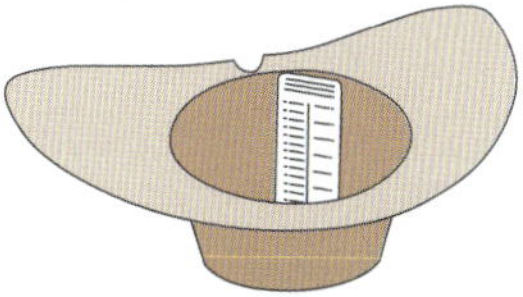

洋式便器にかけて，くぼみの部分に排便する．便器の内側に目盛りがあり，大まかな量の測定ができる

図12　糞便の採取容器

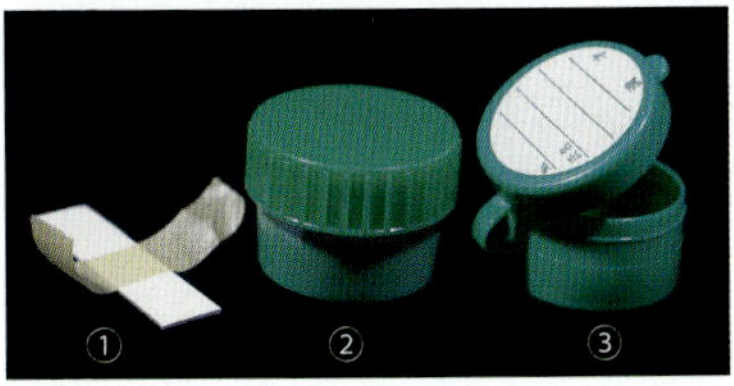
①
②
③

①）糞便採取用厚紙
②）ネジフタ付容器
③）押し上げ式のフタ付容器
下痢便や水様便では内容が漏れやすい（特に容器開閉の場合）

- **固形便や有形軟便**：
  小指頭大～拇指頭大の量を採便カップに入れる（**膿・粘血部分**があればこの部分がよい）.
- **下痢便や水様便**：
  約5～10 mLを先の太いスポイトでとり，採便容器に入れる.
- ***Clostridium difficile*の培養目的**：
  嫌気ポータやシードチューブを用いる（**入院患者**が対象）.
- ***C. difficile*のトキシン検出目的**：
  嫌気ポータは不要．糞便用カップに小指頭大～拇指頭大の量を採取する．スワブは量不足のため検査できない.

ⓑ糞便採取の注意点

- 尿や水道水は混ぜてはならない.
- ペーパーで包んだりしない.
- **3日以上の入院患者**では***Shigella* spp.（赤痢菌），*Salmonella* spp.など，市中の下痢症の検査は行わない.**
- **綿棒採取は避ける**（病原菌の検出率は劣る）．どうしても綿棒で採取する場合は，綿棒を生理食塩液で軽く湿らせ，肛門部から数cmのところまでゆっくり回転させながら挿入し，直腸粘液を採取する．乾燥を避け，キャリー・ブレイヤーの輸送地に挿入して提出する.

図13　糞便の外観

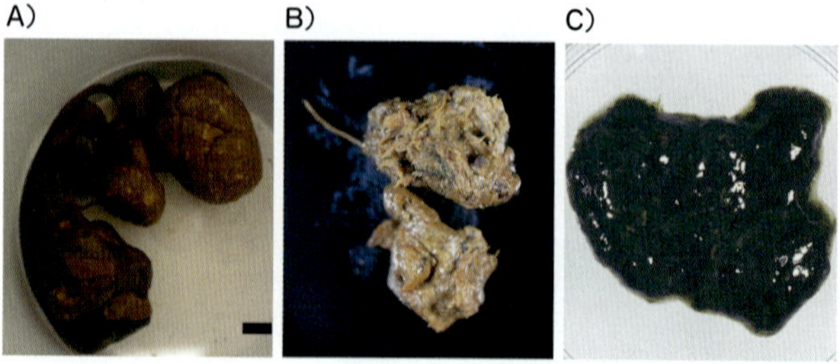

A)
B)
C)

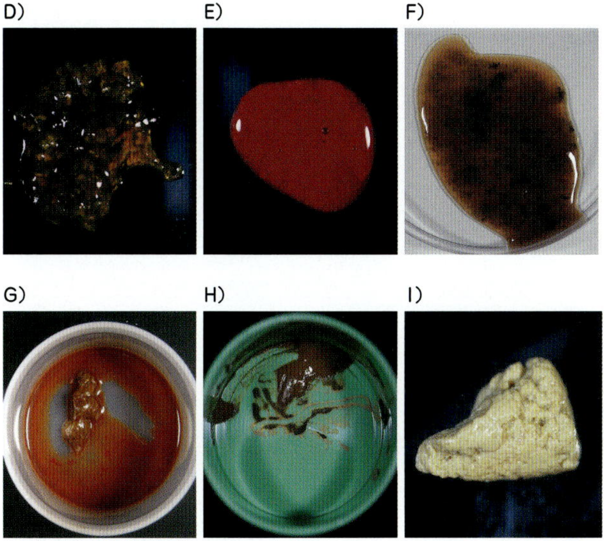

A）固形便，病原菌は検出されず
B）有形軟便．黄褐色．病原菌は陰性
C）下痢便．海苔の佃煮様の便．*Salmonella Enteritidis* を検出
D）粘血便を含む下痢便．茶褐色．*Shigella sonnei* を検出
E）新鮮血様の血便．*Escherichia coli* O157を検出．腸管出血性大腸菌感染症の典型的な便は“all blood non stool”と表現される
F）茶褐色の水様便．*Vibrio parahaemolyticus*（腸炎ビブリオ）を検出．*Vibrio* spp. が検出される糞便は水様便である
G）糞便成分を含む血便．赤痢アメーバを検出
H）血液を含む下痢便．赤褐色の下痢便の周囲に黒ずんだ血液成分を認める．*Clostridium difficile*（トキシン陽性）を検出
I）有形軟便（乳児の便）．病原菌は検出されず

●表4　病原微生物と典型的な糞便の性状

病原微生物	典型的な糞便の性状
コレラ菌	米のとぎ汁様
腸炎ビブリオ	水様便（黄褐色，腐敗臭）
大腸菌O157	水様便（新鮮血様）
赤痢菌，サルモネラ カンピロバクター	膿粘血便
赤痢アメーバ	苺ゼリー様
ロタウイルス	白色便
ランブル鞭毛虫	脂肪性下痢

検体の輸送・保存法についての注意点

POINT

- 検体は直ちに検査室に届けるか，または適切な環境で保存する．

❶輸送時の注意点

主なチェック項目

- ⅰ）検体の容器のフタが緩んでいないか．
- ⅱ）検体が検体容器から漏れていないか．
- ⅲ）容器の外側にこぼれた検体が付着していないか．
- ⅳ）検体用ラベルは正しい位置に貼ってあるか．
- ⅴ）ラベルの記載事項は完全か．

よくある問題点

- i）バーコードラベルが横に貼られていて機械が読み取れない．
- ii）バーコードラベルの位置が上（または下）にずれているため機械が読み取れない．通常，バーコードは縦の位置になるように！横は機械が読み取れない．
- iii）バーコードの線が一部印刷されていないため機械が読み取れない．
- iv）血液培養ボトル自体のバーコード上に検体用ラベルを貼ったため自動機械に登録できない．
- v）緊急検体や時間外検体の無断放置（必ず担当者に引き継ぐこと）．

❷検体の保存法

- 検体の保存は検体中の**細菌が増えもしない，減りもしない条件**で行うべきである．
- 検体は培地の役目も果たすので，室温では増殖するものがある．
- 室温よりは**冷蔵状態（4℃前後）の方が安定**であるので冷蔵保存する．

《例外の菌》

- **低温で死滅しやすい微生物**

  ***Neisseria gonorrhoeae*（淋菌），*Neisseria meningitidis*（髄膜炎菌），赤痢アメーバ**など．
- 室温で保存するか直ちに検査室にもってきてほしい検体

  髄液と血液（***N. meningitidis* が検出される可能性がある**ので冷蔵してはならない）．

［小栗豊子］

2 微生物検査のオーダー

一般細菌の検査オーダー

POINT
- 検査オーダーの際，検査に必要な情報は適切に検査室に伝えること．
- 糞便以外の材料では，顕微鏡検査・培養・同定検査はセットでオーダーすること．必要に応じ薬剤感受性検査も加える．

《検査オーダーの際の患者情報》

検査オーダーの際，患者情報として検査側に提供すべき事項がある．これらはより適切な検査をするために必要な情報である．

i）検査目的：感染症の診断，治療経過の把握，**監視培養**，その他（**治験検体**など）がある．

ii）患者の臨床診断名（または主な症状），**海外渡航の有無・渡航した国**，基礎疾患の有無，**抗菌薬使用の有無・種類**，血管内カテーテルの有無，易感染患者か否か，など．

《主な検査項目》

一般細菌の検査オーダーの主な項目は次の①～⑤がある．

①顕微鏡検査：塗抹検査のことで，主としてグラム染色が用いられる．

②培養・同定検査：好気培養の分離培養と同定検査を含む．嫌気培養は別にオーダーする．

③嫌気培養：嫌気性菌の培養・同定検査である．原則として本来無菌の検体にオーダーする．

④薬剤感受性検査：起炎菌であることが推定された菌について行う．各種抗菌薬に対し，感性か，耐性かを検査する．

⑤その他の検査：病原大腸菌O抗原検査，ベロ毒素の検査，肺炎球菌，レジオネラ菌の尿中抗原検査，各種病原生物の抗原検査．

一般細菌検査（抗酸菌を除く）のオーダーの例

検体	顕微鏡検査	培養・同定検査	薬剤感受性検査	嫌気培養	注意点，追加オーダー項目
中間尿	◎	◎	◎		・**嫌気培養はオーダーしない**（嫌気性菌が急性膀胱炎や腎盂腎炎の起炎菌となることは稀） ・**淋菌**の検査が必要な場合は目的菌として菌名を記載する[1]
腎尿（右，左腎尿）	◎	◎	◎	◎	・必要に応じ**嫌気培養もオーダー**する
喀痰	◎	◎	◎		・**嫌気培養はオーダーしない**（嫌気性菌は口腔内常在菌） ・**真菌，百日咳菌，レジオネラ菌，マイコプラズマ**の検査が必要な場合は目的菌として菌名を記載[1) 2)] ・**尿中抗原，*Pneumocystis jiroveci*, *Chlamydophila pneumoniae***は別にオーダーが必要
気管支鏡採痰	◎	◎	◎	◎	・必要に応じ**嫌気培養**もオーダーする（口腔内常在菌の混入を避けて採取した検体である）
気管支・肺胞洗浄液					・**真菌，百日咳菌，レジオネラ菌，マイコプラズマ**の検査が必要な場合は目的菌として菌名を記載[1) 2)] ・**尿中抗原，*P. jiroveci*, *C. pneumoniae***は別にオーダー
咽頭粘液	○	◎	◎		・塗抹検査の有用性は低い ・**A群溶血レンサ球菌**，ジフテリア菌が主な検査対象である ・A群溶血レンサ球菌は**迅速抗原検出検査**あり ・下気道感染症の起炎菌検査の代用にはならない
鼻汁	○	◎	◎		・塗抹検査の有用性は低い ・MRSA保菌者検査は**鼻前庭の粘液**を用いる ・百日咳菌の検査が必要な場合は目的菌として菌名を記載[1]

（次ページに続く）

検体	顕微鏡検査	培養・同定検査	薬剤感受性検査	嫌気培養	注意点，追加オーダー項目
糞便（外来患者）	○	◎	◎	○	・**原虫・寄生虫検査**は細菌検査とは別にオーダーする ・**塗抹検査は通常，オーダーしない**（ただし，**粘血便や水様便ではグラム染色で好中球やカンピロバクター**を観察する場合がある） ・**大腸菌O157，病原大腸菌抗原，カンピロバクター**の検査が必要な場合は目的菌として菌名を記載する[1)] ・**病原大腸菌の検査**は必要に応じ**ベロ毒素の検査**をオーダーする ・**ロタ，アデノ，ノロの各ウイルス**，ヘリコバクター・ピロリ抗原検査は迅速抗原検出検査が可能である
糞便（入院患者）	○	◎ ＊	◎ ＊＊	○	・**塗抹検査**は通常，オーダーしない ・**3日以上入院している患者**は通常，*Shigella, Salmonella, Vibrio* などの**一般下痢症の検査や，寄生虫の検査**はオーダーしない ・**抗菌薬投与後の下痢症**が疑われる場合は ***Clostridium difficile*** やMRSA＊を検査する ・***C. difficile* の培養検査**＊＊**は嫌気性菌専用容器に採取するが，トキシンの迅速検査は通常の容器**でよい．ただし，**綿棒採取は不適**である ・***C. difficile*** の培養検査をオーダーする場合には**嫌気培養**をオーダーするが，トキシンの検査には嫌気培養は必要ない ・**ロタ，アデノ，ノロの各ウイルス**，ヘリコバクター・ピロリ抗原検査は迅速検査あり ・糞便の菌叢を調べる**監視培養**を行う場合は，検査目的としてその旨を必ず記載する

（次ページに続く）

検体	顕微鏡検査	培養・同定検査	薬剤感受性検査	嫌気培養	注意点，追加オーダー項目
血液		◎	◎	◎	・通常，**成人**では1回の検査に**2セット**を用いる ・1セットとは好気ボトル1本と嫌気ボトル1本のセットである ・**採血は2カ所から行う**（右手と左手の正中静脈など） ・検査オーダーラベルは1セットで1枚発行し，どちらか一方のボトルに貼り，もう一方のボトルは氏名などを手書きする ・**採取後はすみやかに提出**，2時間以内に機械にセットする ・**冷蔵庫には絶対に入れないこと** ・結核菌などの抗酸菌は標準ボトルには発育しない．別の検査法を行う
髄液	◎	◎	◎	◎	・**混濁の認められる髄液はグラム染色を迅速で検査**する ・**冷蔵保存は厳禁**．孵卵器で保存（髄膜炎菌は低温で死滅するため）
胸水	◎	◎	◎	◎	・**真菌**の検査が必要な場合は目的菌として菌名を記載する[2)] ・**レジオネラ**の検査が必要な場合は目的菌として菌名を記載する[1)]
腹水	◎	◎	◎	◎	
心嚢液	◎	◎	◎	◎	
関節液	◎	◎	◎	◎	・**淋菌**の検査が必要な場合は目的菌として菌名を記載する[1)]
その他穿刺液	◎	◎	◎	◎	・**採取部位を記載する**（採取部位により用いる培地や検査法が異なる）
耳漏	◎	◎	○	◎	・**真菌**の検査が必要な場合は目的菌として菌名を記載する[2)]
眼脂	◎	◎	○	◎	・**真菌**，**淋菌**の検査が必要な場合は目的菌として菌名を記載する[2)]
皮膚・創部膿	◎	◎	○	○	・必要に応じ**嫌気培養**をオーダーする

（次ページに続く）

検体	顕微鏡検査	培養・同定検査	薬剤感受性検査	嫌気培養	注意点，追加オーダー項目
膿・分泌物	◎	◎	◎	○	・**採取部位を詳細に記載する**（採取部位により用いる培地や検査法が異なる） ・必要に応じ，**嫌気培養**をオーダーする
膣分泌物	◎	◎			・**B群溶血レンサ球菌，細菌性膣症のスクリーニングが主目的** ・**嫌気培養はオーダーしない**（嫌気性菌はグラム染色で推定同定する） ・**淋菌**の検査が必要な場合は目的菌として菌名を記載する[1]
胆汁	◎	◎	◎	◎	・**嫌気培養**をオーダーする

1）　これらの微生物は日常検査では検査漏れになる可能性が強い．検査には特別な培地の追加が必要となるので必ず菌名を指定する．

2）　真菌検査が必要な場合は目的菌に記載する．

注1：検体のグラム染色は迅速検査として有用性が高い．

通常の検査では検出できないかまたは検査漏れになりやすい菌種

（「特に検査すべき菌種」または「目的菌」として菌名を記載する）

菌群	菌種名（または菌群）	主な臨床検体	備　考
好気性グラム陽性菌	MRSA	各種検体 **保菌者検査には鼻前庭粘液**	・通常の方法でも検出できるが，結果が遅れる（3～4日） ・選択培地では翌日判明
	VRE	糞便，尿 **保菌者検査には糞便**	・検査に選択培地を必要とする
	ジフテリア菌 *Corynebacterium diphtheriae*	咽頭偽膜	・**グラム染色と異染小体染色**は迅速検査に役立つ
	抗酸菌	各種検体	・一般細菌とは別のオーダーとなる ・血液からの検出は専用の血液培養ボトルが必要である（標準ボトルは不適）

（次ページに続く）

菌群	菌種名（または菌群）	主な臨床検体	備　考
好気性グラム陰性菌	淋菌 *Neisseria gonorrhoeae*	尿，その他の泌尿生殖器分泌物，咽頭粘液，直腸粘液	・検体のグラム染色で推定可能 ・**低温（4℃）では死滅する**
	髄膜炎菌 *Neisseria meningitidis*	保菌者検査には鼻咽頭粘液	・鼻咽頭には常在菌が多いので選択培地を必要とする ・**低温（4℃）では死滅する**
	百日咳菌 *Bordetella pertussis*	喀痰，後鼻腔粘液	・専用の培地を必要とする ・**成人の呼吸器感染症**からも検出される（形態が*Haemophilus influenzae*に類似）
	カンピロバクター *Campylobacter jejuni/coli*	糞便	・専用の選択培地と特殊な培養環境（微好気培養）を必要とする
	ヘリコバクター・ピロリ *Helicobacter pylori*	胃粘膜組織	・専用の選択培地と特殊な培養環境（微好気培養）を必要とする
	腸管出血性大腸菌 Entero-hemorrhagic *Escherichia coli*（EHEC）	糞便	・血便がみられるなどEHEC感染症が強く疑われる場合は**ベロ毒素**の検査も同時にオーダーする
	エルシニア *Yersinia enterocolitica* *Yersinia pseudotuberculosis*	糞便 腸管膜リンパ節	・低温を好み，**35～37℃では発育しにくい**．選択培地を用いるか，培地の特殊な観察法が必要である ・**小児からの検出**が多い
	レジオネラ *Legionella* spp.	喀痰，気管支・肺胞洗浄液，胸水	・専用培地と時珠な培養法を必要とする ・**ヒメネス染色**が用いられる ・迅速検査：**尿中抗原検査**
	肺炎マイコプラズマ *Mycoplasma pneumoniae*	喀痰，気管支・肺胞洗浄液，うがい水，咽頭分泌物	・専用培地を用い，1週間培養してから同定するので，**かなりの日数を要する** ・迅速検査：IgM抗体検査

（次ページに続く）

菌群	菌種名（または菌群）	主な臨床検体	備　考
嫌気性菌	クロストリジウム・ディフシル *Clostridium difficile*	糞便	・抗菌薬投与後の下痢症が疑われる場合 ・トキシンの検査はイムノクロマト法による迅速検査で行う
	破傷風菌 *Clostridium tetani*	壊死組織など	・検体の加熱処理など検出感度の高い方法を併用する
	嫌気性菌一般	各種検体	・常在菌の混入を防いで採取した材料に限り行うことを原則とする
真菌	酵母真菌 *Candida* spp., *Cryptococcus neoformans*, *Trichosporon* spp., *Malassezia* spp.	各種検体	・***Cryptococcus* spp.は発育が遅い** ・***Malassezia* spp.は専用の培地**を必要とする（グラム染色で推定できる）
	糸状菌 *Aspergillus* spp., *Mucor* spp.	各種検体 喀痰，耳鼻科検体	・通常の検査では培養を2日間で打ち切るため検出は難しい ・**1週間の観察**が必要である
	皮膚糸状菌 *Trichophyton* spp. *Epidermophyton* spp. *Microsporum* spp.	皮膚，爪，毛髪	・**発育が遅い** ・通常は1週間培養するが，それ以上の日数を要する場合もある
輸入感染症	コレラ菌 *Vibrio cholerae* O1, O139	糞便	・糞便のオーダーの際，**海外渡航歴，渡航先を明記**
	ブルセラ *Brucella* spp. 野兎病菌病菌 *Francisella tularensis*	血液，リンパ組織	・**海外渡航歴，渡航先を明記** ・**感染症法で二種病原体等**に含まれる危険度の高い病原細菌である
	鼻疽菌 *Burkholderia mallei* 類鼻疽菌 *Burkholderia pseudomallei*	血液，喀痰	・**海外渡航歴，渡航先を明記** ・**感染症法で二種病原体等**に含まれる危険度の高い病原細菌である
	輸入真菌症 ① *Coccidioides immitis* ② *Paracoccidioides brasiliensis* ③ *Histoplasma capsulatum* ④ *Penicillium marneffei*	*C. immitis*, *H. capsulatum*は肺や各種検体， その他の菌種は肺，皮膚，その他の検体	・**海外渡航歴，渡航先を明記** ・いずれも**二形性真菌**で**病原性の強い菌種**であり，**病室感染**を起こす危険度の高い菌種 ・***C. immitis* は危険性がきわめて高い菌種**とされており，専門機関に検査を依頼する

抗酸菌（結核菌を含む）検査のオーダー

POINT

- **結核の既往の有無**についてはオーダー時に明記する.
- 肺結核の検査では喀痰の3日間連続検査が推奨される. この場合は「顕微鏡検査」と「抗酸菌分離培養検査」をオーダーする.

抗酸菌（結核菌を含む）検査のオーダー

検査手順	検体	顕微鏡検査	結核菌群核酸増幅同定検査	マイコバクテリウム・アビウム・イントラセルラー核酸同定精密検査	抗酸菌分離培養検査	抗酸菌群核酸同定精密検査（DDHマイコバクテリア極東）	薬剤感受性検査	注意点，追加オーダー項目
①患者検体の検査オーダー	糞便				◎			・糞便は「分離培養検査」のみオーダーする ・**「抗酸菌同定検査」と「薬剤感受性検査」は菌が検出された時点でオーダー**し，患者検体を提出する時点ではオーダーしない ・糞便の**抗酸菌塗抹検査**は診断的価値が乏しい
	その他の検体	◎	○		◎			・**「顕微鏡検査」**，**「分離培養検査」**の2項目をオーダーする．ただし結核の疑いが濃厚な場合には**「結核菌群核酸同定検査」**を追加する ・**「抗酸菌同定検査」と「薬剤感受性検査」**は患者検体を提出する時点ではオーダーしない

（次ページに続く）

検査手順	検体	顕微鏡検査	結核菌群核酸増幅同定検査	マイコバクテリウムアビウム・イントラセルラー核酸同定精密検査	抗酸菌分離培養検査	抗酸菌群核酸同定精密検査（DDHマイコバクテリア極東）	薬剤感受性検査	注意点，追加オーダー項目
②	①の検査で塗抹検査が陽性になった場合		◎					・①で「**結核菌群核酸同定検査**」をオーダーしてない場合はこの検査を追加する ・オーダーしてある場合はこの**検査結果が出しだい，至急，報告**するよう検査室に依頼する
③	②の検査で「結核菌群核酸増幅同定検査」が陰性の場合			◎				・結核菌以外の抗酸菌である可能性があるので，「**マイコバクテリウムアビウム・イントラセルラー核酸同定精密検査**」をオーダーする
④	③の「マイコバクテリウムアビウム・イントラセルラー核酸同定精密検査」結果も陰性の場合							・結核菌，*M. avium*, *M. intracellulare* のいずれでもない抗酸菌の可能性があるので**培養結果を待つ** ・検体中の菌数が少ない場合は先の検査で検出できない場合もあるので，この時点では**結核菌を否定することはできない**．臨床所見から結核が疑われる場合には**クォンティフェロン®（QFT）TB-Gold検査**のオーダーを考慮する

（次ページに続く）

検査手順	検体	顕微鏡検査	結核菌群核酸増幅同定検査	マイコバクテリウムアビウム・イントラセルラー核酸同定精密検査	抗酸菌分離培養検査	抗酸菌群核酸同定精密検査（DDHマイコバクテリア極東）	薬剤感受性検査	注意点，追加オーダー項目
⑤	①の検査で培養検査のみ陽性になった場合（この場合には患者検体ではなく，分離した**菌株**について検査することになる）		◎[1)]	◎[2)]		◎[3)]	◎	1)「**結核菌群核酸増幅同定検査**」または「**キャピリア®TB検査**」をオーダーする 2) これらの検査が陰性の場合は「**マイコバクテリウムアビウム・イントラセルラー核酸同定精密検査**」をオーダーする 3)「マイコバクテリウムアビウム・イントラセルラー核酸同定精密検査」が陰性の場合は「**抗酸菌群核酸同定精密検査（DDHマイコバクテリア‘極東’）**」（DDH）をオーダーする ・菌が発育したので「**薬剤感受性検査**」をオーダーする
⑥	薬剤感受性検査（患者検体ではなく，**菌株検査**である）						◎	・**結核菌，*Mycobacterium kansasii* または *Mycobacterium szulgai*** については必要に応じ，**薬剤感受性検査をオーダー**する

《結核菌分離培養検査とは？》

結核菌分離培養検査には液体培養検査，固形培地を用いた検査がある．通常は結果が早く得られる液体培地法が選択される．なお，この方法では集落の観察はできず，菌量も不明である．

《クォンティフェロン®（QFT）TB-Gold検査およびT-SPOT®検査とは？》

結核菌に特異的なIFN-γを同定する検査である．過去に結核菌に感染したかどうかを調べる検査である．同じ目的の検査に**ツベルクリン反応検査**があるが，QFTはBCGの接種やMACの感染では陽性にならないなどの点でツベルクリン反応検査よりも優れているとされている．なお，QFTやツベルクリン反応検査では潜在性結核と活動性結核の鑑別はできない．

《キャピリア®TBとは？》

キャピリア®TBは培養菌を用いて（患者検体は不可）免疫学的検査（イムノクロマト法）により約15分で結核菌を迅速同定できる．この検査は稀に偽陰性や偽陽性が認められるので菌種の決定は他の性状と併せて慎重に行う．

《多剤耐性菌を疑う場合》

多剤耐性菌は結核の既往のある患者に多くみられる．多剤耐性結核菌が疑われる場合には**結核菌群RFP耐性遺伝子同定検査**を行う（迅速に結果が得られる）．RFP耐性株は多剤耐性株が多いとされているので多剤耐性結核を疑う参考になる．

［小栗豊子］

3 微生物検査の基礎知識

POINT

- 微生物（細菌）検査の流れを理解しよう

微生物検査（抗酸菌は除く）と結果報告の流れ

ここでは，日常微生物検査における検査の流れを解説する．微生物検査室における流れを次ページの図1に示す．

結果報告までの日数をまとめると以下のごとくとなる．

1）検体のグラム染色（30分～1時間）
2）直接法による薬剤感受性検査（数時間後～翌日，参考値として報告）
3）好気性菌の同定検査と薬剤感受性検査（3～4日目）
4）嫌気性菌の有無（3～5日目）
5）嫌気性菌の同定検査と薬剤感受性検査（6～9日目）

●図1　微生物検査（抗酸菌は除く）の流れと成績報告

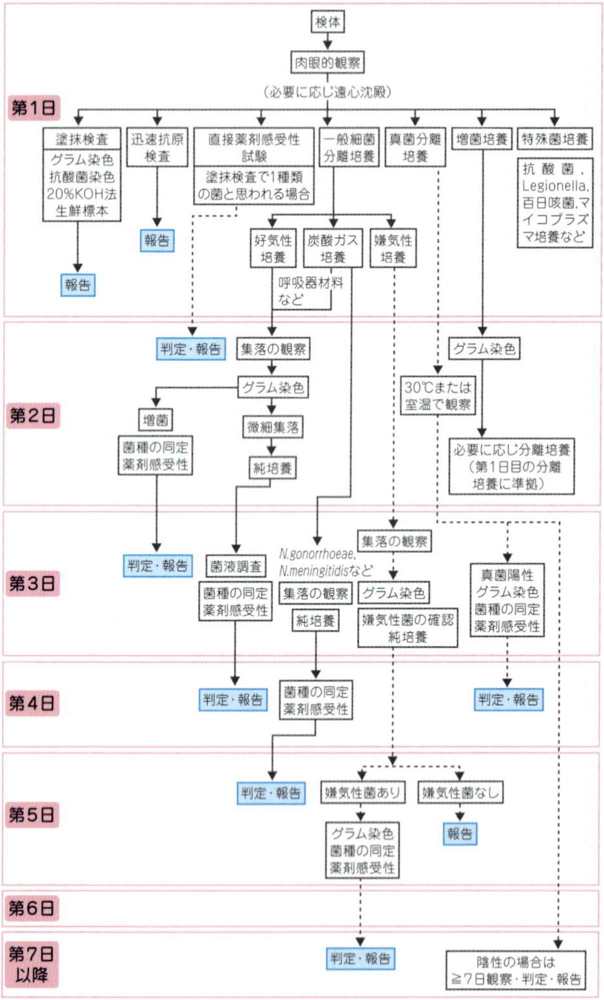

検体
肉眼的観察
（必要に応じ遠心沈殿）
第1日
塗抹検査
グラム染色
抗酸菌染色
20%KOH法
生鮮標本
迅速抗原検査
直接薬剤感受性試験
塗抹検査で1種類の菌と思われる場合
一般細菌分離培養
真菌分離培養
増菌培養
特殊菌培養
抗酸菌，Legionella，百日咳菌，マイコプラズマ培養など
報告
好気性培養
炭酸ガス培養
嫌気性培養
呼吸器材料など
第2日
判定・報告
集落の観察
グラム染色
増菌
菌種の同定
薬剤感受性
微細集落
純培養
30℃または室温で観察
必要に応じ分離培養（第1日目の分離培養に準拠）
第3日
集落の観察
N.gonorrhoeae，N.meningitidisなど
判定・報告
菌液調査
菌種の同定
薬剤感受性
集落の観察
純培養
グラム染色
嫌気性菌の確認
純培養
真菌陽性
グラム染色
菌種の同定
薬剤感受性
第4日
判定・報告
菌種の同定
薬剤感受性
判定・報告
第5日
判定・報告
嫌気性菌あり
嫌気性菌なし
グラム染色
菌種の同定
薬剤感受性
報告
第6日
第7日以降
判定・報告
陰性の場合は≧7日観察・判定・報告

「臨床微生物検査ハンドブック 第4版（小栗豊子/編），三輪書店，2011」より転載

《検査結果からの起炎菌の推定》

起炎菌の推定は臨床症状と検査結果などから医師が行う．一方，検査室では検査成績から起炎菌と思われる菌を推定し，同定検査や薬剤感受性検査を行うか否かを決定しなければならない．以下の場合は，起炎菌として同定できる．

1）本来無菌の材料(血液，髄液，穿刺液など)から検出された場合
2）多数検出された場合
　・尿路感染症（尿中菌数が 10^5/mL 以上）
　・下気道感染症（喀痰中菌数が 10^6/mL 以上）
3）好中球が多く貪食像が認められた場合
4）一般に病原菌とされている菌種の場合
5）白血球増多，CRP 高値，赤沈の亢進などの感染徴候が認められる場合
6）頻回に検出された場合
7）菌の消失と感染症状の消失が一致した場合

《菌名と薬剤名の表記》

菌名はイタリック体で表示され，また，薬剤名は一般名で表示される．一般名と薬剤商品名は当然異なるので，代表的な薬剤に関しては，一般名と薬剤名をよく覚えておこう．

［小倉加奈子］

4 塗抹検査

POINT

- 細菌感染を疑い，検体が採取できたら，すぐに微生物検査室でグラム染色を！

グラム染色性は，基本的に抗菌薬感受性と深い関係があるため，約30分後には，感受性が見込める抗菌薬による治療を即座に開始できるのである．研修医もグラム染色をマスターすることは非常に重要である．

グラム染色

細菌や真菌の染色に用いられ，本染色によりグラム陽性菌（紫色）と陰性菌（赤色）に識別される．また，抗菌薬感受性と深い関係がある．以下に，グラム染色の利点と欠点を示す．

表1　グラム染色の利点と欠点

利点	欠点
・**迅速検査**として有用である （検査所要時間約30分）	・**菌数が少ないと検出できない** （≧ 10^5/mL が検出可能）
・**菌属（菌種）が推定できる** （抗菌薬の選択に役立つ）	・**鏡検に熟練を要する** 〔菌属（菌種）の推定〕 （生体細胞の判定） （結果の解釈）
・**炎症像の有無が推定できる** （好中球が多ければ感染症を疑う）	・難染性の微生物がある （結核菌，レジオネラなど）
・**治療効果の迅速判定に役立つ** （起炎菌の著しい変形，菌数の減少または消失を確認）	・**検出不可能な微生物あり** （バルトネラ，リケッチア，マイコプラズマなど）
・安価である	

表2　患者検体のグラム染色と培養検査の比較

項　目	塗抹検査（患者検体のグラム染色）	培養検査（分離・同定・感受性検査）
迅速性	・**約30分**で結果が得られる	・**3日以上**（検体提出日を含む） ・嫌気培養は7日以上
菌の検出限界	・$\geqq 10^5$/mL ・菌数が少ないと検出不可能	・寒天平板培地分離（≧200～500/mL）， ・増菌培地（1/mL以下の菌数でも検出可能）
菌種の同定	・一部の菌種（属）の推定同定	・分離菌すべての同定が可能
感染徴候の有無	・推定可能 （**好中球が多い，貪食像**など）	・**生体細胞の情報はなし** ・細菌・真菌の種類と割合のみ
治療効果の迅速判定	・**迅速な推定が可能** （**菌の形態変化，消失**など）	・迅速な推定は不可能
“**塗抹陽性・培養陰性**”の結果*	・**グラム染色で染色される細菌であれば検出可能** ・**死滅菌でも検出可能**	・**使用培地で検出できる菌のみ検出可能** ・**細菌が死滅していた場合は検出できない**

＊：“塗抹陽性，培養陰性”とは患者検体のグラム染色で細菌が認められたにもかかわらず，培養で陰性となった場合をいう．①抗菌薬使用により菌が死滅していた場合，②嫌気性菌が存在したのに嫌気培養を行わなかった場合，③レジオネラや百日咳菌のように通常の培地には発育しない菌が存在した場合などが考えられる

❶塗抹標本の作製法

患者検体を扱う場合は標準予防策のもとで！

①患者検体は**手袋**を着用して扱い，素手で触れない．

②必要に応じ，**マスク**，**ガウン** を用いる．

③**検体の塗抹などは安全キャビネットの中で扱う**（照明，ファンを作動させ，殺菌灯を消した状態で作業する）．

④使用後の検体は保存するかまたは感染性廃棄物として廃棄する．

⑤**手袋を外した後に手指衛生**（擦式消毒薬，または手洗い）を行う．

ⓐステップ1：患者検体の準備

新鮮な材料を用意する．

検体の外観（肉眼的観察，色調，性状，臭気など）から検査に値する検体かどうか検討する．

喀痰の外観では，Ⅰ-3-1の表「改変Miller & Jonesの分類」を参照する．

塗抹に用いる工具

患者検体の塗抹に用いられる工具．

- ①ツマヨウジ：喀痰の塗抹に用いる場合，目的の部分をツマヨウジの先に引っ掛け，容器の壁で微量を切り取る．
- ②カギ型白金線：ニクロム線の先端を直角に曲げたもの．喀痰の目的の部分を先端のカギ型部分を引っ掛け，微量を容器の壁で切り取る．
- ③ニクロム線白金耳：液体の検体は白金耳で採取し塗抹する．
- ④プラスチック白金耳：ガスバーナーが使用できない場合に用いる．粘稠性の喀痰の塗抹には不向きである．

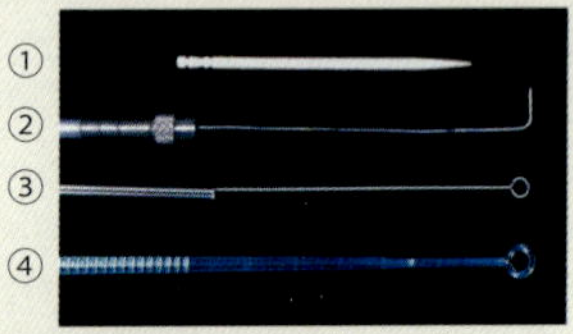
①
②
③
④

◆塗抹の工具

表3　喀痰の鏡検による品質管理 Geckler の分類（100倍で鏡検）

グループ	好中球	扁平上皮細胞	評価
1	＜10	＞25	不適（培養省略）＊
2	10～25	＞25	不適（培養省略）＊
3	＞25	＞25	培養実施
4	＞25	10～25	良質
5	＞25	＜10	良質
6	＜25	＜25	気管支洗浄液に適用

＊：気管支粘膜上皮細胞が存在する検体，免疫不全患者等では実施

ⓑステップ2：白金耳の火炎滅菌

ガスバーナーを完全燃焼状態にし，ガス量と空気量を調節する．

赤いゆらゆらした炎は不完全燃焼．

ビリビリ音が出るのは空気過剰．

白金耳（線）を火炎滅菌する場合は炎の斜め上から入れ，先端が赤くなるまで焼却する

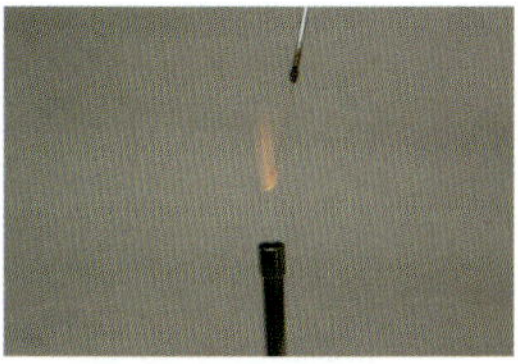

◆白金耳の火炎滅菌

ⓒステップ3：適量の検体を採取

検体の量はコメ粒の1/3程度．

漿液性の喀痰は白金耳で検体をとり，塗抹する．

粘稠性の喀痰はカギ型白金線の先端に喀痰の膿性部分を引っかけ，容器の壁で適量を切り取る．

爪楊枝を用いて塗抹することも可．

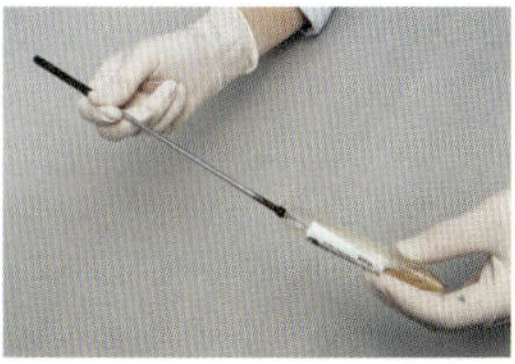

◆持ち方（白金耳で検体をとる）

試験管のキャップは実験台には置かず右手の薬指と小指で持つ

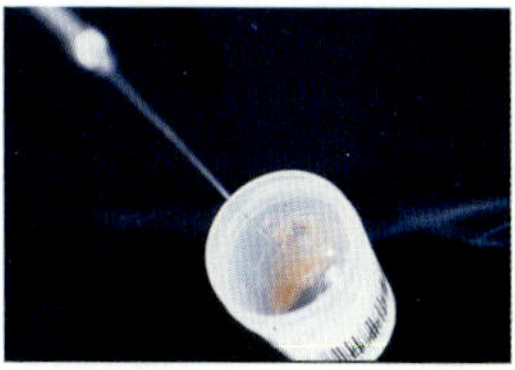

◆カギ型白金耳による採取

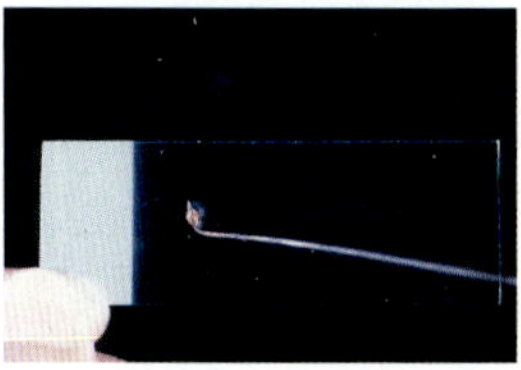

◆喀痰の量

ⓓステップ4：検体の塗抹

ガラススライド左のラベルに鉛筆で月日，検体番号，患者名，検体名を明記する．

ガラススライドをピンセットで保持し，手で持てない程度の熱さに火焔で加熱する．検体の性状により，下記のいずれかに沿って標本を作製する．

《透明，または混濁の弱い検体の場合》

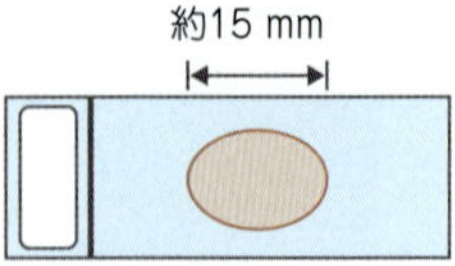
約15 mm

薄く伸ばさないで，○の中に厚めに塗抹する

ガラス鉛筆で丸い枠（10円硬貨程度の大きさ）を描く．ガラスが暖かい程度まで冷えたら，1白金耳量の検体，または数μL～10μLの検体（滅菌スポイトで採取）を塗抹する．

《膿性の検体，または喀痰などの粘稠性の検体の場合》

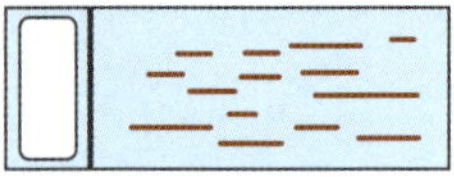

左右に薄く引き延ばすように塗抹する

検体を1白金耳量とり，左右に引き伸ばして薄く塗抹する．ぐるぐる巻くように塗抹するのは細胞の伸びが悪く，観察しにくい．喀痰は米粒の1/3程度の量がよい．ガラススライドを軽く温めておくと塗抹しやすい．

《綿棒採取検体，綿球，ガーゼ付着検体の場合》

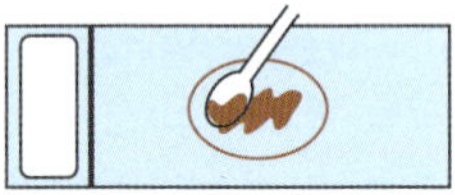

綿棒，綿球，ガーゼを直接，擦りつけて塗抹

綿棒，綿球，ガーゼなどで培養検査にも用いる場合は，培養が終わってから塗抹標本を作製する．ガラス鉛筆で枠を描き，その中に擦りつけて塗抹する．検体が大量に付着している場合は一部を白金耳でとり薄く引き伸ばして塗抹する．

《濃厚な検体の場合》

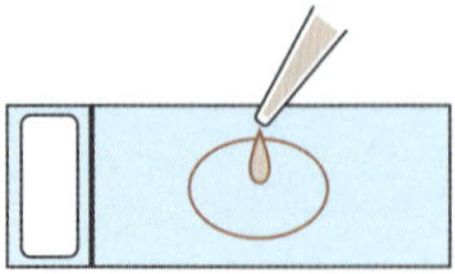

生理食塩液で希釈してから，塗抹する

非常に濃厚な場合は滅菌生理食塩液で2～3倍に希釈したものを塗抹する．

塗抹のポイント

- 塗抹の濃さは標本を新聞紙の上に置いた場合，活字が読める程度がよい.
- 塗抹の位置は標本の中央，または左（右）寄りに行う. 極端に標本の端になると鏡検しにくくなる.
- 乾燥は自然乾燥がよい. 炎の中で行ってはならない. ただし. 炎の上方, 約30 cmの位置で, 暖かいと感じる程度の場所ならよい.

ⓔステップ5：固定

《メタノール固定》

塗抹・乾燥させた標本をメタノール液に1分浸す（時間は1～2分に留める. 長くなると検体がはがれる可能性あり).

《火炎固定》

塗抹面を上に向け，炎の中をゆっくり3回通す. 培養した細菌の塗抹染色に用いる.

患者検体の標本はメタノール固定が推奨されるが, 急ぐ場合は火炎固定でもよい.

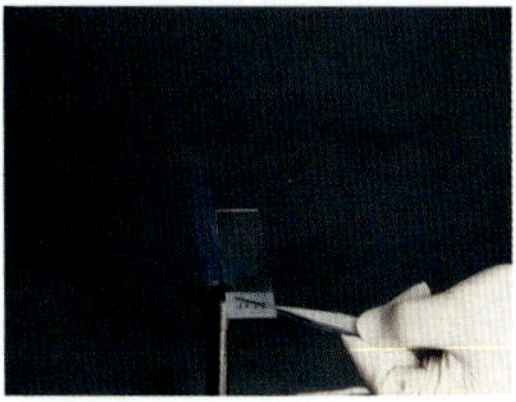

◆火炎固定のしかた

❷グラム染色の手順

国内で使用されているグラム染色法を表4に示す．①ハッカー（Hucker）の変法，②Bartholomew & Mittwerの変法（国内ではバーミー法と呼ばれている），③フェイバー（Faber）法の３つの方法である．①と②はほぼ同じ操作で実施できるが，③は染色試薬や方法が異なる．

表4　グラム染色手順

手　順	ハッカーの変法 バーミー法	フェイバー法
ステップ1	塗抹，乾燥，固定	塗抹，乾燥，固定
ステップ2	クリスタル紫液 （**媒染剤を含む**）	ビクトリア青液
ステップ3	**ヨウ素液**	**ピクリン酸 エタノール**
ステップ4	**アセトン・エタノール**	
ステップ5	パイフェル液またはサフラニン液	パイフェル液またはサフラニン液

ハッカーの変法/バーミー法について，詳しい染色手順を示す．

《ステップ1》

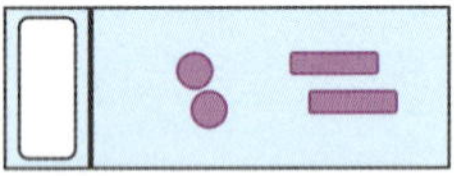

標本全面にクリスタル紫液を満載，30秒間染色．染色液を捨て，軽く水洗

標本全面にクリスタル紫液を注ぎ，約30秒間（20～30秒）染色する．その後，弱い流水で標本の裏，表の両面を軽く水洗する（標本面には色素が多少残っている程度でよい．あまり丁寧に洗い過ぎると色落ちする）．

《ステップ2》

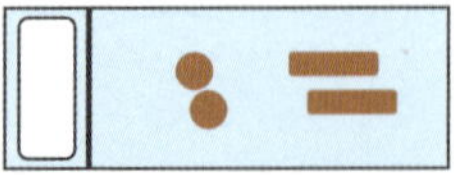

標本全面にヨウ素液を満載，30秒間作用．液を捨て，丁寧に水洗

標本全面にヨウ素液を満載し，30秒間（20～30秒）作用させる．次いで液を捨て，流水により標本の裏・表とも丁寧に水洗し，水をよく切る．

《ステップ3》

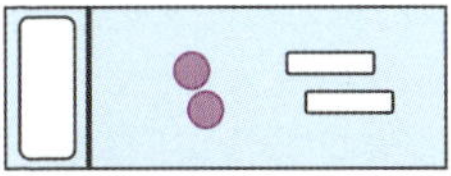

標本全面にアセトン・エタノール液を満載，検体部分が無色になるまで脱色（5～10秒）．液を捨て，丁寧に水洗

標本全面にアセトン・エタノール液を満載し，検体塗抹部分が無色になるまで脱色（5～10秒）する．脱色確認後は標本の表裏を直ちに丁寧に水洗する．

《ステップ4》

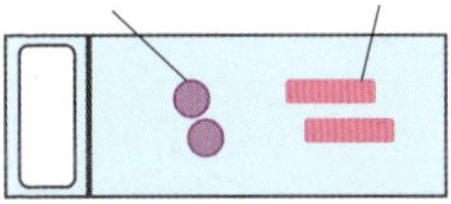
グラム陽性
グラム陰性

標本全面にパイフェル液を満載，30秒間染色．液を捨て，丁寧に水洗

標本全面にパイフェル液を満載し，30秒間（20～30秒間）染色する．次いで液を捨て，標本の表裏とも丁寧に水洗する．

《ステップ5》

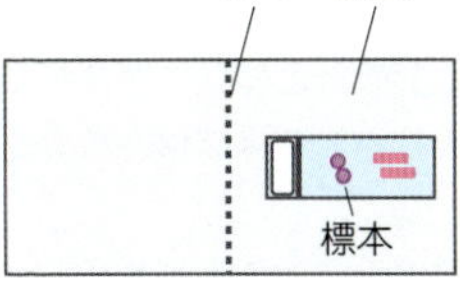
折る
濾紙
標本

標本全面にパイフェル液を満載，30秒間染色．液を捨て，丁寧に水洗

完全に乾燥させてから，鏡検する．乾燥：次のⅰ～ⅲのいずれかを用いる．ⅰ）自然乾燥，ⅱ）清潔な濾紙に挟んで上から押さえる，ⅲ）ドライヤーで乾燥させる．

❸グラム染色標本の鏡検による起炎菌の推定

ⓐグラム染色標本の鏡検法

《標本の良否を確認する》

患者検体の染色標本は肉眼的にみて赤色であれば成功とみてよい．紫色の部分は脱色不十分で，観察には適さない．

《鏡検する》

①対物レンズ10倍の弱拡大で標本全体を確認し，染色性をもう一度チェックする．

②対物レンズ100倍（オイルを使用する場合が多い）の強拡大にする．

ⓑ鏡検時における注意点

強拡大にした後は，視野をのぞきながら顕微鏡の微動装置を手前に回し，ステージを下方にごく少しずつ動かしてピントを合わせる．**ステージを上方に動かすことは，標本が破損し，レンズを傷つける可能性があるので絶対に行わない．**

ⓒ鏡検のポイント

《生体細胞》

- 細胞質，核ともグラム陰性（赤色）に染色されていること（細胞の全体または一部が紫色に染色されている場合は脱色不十分である．このような視野での観察は判定を誤る危険性があるので用いてはならない．正しい染色性の視野を選ぶこと）．
- 白血球，特に好中球が多いことは炎症の存在が疑われる．
- 化膿巣が古くなると白血球は融解し形をとどめない場合がある．
- 糞便や尿などで細菌数が多い場合には白血球は破壊されて認めにくくなる．
- 喀痰で扁平上皮細胞が多いことは唾液の混入を意味する．
- 喀痰では扁平上皮細胞の存在する部分は唾液の菌叢である．起炎菌は白血球の存在する部分を観察して推定する．
- 気管支粘膜細胞（線毛あり）の存在は下気道の分泌物を含むことを意味する．
- 膣分泌物でクルーセルが多い場合は細菌性膣症が疑われる．

《貪食像》

- 細菌の貪食像が多数みられる場合，それらの細菌は感染症の起炎菌の可能性が強い．特に誤嚥性肺炎の起炎菌の推定には貪食像が参考になる．
- 起炎菌といえども貪食像がみられない場合もある（肺炎球菌など）．

《細菌》

図1～4を参照し，菌属や菌種を推定する．

菌属や菌種の推定はグラム染色所見のほか，患者の臨床情報を含めることにより一層信頼性の高いものとなる．

●図1　髄液：グラム陽性菌の推定

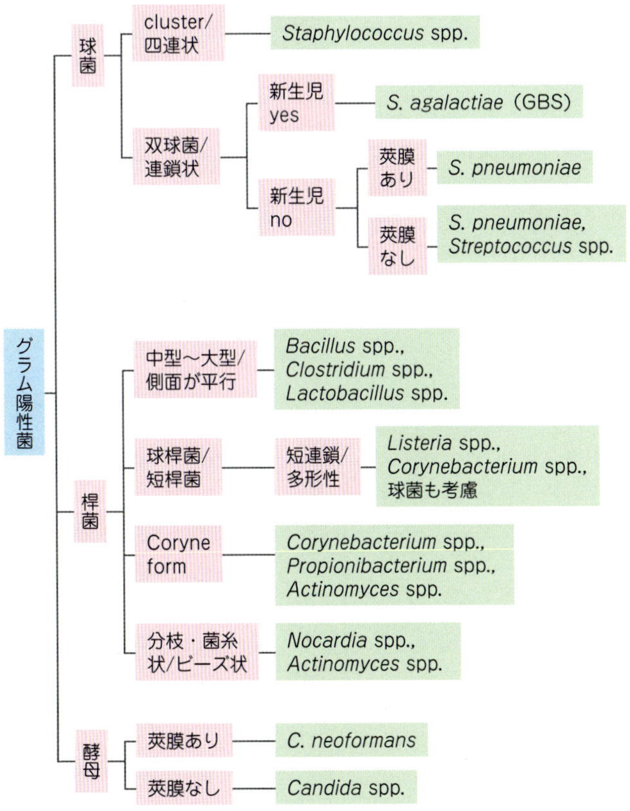
グラム陽性菌
球菌
cluster/四連状
Staphylococcus spp.
双球菌/連鎖状
新生児 yes
S. agalactiae（GBS）
新生児 no
莢膜あり
S. pneumoniae
莢膜なし
S. pneumoniae, Streptococcus spp.
桿菌
中型～大型/側面が平行
Bacillus spp., Clostridium spp., Lactobacillus spp.
球桿菌/短桿菌
短連鎖/多形性
Listeria spp., Corynebacterium spp., 球菌も考慮
Coryne form
Corynebacterium spp., Propionibacterium spp., Actinomyces spp.
分枝・菌糸状/ビーズ状
Nocardia spp., Actinomyces spp.
酵母
莢膜あり
C. neoformans
莢膜なし
Candida spp.

●図2　髄液：グラム陰性菌の推定

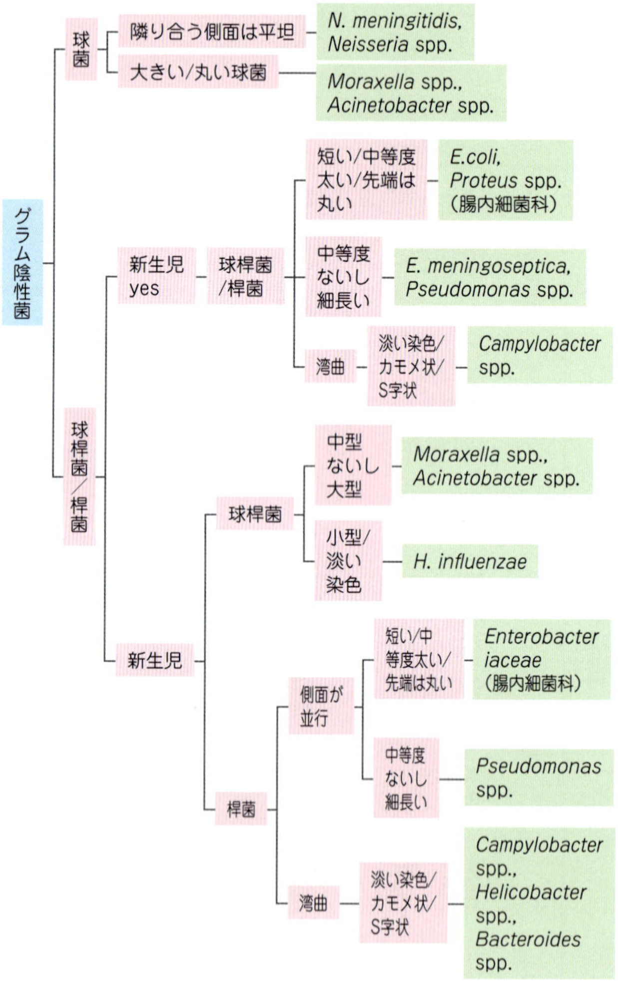

グラム陰性菌
球菌
隣り合う側面は平坦
N. meningitidis,
Neisseria spp.
大きい/丸い球菌
Moraxella spp.,
Acinetobacter spp.
球桿菌/桿菌
新生児
yes
球桿菌
/桿菌
短い/中等度
太い/先端は
丸い
E.coli,
Proteus spp.
（腸内細菌科）
中等度
ないし
細長い
E. meningoseptica,
Pseudomonas spp.
湾曲
淡い染色/
カモメ状/
S字状
Campylobacter
spp.
新生児
球桿菌
中型
ないし
大型
Moraxella spp.,
Acinetobacter spp.
小型/
淡い
染色
H. influenzae
桿菌
側面が
並行
短い/中
等度太い/
先端は丸い
Enterobacter
iaceae
（腸内細菌科）
中等度
ないし
細長い
Pseudomonas
spp.
湾曲
淡い染色/
カモメ状/
S字状
Campylobacter
spp.,
Helicobacter
spp.,
Bacteroides
spp.

●図3　血液，その他の検体：グラム陽性菌の推定

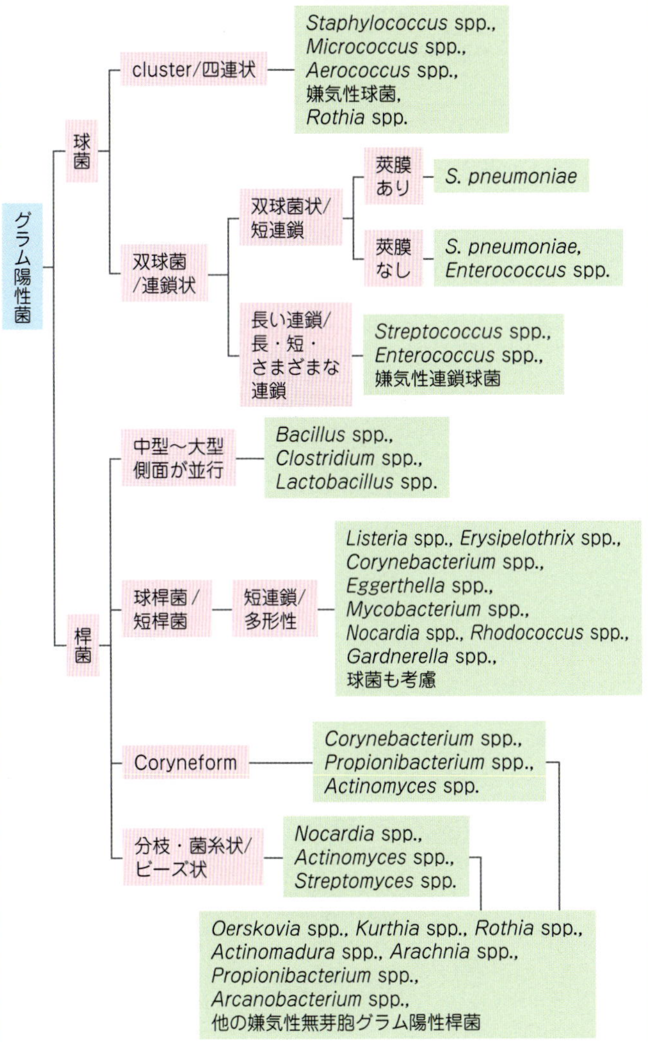
グラム陽性菌
球菌
cluster/四連状
Staphylococcus spp., Micrococcus spp., Aerococcus spp., 嫌気性球菌, Rothia spp.
双球菌/連鎖状
双球菌状/短連鎖
莢膜あり
S. pneumoniae
莢膜なし
S. pneumoniae, Enterococcus spp.
長い連鎖/長・短・さまざまな連鎖
Streptococcus spp., Enterococcus spp., 嫌気性連鎖球菌
桿菌
中型～大型 側面が並行
Bacillus spp., Clostridium spp., Lactobacillus spp.
球桿菌/短桿菌
短連鎖/多形性
Listeria spp., Erysipelothrix spp., Corynebacterium spp., Eggerthella spp., Mycobacterium spp., Nocardia spp., Rhodococcus spp., Gardnerella spp., 球菌も考慮
Coryneform
Corynebacterium spp., Propionibacterium spp., Actinomyces spp.
分枝・菌糸状/ビーズ状
Nocardia spp., Actinomyces spp., Streptomyces spp.
Oerskovia spp., Kurthia spp., Rothia spp., Actinomadura spp., Arachnia spp., Propionibacterium spp., Arcanobacterium spp., 他の嫌気性無芽胞グラム陽性桿菌

●図4　血液，その他の検体：グラム陰性菌の推定

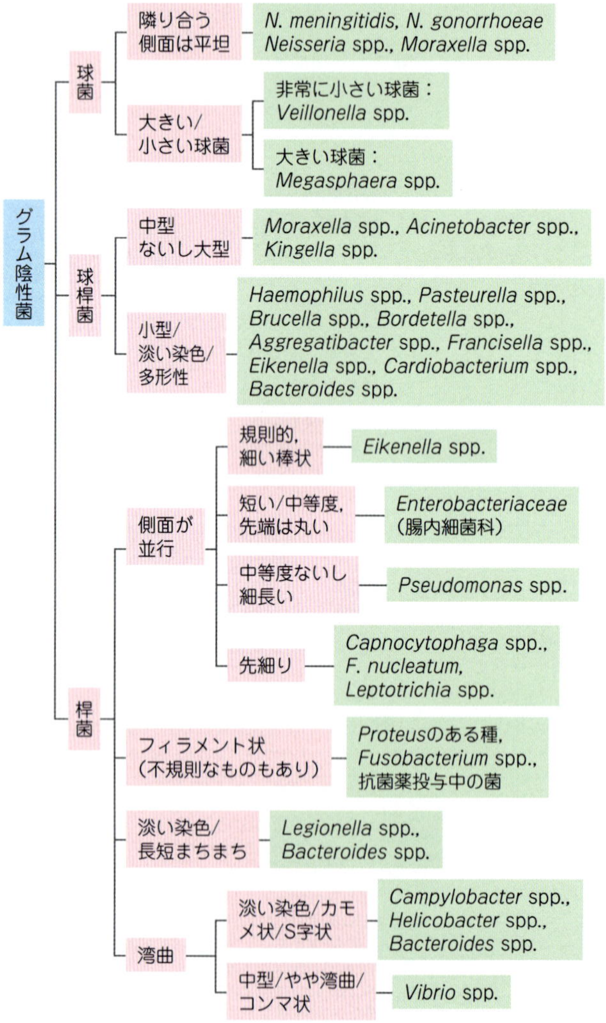
グラム陰性菌
球菌
隣り合う側面は平坦
N. meningitidis, N. gonorrhoeae
Neisseria spp., Moraxella spp.
大きい/小さい球菌
非常に小さい球菌：Veillonella spp.
大きい球菌：Megasphaera spp.
球桿菌
中型ないし大型
Moraxella spp., Acinetobacter spp., Kingella spp.
小型/淡い染色/多形性
Haemophilus spp., Pasteurella spp., Brucella spp., Bordetella spp., Aggregatibacter spp., Francisella spp., Eikenella spp., Cardiobacterium spp., Bacteroides spp.
桿菌
側面が並行
規則的，細い棒状
Eikenella spp.
短い/中等度，先端は丸い
Enterobacteriaceae（腸内細菌科）
中等度ないし細長い
Pseudomonas spp.
先細り
Capnocytophaga spp., F. nucleatum, Leptotrichia spp.
フィラメント状（不規則なものもあり）
Proteusのある種，Fusobacterium spp., 抗菌薬投与中の菌
淡い染色/長短まちまち
Legionella spp., Bacteroides spp.
湾曲
淡い染色/カモメ状/S字状
Campylobacter spp., Helicobacter spp., Bacteroides spp.
中型/やや湾曲/コンマ状
Vibrio spp.

抗酸菌染色

抗酸菌には結核菌（*Mycobacterium tuberculosis*）や非結核性抗酸菌（MAC：*Mycobacterium avium* complex）などが含まれている．抗酸菌は菌体に脂質を多く含むため，通常の色素では染まりにくく，グラム染色での観察は難しい．このため抗酸菌染色が用いられる．抗酸菌の培養には多くの日数（培養陰性の結果は6～8週間を要す）を要するため，抗酸菌塗抹検査は迅速検査として重要な検査となっている．しかし，**菌数が少ない場合（≦10^4/mL）は検出できない**場合が多い．

表5には塩基性フクシンを用いた抗酸菌染色法を，表6には蛍光色素を用いた染色法を示した．結核菌は特に危険度の高い細菌であるから，検体の塗抹は標準予防策を遵守し，安全キャビネットの中で行う．

表5　塩基性フクシン液を用いた抗酸菌の染色手順

	石炭酸塩基性フクシン法	
方法	チール・ネルゼン染色（加温染色）	キニヨン染色〔冷式（加温不要）染色〕
染色手順	①塗抹・乾燥・火炎固定 ②標本のガラススライドに石炭酸フクシン液を満載し，**加温染色**[1)] ③水洗：標本面に石炭酸フクシン液の膜が浮き上がるように水洗 ④3%塩酸アルコールを注ぎ，軽く揺り動かして塗抹面が無色になるまで脱色する ⑤水洗 ⑥蒸留水で10倍希釈したレフレルのメチレン青液を満載（30秒間） ⑦水洗，乾燥[2)]	①塗抹・乾燥・火炎固定 ②標本のガラススライドにキニヨンの石炭酸フクシン液満載（5分間室温） ③水洗：標本面に石炭酸フクシン液の膜が浮き上がるように水洗 ④3%塩酸アルコールを注ぎ，軽く揺り動かして塗抹面が無色になるまで脱色する ⑤水洗 ⑥蒸留水で10倍希釈したレフレルのメチレン青液を満載する（30秒間） ⑦水洗，乾燥[2)]
鏡検	・1,000倍の油浸で300視野観察 ・抗酸菌は，赤く，他の細菌や細胞は青く染まる	
注意	1）**加温染色**：標本の下から**弱い炎**で，**炎を揺り動かしながら**，約**数秒～10秒間**加温，**その後炎を引き，数秒間待つ**．再び同様に加温．この操作を**3回程度繰り返す**．**沸騰**させないように，**乾燥**させないように行う 2）ドライヤーまたは濾紙の間に挟んで水分を吸収．ただし，濾紙は汚染を避けるため常に新しいものを用いること ・糞便からの原虫（*Cryptosporidium* spp.や*Cyclospora* spp.など）の検査にも用いられる ・弱抗酸性の*Nocardia* spp.を染色する場合は脱色液に1%硫酸水を用いるとよい	

●表6　蛍光色素を用いた抗酸菌の染色手順

	蛍光染色法	
方法	オーラミンO染色	アクリステイン（極東製薬） （アクリジンオレンジ染色）
染色手順	①塗抹，乾燥，火炎固定 ②標本に石炭酸オーラミンOを満載（15分間） ③水洗 ④0.5％塩酸アルコールで色素が溶け出さなくなるまで脱色する ⑤水洗 ⑥蒸留水で10倍希釈したレフレルのメチレン青液を満載（30秒間） ⑦水洗，**乾燥**	①塗抹，乾燥，火炎固定 ②標本にアクリステインAO液を満載（15分間） ③水洗 ④アクリステインMB液を満載（30秒〜1分間） ⑤水洗，**乾燥**
鏡検	・蛍光顕微鏡の200倍（乾燥系）で30視野観察し，判定する．桿菌の確認は400倍で行う ・抗酸菌は，**オーラミン法では黄緑色または緑色の蛍光を発する桿菌**として，アクリステインでは**黄色〜赤橙色の蛍光を発する桿菌**として観察される ・菌数が少ない場合（1個/1視野以下）はチール・ネルゼン染色で抗酸菌であるか否かを確認する	
注意	・標本の乾燥には濾紙を用いてはならない（ドライヤーまたは自然乾燥する） ・オーラミンOは発癌性があるので，グローブを使用するなど取扱いに注意する ・染色液の使用期限に注意する ・蛍光色素は紫外線で褪色する．蛍光顕微鏡下や明るい場所に長時間放置しない（標本保存は黒紙またはアルミ箔に包んでおく） ・蛍光法は抗酸菌の検出感度が優れており，見逃しの少ない利点がある．しかし，ゴミが染色される場合もあり，特異度ではチール・ネルゼン染色に劣る ・蛍光法は染色液の劣化などで染色できないことがあるので，用いる場合は抗酸菌陽性標本を検体と同時に染色し，正しく染色されていることを確認しなければならない	

※実際の染色写真は，グラム染色アトラスを参考にしてほしい．

塗抹検査で抗酸菌陽性の場合は表7の基準を用いて結果を記載する．以前はガフキー号数の詳細なものが用いられたが，これらは同一検体でも検査した部位によって異なるなど再現性が悪いため，現在では表7に従いおおよその目安を記載する．（±）の結果が得られた場合は再検査をする．

表7 鏡検における検出菌数の記載法

記載法	蛍光法（200倍）	Z-N法（1,000倍）	備考※（ガフキー号数）
-	0/30視野	0/300視野	G0
±	1～2/30視野	1～2/300視野	G1
1+	1～19/10視野	1～9/100視野	G2
2+	≧20/10視野	≧10/100視野	G5
3+	≧100/1視野	≧10/1視野	G9

※：相当するガフキー号数
「結核菌検査指針2007（日本結核病学会抗酸菌検査法検討委員会/編），2007」より引用

《抗酸菌塗抹検査における主な注意点》

- 肺結核の場合，**喀痰**を検査するが，検査に適した品質のよい検体で検査をする．通常**1日1回，3日間連続**して検査を行うことが原則である．
- 喀痰採取が困難な場合は空腹時に**胃液**を採取し，検査する．これは**飲み込まれた喀痰**を検査するものである．もしくは，誘発喀痰（5％生理食塩液をネブライザーで吸入して得られた痰）を検査する．
- **結核菌**は健常人にも感染症を起こす**危険度の高い菌種**であることから塗抹標本作製から染色までの操作は**手袋，ガウン，マスクで装備**し，**安全キャビネット**を備えた微生物検査室で実施しなければならない．
- 抗酸菌の塗抹検査は検体を前処理し，遠心して沈渣を検査するのが標準法であるが，この操作には1時間以上を要するため，結果を急ぐ場合は検体をそのままスライドグラスに塗抹し染色する**直接塗抹法**が用いられる．
- 抗酸菌の染色法にはチール・ネルゼン染色と蛍光染色がある．チール・ネルゼン染色の方が初心者には使いやすい．塩基性フクシンを用いた染色法のキニヨン染色はチール・ネルゼン染色とほぼ同様に行うが，加温の必要がない．
- 蛍光染色は蛍光顕微鏡を用いなければ観察できない．蛍光顕微鏡の紫外線の波長は菌の観察の難易度に影響する．最初は顕微鏡の業者にも立ち会ってもらい観察の条件を設定するとよい．
- 抗酸菌染色で菌が陽性の場合，それが結核菌か否かの判断はできな

い．PCR法により*Mycobacterium tuberculosis* complex（結核菌群），*Mycobacterium avium*, *Mycobacterium intracellulare*は検査が可能であるが，その他の菌種については，培養で発育した菌を同定しなければならない．*M. avium*と*M. intracellulare*は*Mycobacterium avium* complex（MAC）に属する．

グラム染色アトラス

この項では，血液・髄液・喀痰の代表的グラム染色およびこれは知っておいてほしいと思う特殊なグラム染色写真をアトラスとして呈示する．まずは微生物検査室に足繁く通い，自分で検体を手に取りグラム染色をし，顕微鏡を覗いて細菌の形態に慣れていくことが重要である．

なお，グラム染色の結果を表示する際は，確認された細菌数および細胞数は以下の基準を参考とする．細菌数は1,000倍の鏡検下，細胞数は100倍の鏡検下でカウントする．

表8　グラム染色標本の量的表示

表示	1,000倍鏡検下の細菌数	100倍鏡検下の細胞数
1＋	稀，＜1/視野	稀，＜1/視野
2＋	少数，1～5/視野	少数，1～9/視野
3＋	中等度多数，6～30/視野	中等度多数，10～25/視野
4＋	多数，＞30/視野	多数，＞25/視野

❶血液

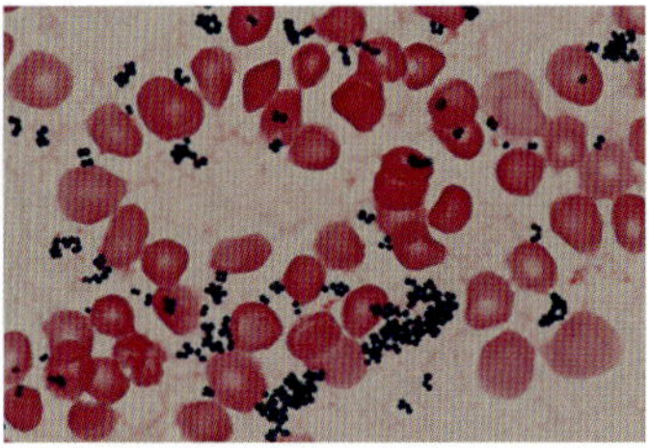

◆① *Staphylococcus aureus*
（黄色ブドウ球菌）
不規則に群がるグラム陽性球菌．好気の方が嫌気ボトル下の菌よりも大型

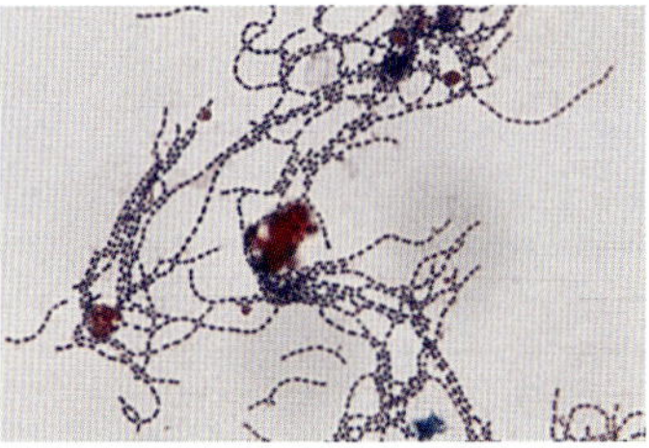

◆② *Streptococcus sanguinis*
長い菌の連鎖がみられ，レンサ球菌属が推定される．菌種の同定は不可能

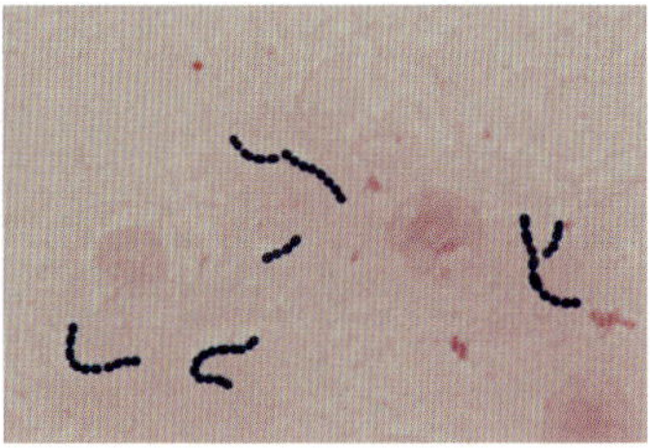

◆③ *Streptococcus dysgalactiae* subsp. *Equisimilis*
（G群レンサ球菌）
長い菌の連鎖がみられ，レンサ球菌属が推定される

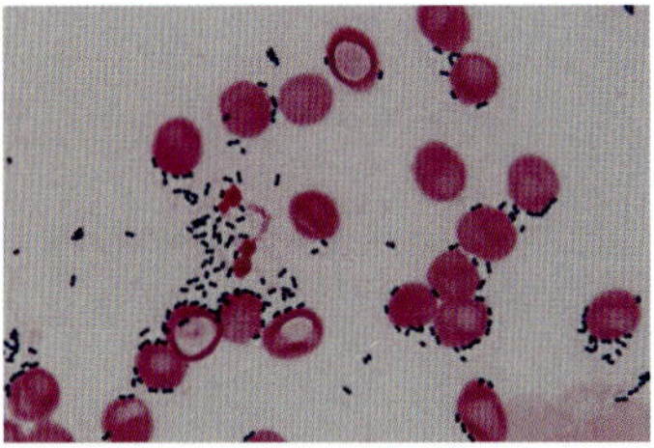

◆④ *Streptococcus pneumoniae*
（肺炎球菌）
ナイフの先端を切ったような形態（ランセット型）．有莢の双球菌である

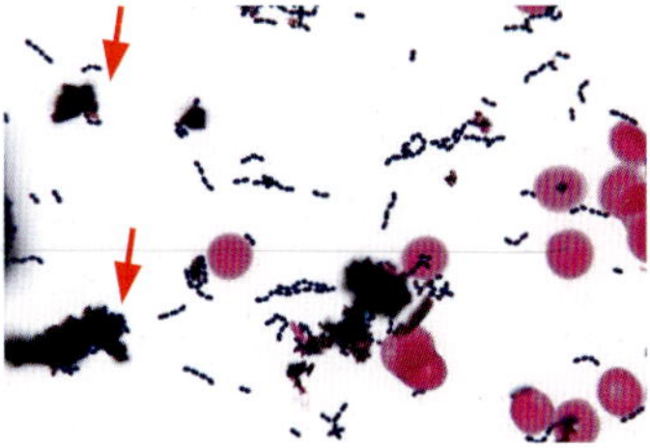

◆⑤ *Enterococcus faecium*
グラム陽性双球菌，短連鎖，莢膜なし．
→：嫌気ボトルに含まれる活性炭

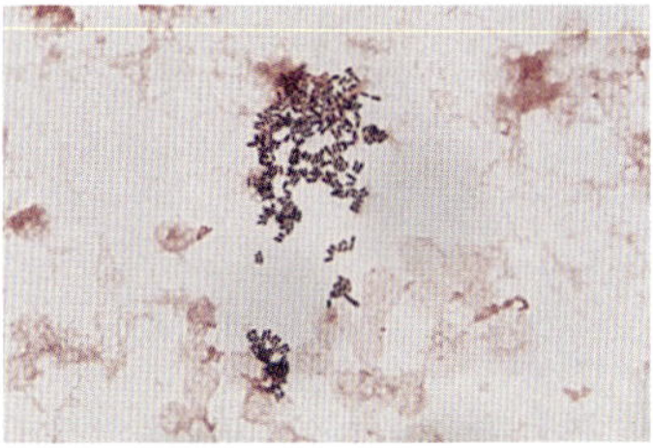

◆⑥ *Corynebacterium jeikeium*
グラム陽性短桿菌，棍棒状・V字配列．球菌と見誤るので注意

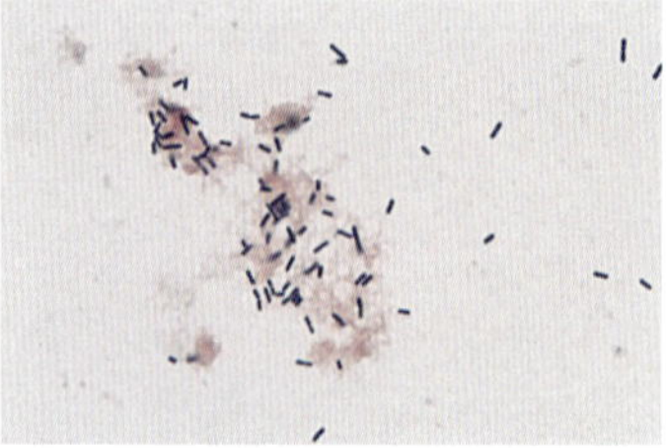

◆⑦ *Listeria monocytogenes*（リステリア菌）

グラム陽性短桿菌．小さい長方形で新鮮な標本では運動性が確認できる

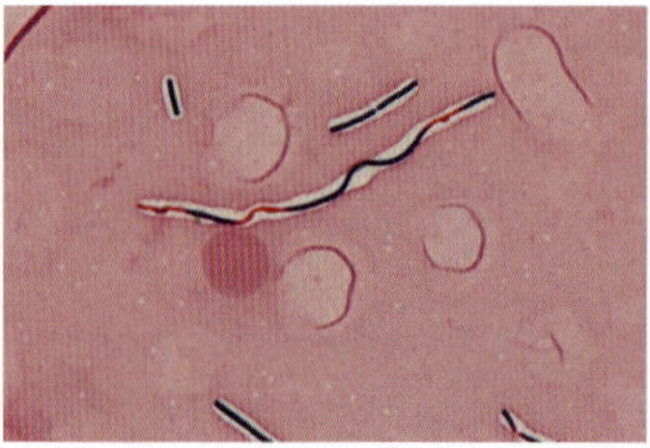

◆⑧ *Bacillus cereus*（バチルス菌）

大きくて長く太い桿菌．好気ボトルのみに発生し，溶血＋，ガス産生－

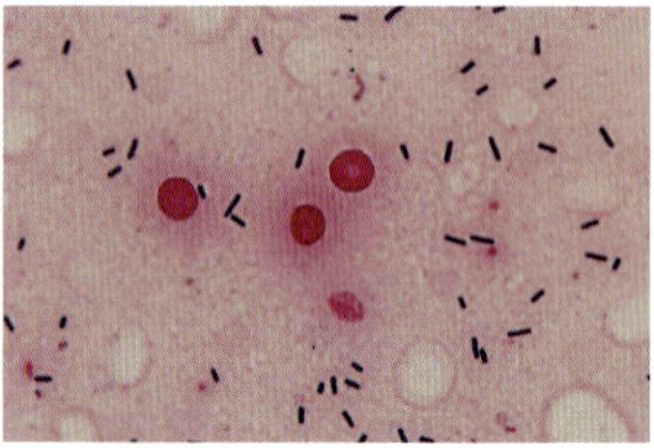

◆⑨ *Clostridium perfringens*

大きく太い長方形桿菌．嫌気ボトルのみに発育，溶血＋，ガス産生＋

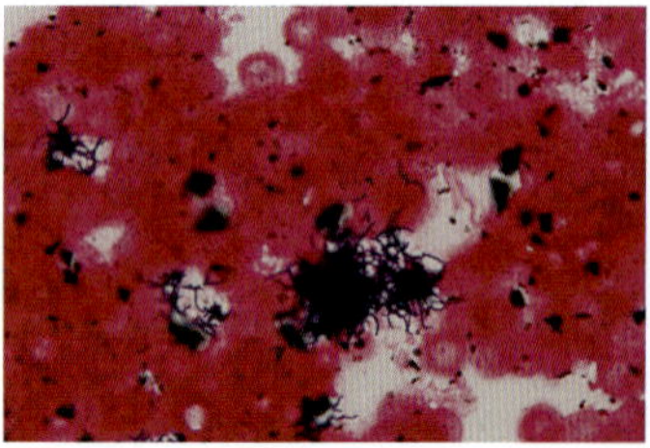

◆⑩ *Propionibacterium acnes*

偽分枝＋の桿菌．嫌気ボトルのみに発育．混在菌（コンタミ）の場合が多い

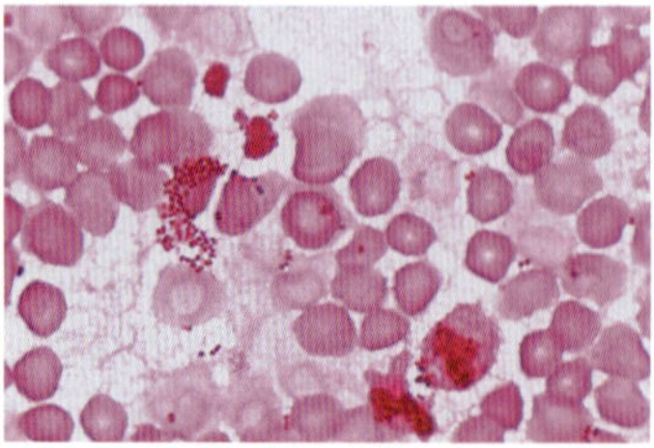

◆⑪ *Neisseria meningitidis*（髄膜炎菌）

グラム陰性双球菌．好気ボトルに24時間以内に発育

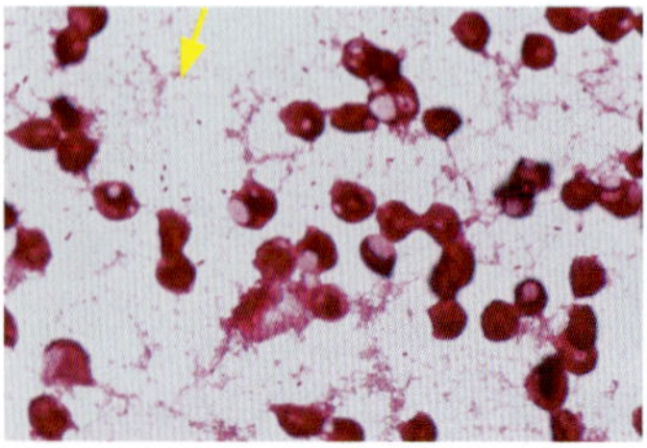

◆⑫ *Haemophilus influenzae*（インフルエンザ菌）

小さい点状のグラム陰性短桿菌（⇨）．小さく見逃しやすいので注意

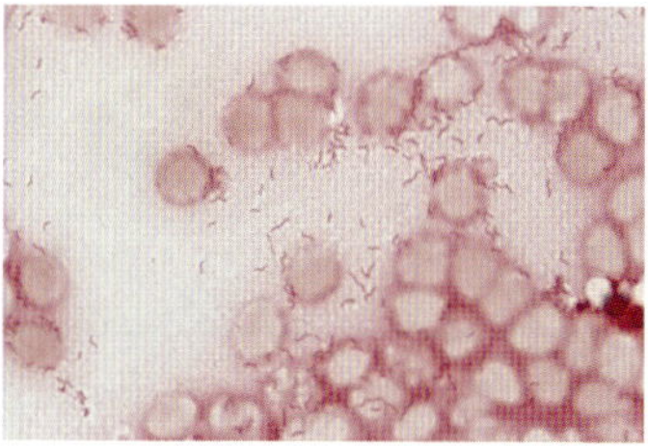

◆ ⑬ *Neisseria meningitidis*
小さいらせん状のグラム陰性桿菌

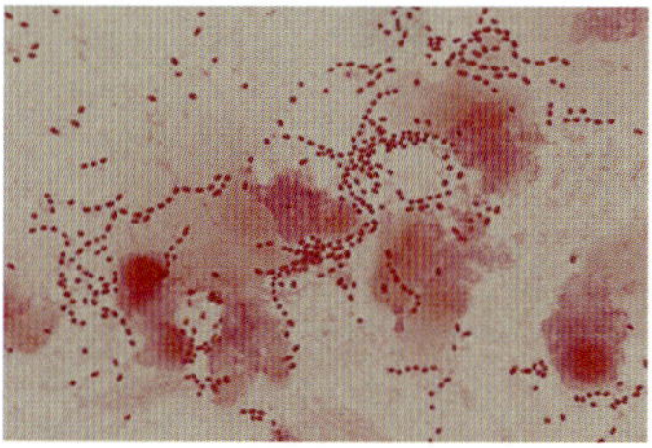

◆ ⑭ *Escherichia coli*（大腸菌）
尖端が丸みをおびたくっきりと染色されるグラム陰性短桿菌

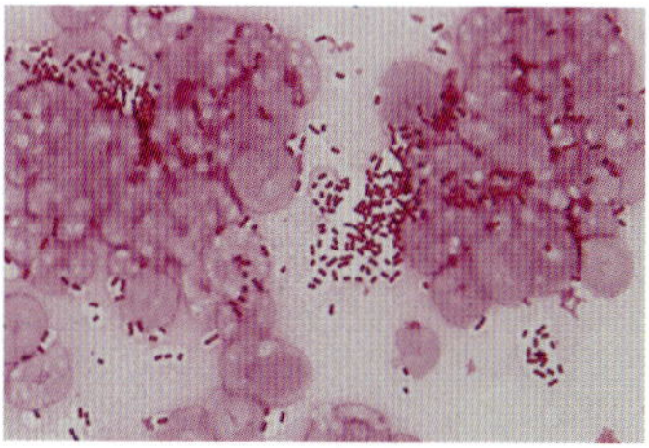

◆ ⑮ *Klebsiella pneumoniae*（クレブシエラ菌）
大腸菌よりもやや大きいが形態は類似したグラム陰性短桿菌

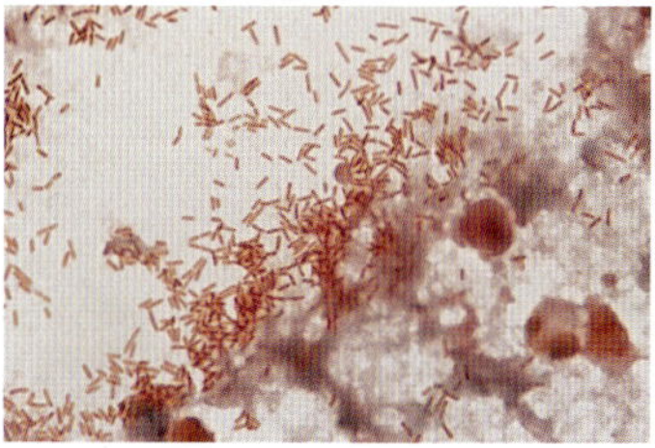

◆ ⑯ *Pseudomonas aeruginosa*（緑膿菌）
細く長い陰性桿菌．後染色にサフラニンを用いており，色が異なる

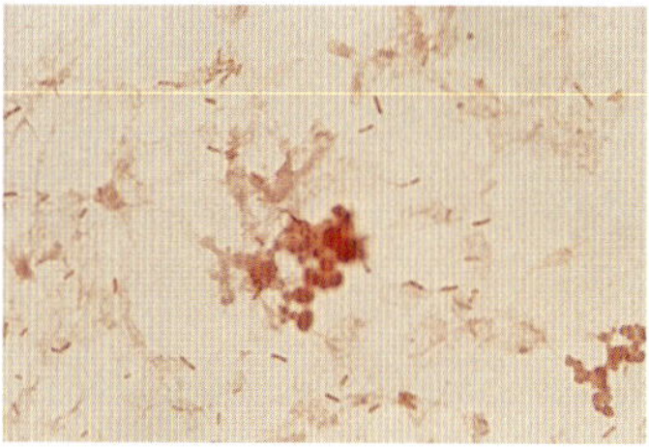

◆ ⑰ *Pseudomonas aeruginosa*（緑膿菌）
好気ボトルに発育した染色性の弱い細長い桿菌．見逃さないように

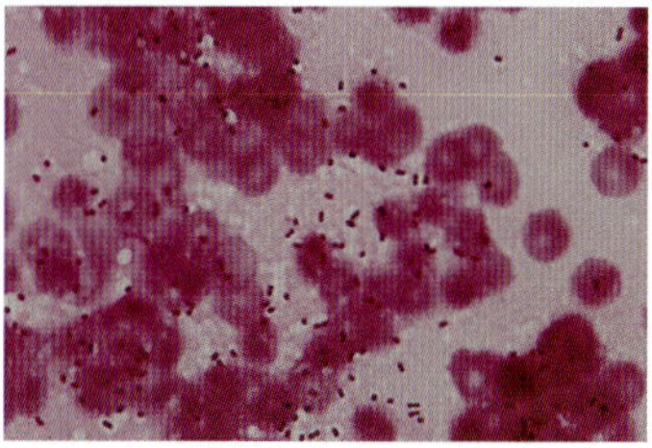

◆ ⑱ *Acinetobacter baumannii*（アシネトバクター）
くっきりと染色される陰性短桿菌．大腸菌等の腸内細菌科との鑑別困難

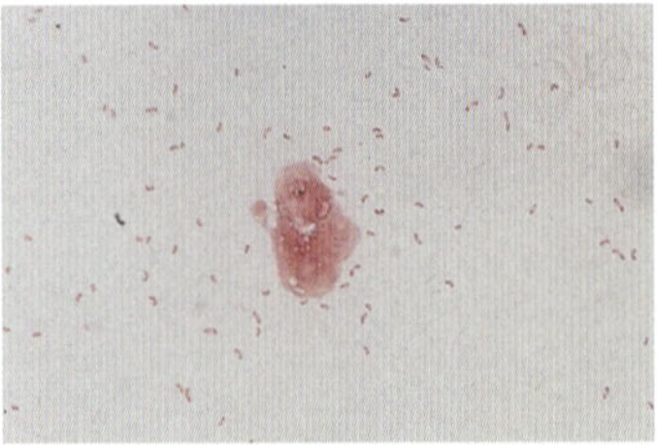

◆⑲ *Vibrio cholerae* non O1
小さく短いグラム陰性桿菌．バナナ状にカーブした菌体が特徴

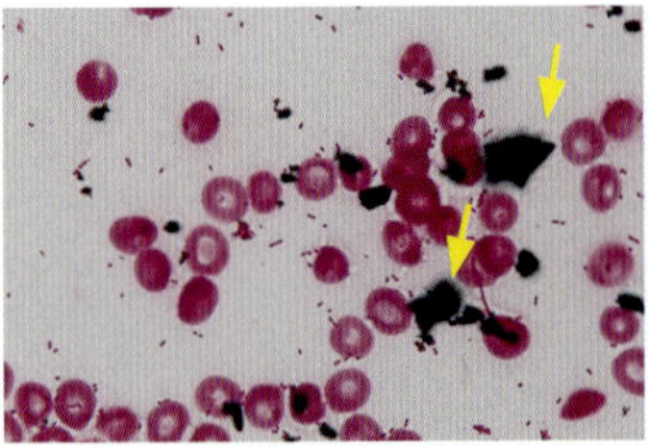

◆⑳ *Bacteroides fragilis* group
多形性の陰性桿菌．嫌気ボトルで発育．
➡：嫌気ボトルに含まれる活性炭

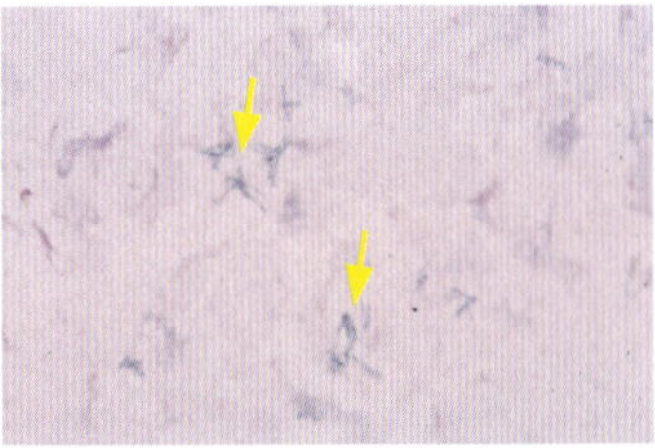

◆㉑ *Mycobacterium*（抗酸菌）
好気ボトルで発育．染色性の弱い屈曲した桿菌が数個群がる（➡）

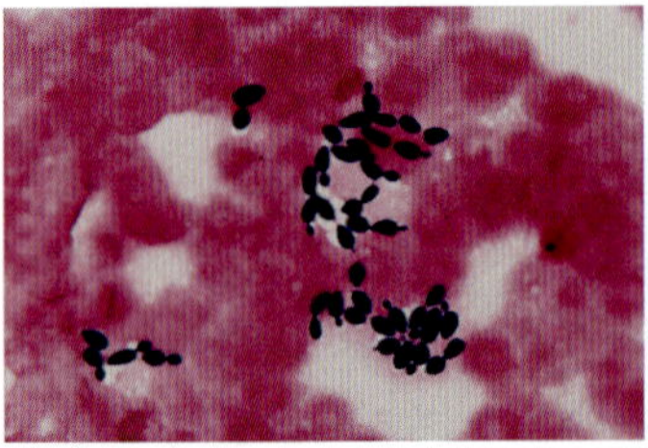

◆㉒ *Candida glabrata*
細菌に比べ大型．楕円形で小さめの酵母様真菌．仮性菌糸はない

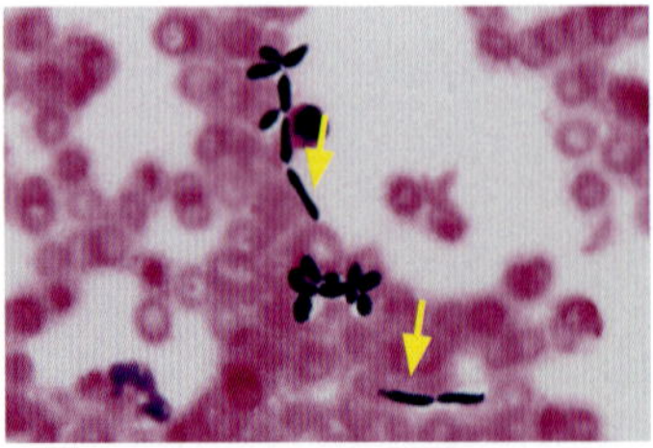

◆㉓ *Candida albicans*
glabrata と異なり，仮性菌糸を有する（➡）

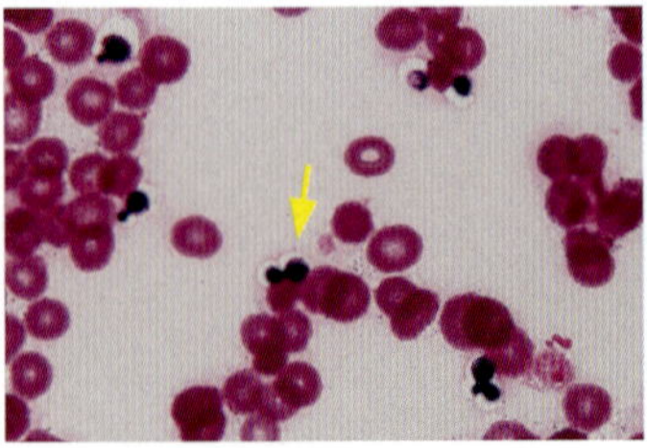

◆㉔ *Cryptococcus neoformans*
球形の酵母で周囲に莢膜がある（➡）．仮性菌糸はない

❷髄液

ⓐ市中発症髄膜炎

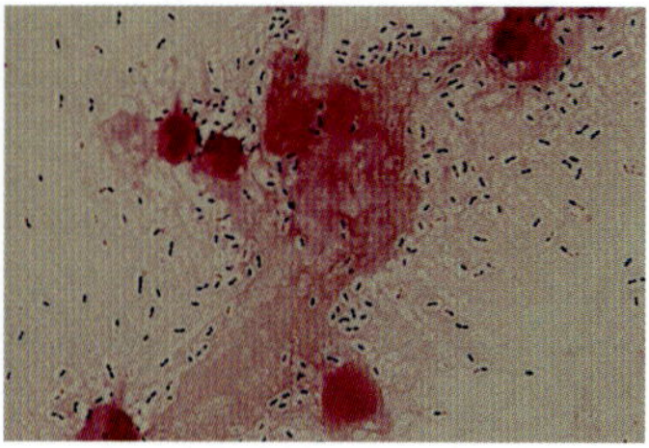

◆①*Streptococcus pneumoniae*（肺炎球菌）

莢膜（菌周囲が抜けて見える）を有するランセット型陽性双球菌

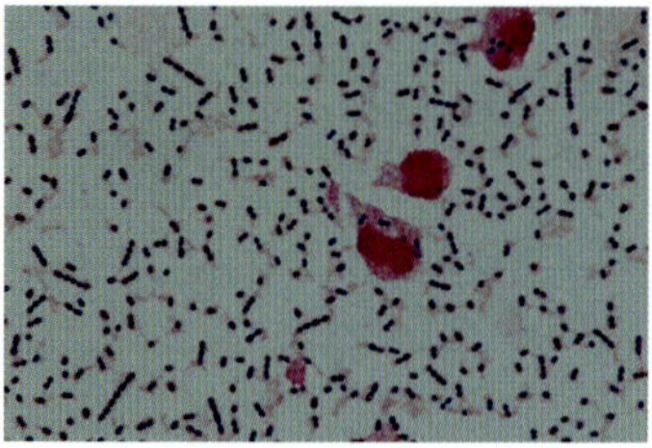

◆②*Streptococcus pneumoniae*（肺炎球菌，3型）

菌が産生したピンク色の粘液（ムコイド）が，菌周囲にみられる

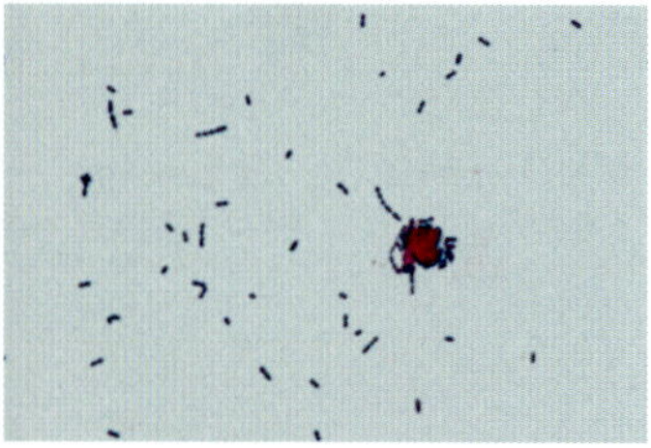

◆③*Streptococcus agalactiae*（B群溶血レンサ球菌）

肺炎球菌でみられる莢膜がみられない

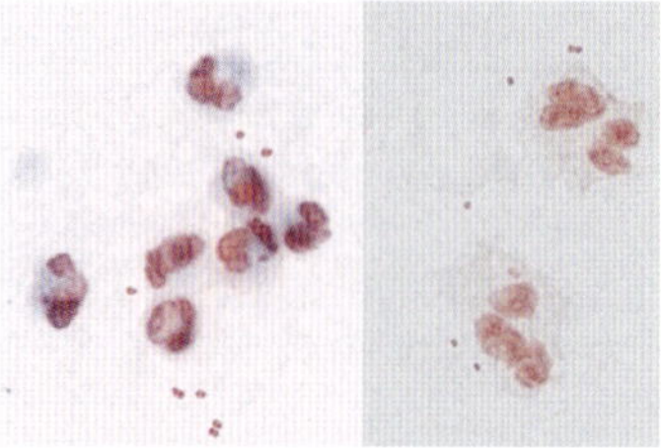

◆④*Neisseria meningitidis*（髄膜炎菌）

ソラマメ型の陰性双球菌．通常は好中球内にみられることが多い

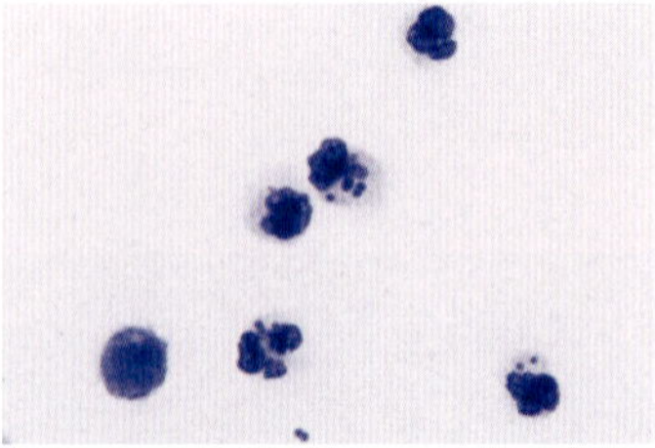

◆⑤ *Neisseria meningitidis*
（髄膜炎菌）
レフレルのアルカリ性メチレン青単染色を用いると菌体が明瞭にみられる

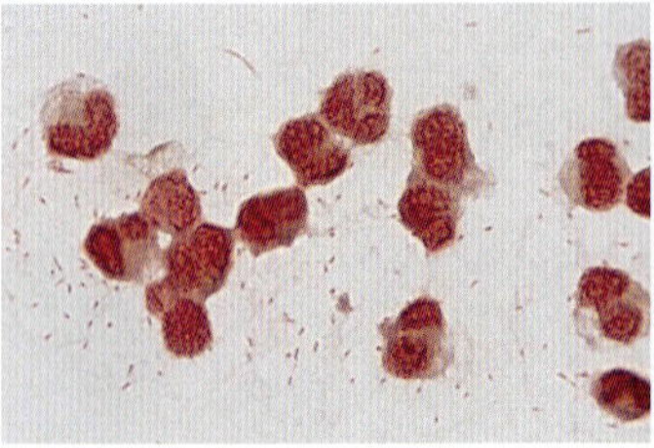

◆⑥ *Haemophilus influenzae*
（インフルエンザ菌b型）
陰性短桿菌．小さくゴミのようなので見逃さないよう注意

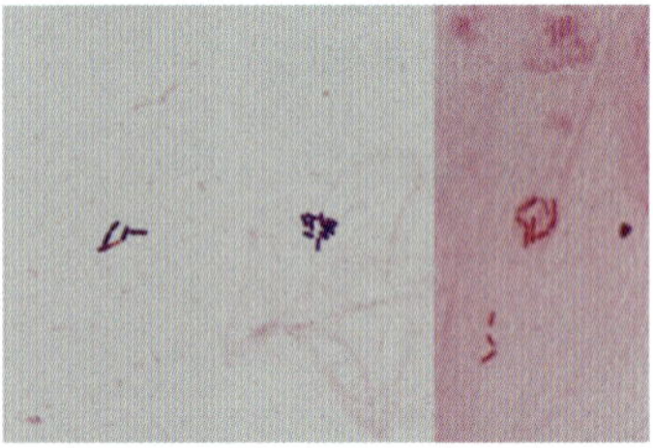

◆⑦ *Listeria monocytogenes*
（リステリア菌）
小さい長方形陽性短桿菌．フィブリンがあると陰性となる．菌数少ない

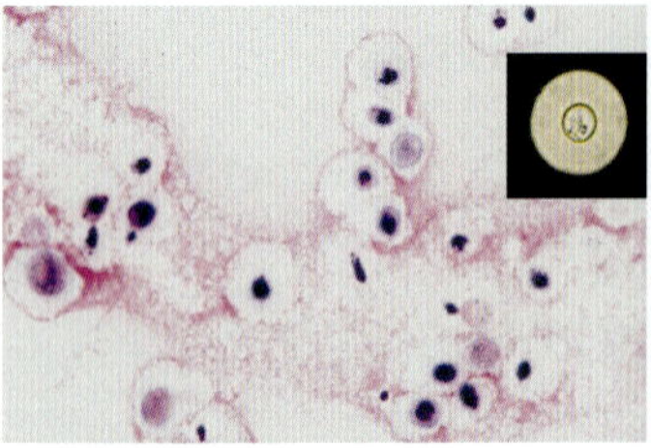

◆⑧ *Cryptococcus neoformans*
多数の酵母細胞．周囲の莢膜は墨汁染色で明瞭に確認できる

ⓑ院内発症髄膜炎

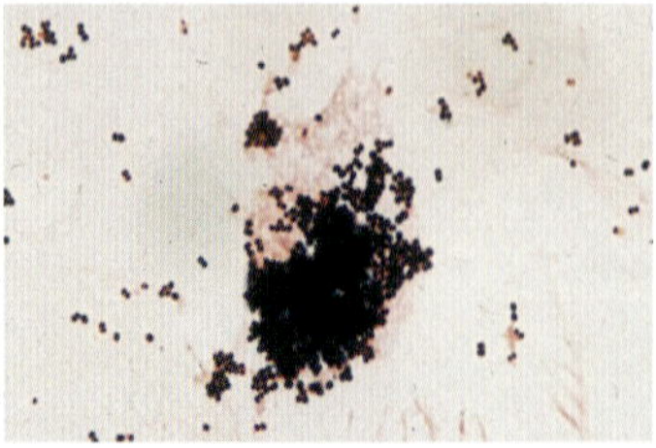

◆⑨ *Staphylococcus* spp.
脳手術後のシャント感染．群がる陽性球菌．連鎖はほとんどない

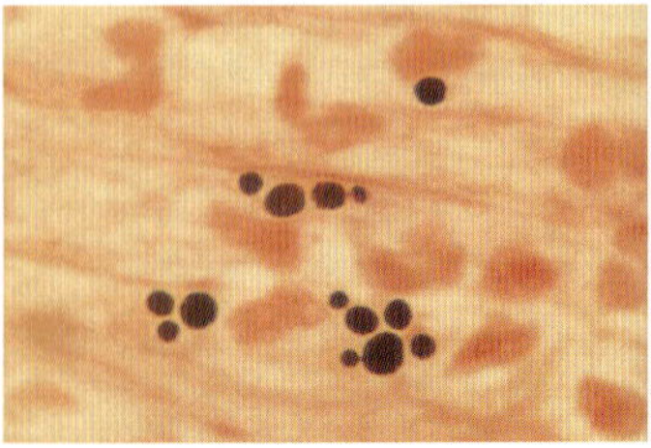

◆⑩ *Candida* spp.
脳手術後の髄液．大小のダルマ状酵母細胞．莢膜は認められない

ⓒ脳膿瘍

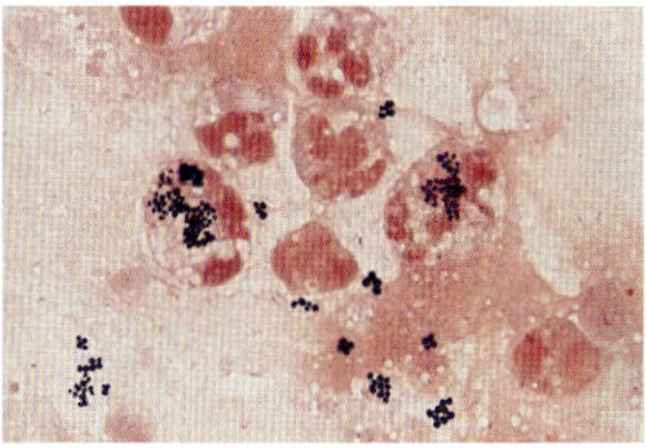

◆⑪ *Staphylococcus* spp.
悪臭のない膿汁から．不規則に群がる球菌．市中発症はMSSAが多い

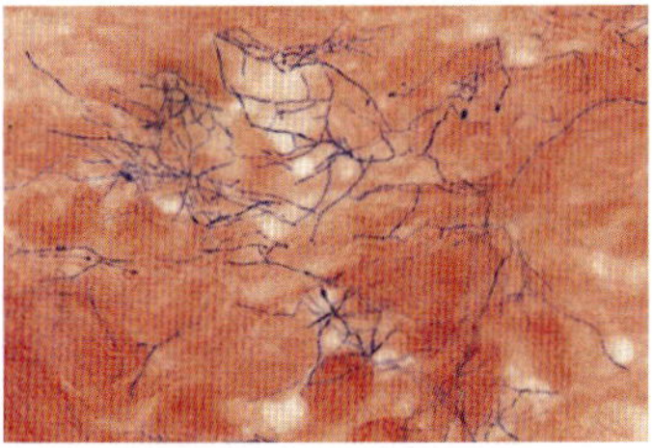

◆⑫ *Nocardia* spp.
悪臭のない膿汁から．木の根のような長い折れ曲がった菌体が特徴

❸喀痰

ⓐ喀痰の品質管理

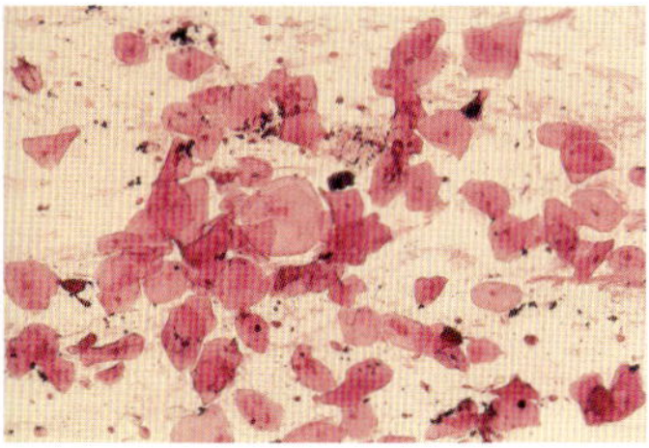

◆①Gecklerの分類（1群）
視野あたり扁平上皮細胞＞25，白血球＜10．唾液に近い

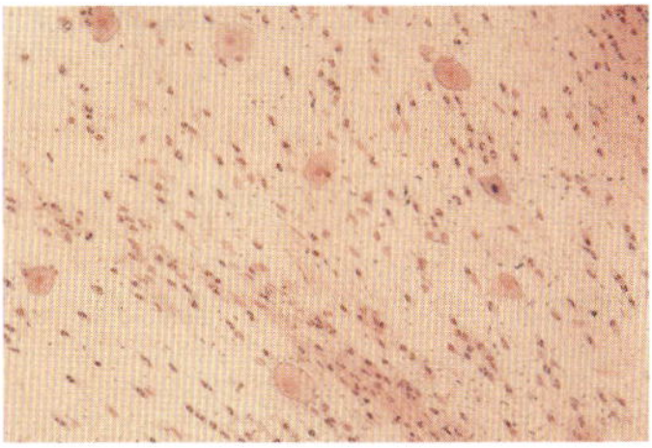

◆②Gecklerの分類（5群）
視野あたり扁平上皮細胞＜10，白血球＞25．良質な喀痰

ⓑ喀痰グラム染色

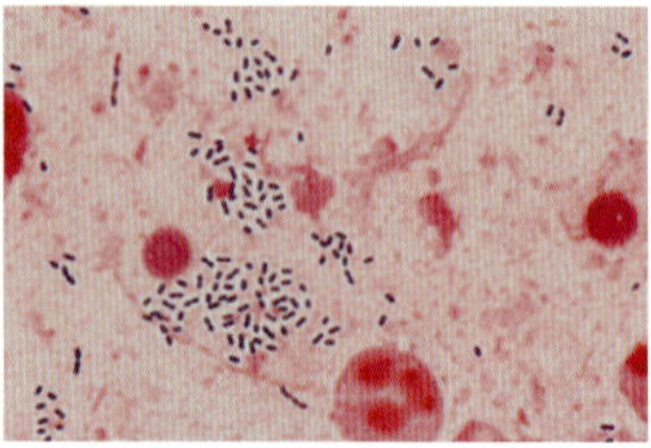

◆ ③ *Streptococcus pneumoniae*（肺炎球菌）

好中球が背景に多数みられ，ランセット型陽性双球菌が群れをなす

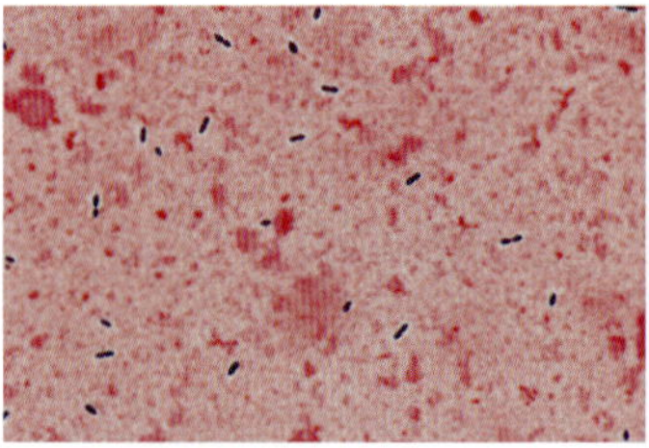

◆ ④ *Streptococcus pneumoniae*（肺炎球菌）

好中球は融解．ぱらぱらと散在性にみられる．莢膜が明瞭である

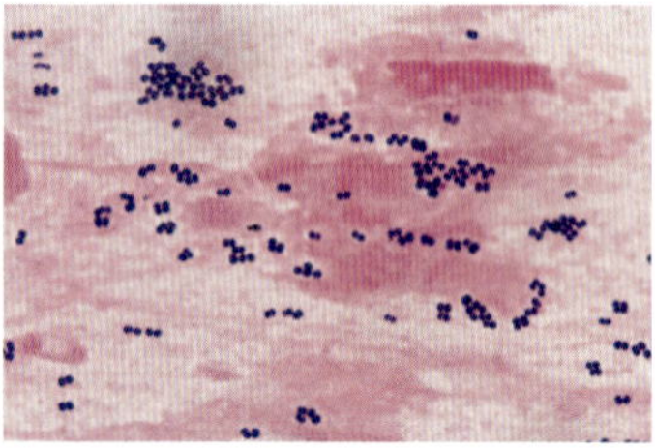

◆ ⑤ *Staphylococcus aureus*（MRSA）

膿性痰．好中球は融解．陽性球菌が不規則に群がる

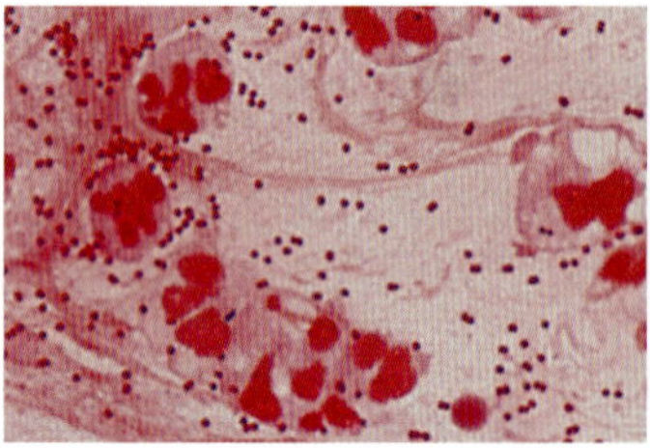

◆ ⑥ *Moraxella catarrhalis*

多数の好中球がみられ，陰性球菌（双球菌状）が孤立性に出現

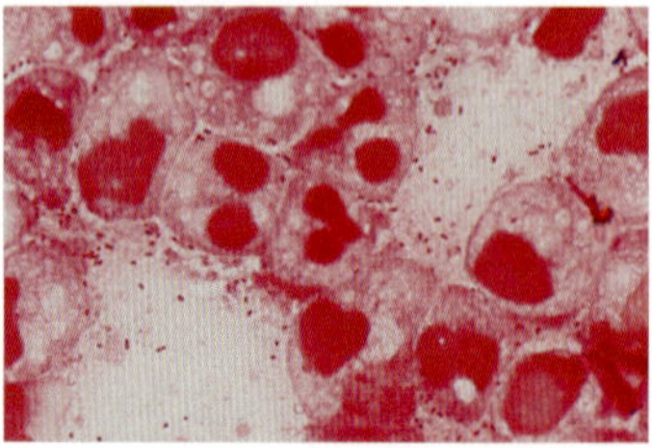

◆ ⑦ *Haemophilus influenzae*（インフルエンザ菌）

多数の好中球がみられ，小さな陰性球桿菌や短桿菌が点状にみられる

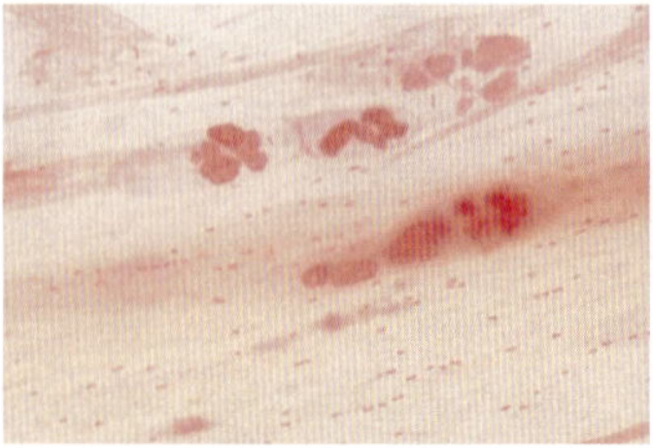

◆ ⑧ *Bordetella pertussis*（百日咳菌）

インフルエンザ菌ときわめて類似する

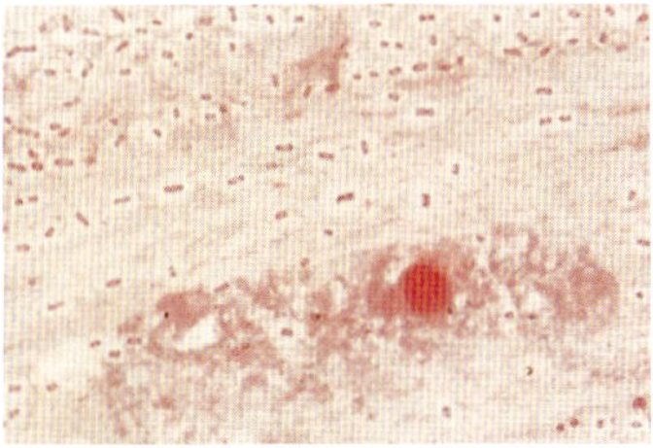

◆⑨ *Klebsiella pneumoniae*
（クレブシエラ菌）
太い陰性桿菌．周囲には莢膜がみられ，菌周囲が抜けて見える

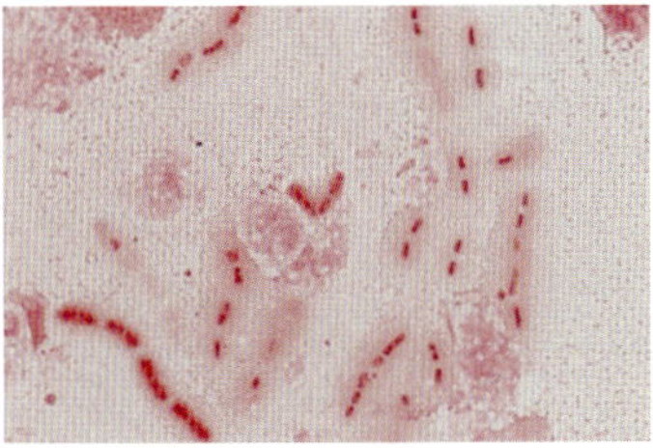

◆⑩ *Klebsiella pneumoniae*
（クレブシエラ菌）
⑨と同様に菌周囲が抜けて見えるが，こちらは粘液（ムコイド）である

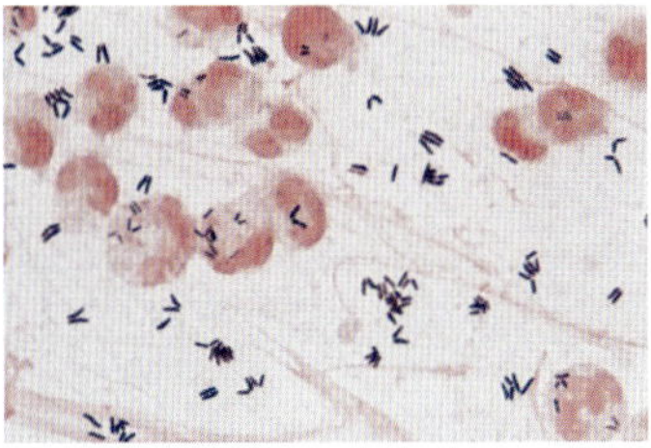

◆⑪ *Corynebacterium* spp.
陽性桿菌．V字状のくっきりとした桿菌がみられる

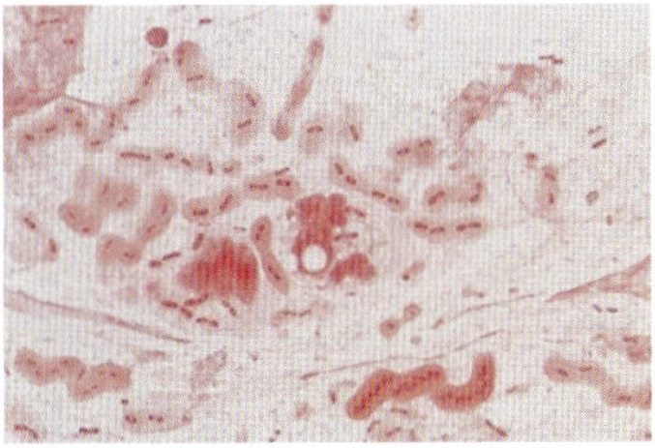

◆⑫ *Pseudomonas aeruginosa*
（緑膿菌）
ムコイド型の緑膿菌．菌周囲に淡赤色に染色される粘液がみられる

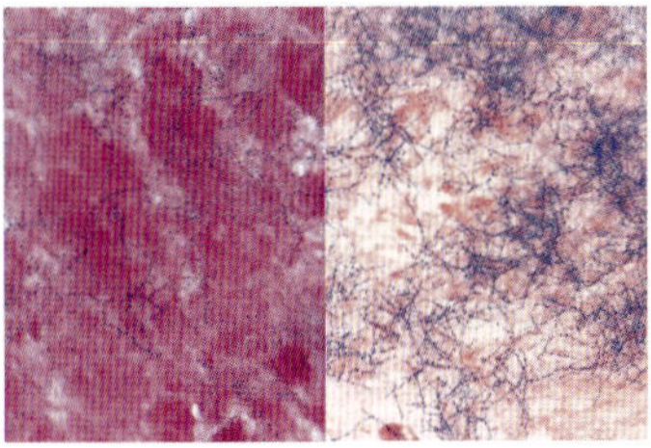

◆⑬ *Nocardia* spp.
点を連続したような陽性桿菌．左はバーミー法，右はハッカー法

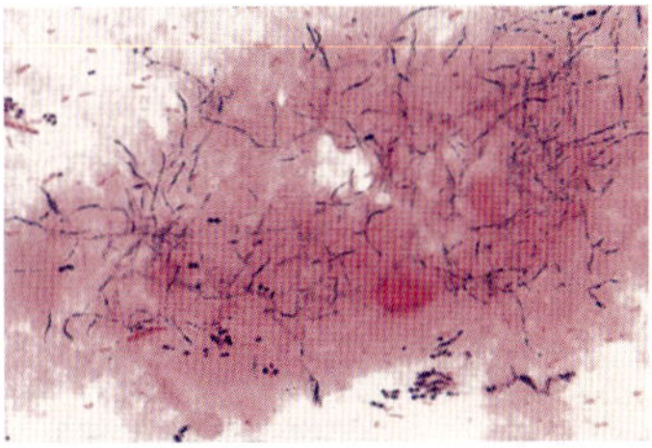

◆⑭ *Actinomyces* spp.
分枝した陽性桿菌が多数認められる．周囲にレンサ球菌，陰性桿菌

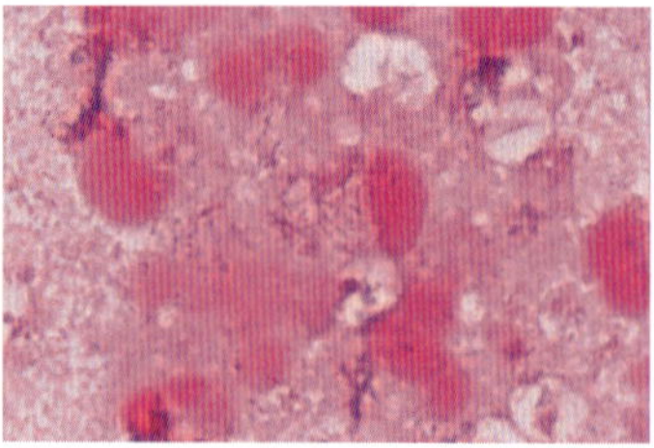

◆⑮ *Legionella* spp.
グラム染色では難染性で，ぼんやりと不規則にかたまる桿菌がみられる

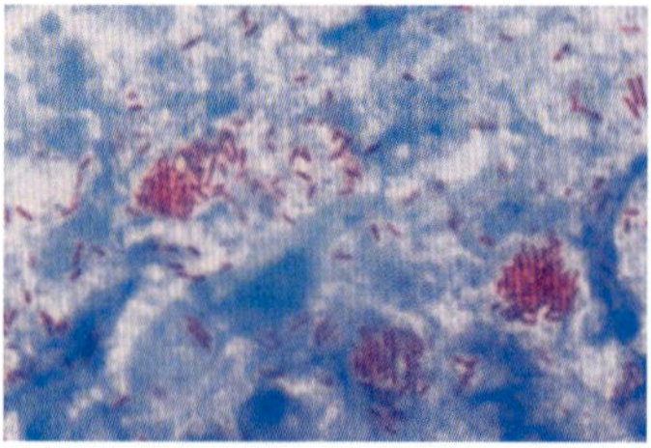

◆⑯ *Legionella* spp.
ヒメネス染色では，不規則に集まる桿菌が明瞭に確認できる

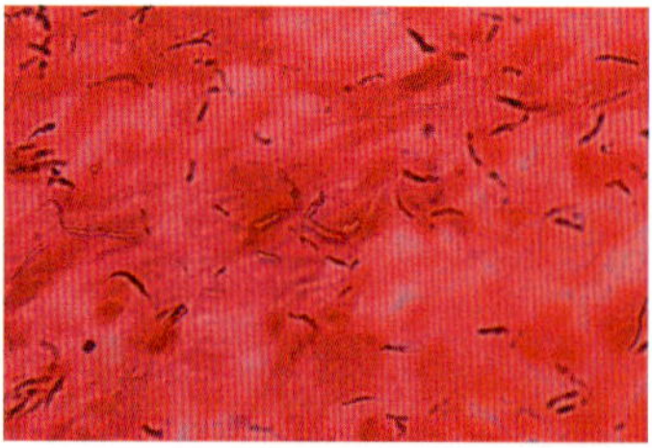

◆⑰ *Mycobacterium* spp.（抗酸菌）
染色性が弱いグラム陽性桿菌．細く，カーブのみられる桿菌

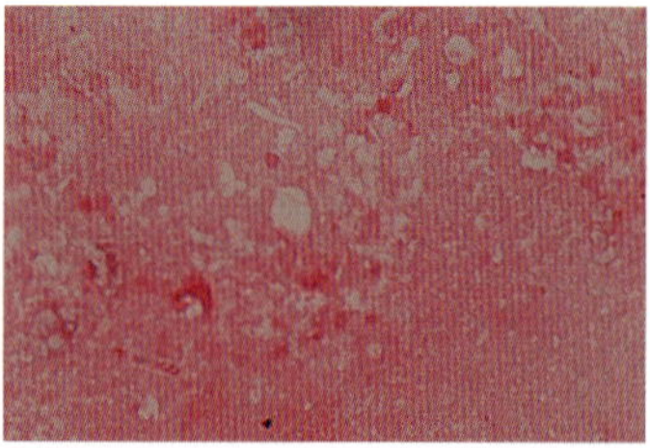

◆⑱ *Mycobacterium* spp.（抗酸菌）
グラム染色難染性の桿菌がぼんやりと確認できる

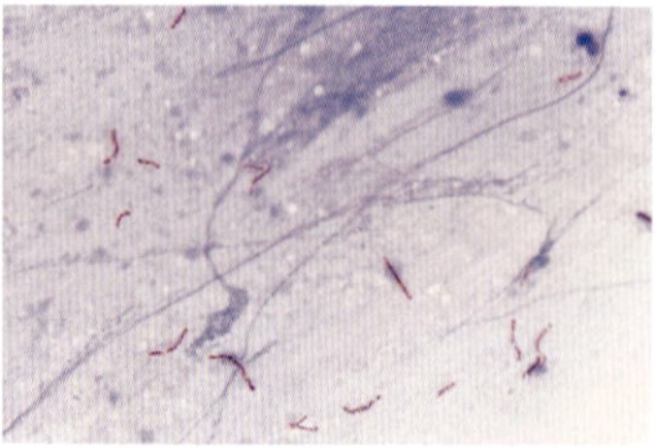

◆⑲ *Mycobacterium* spp.（抗酸菌）
チールネルゼン染色．赤紫色に染色される菌が明瞭である

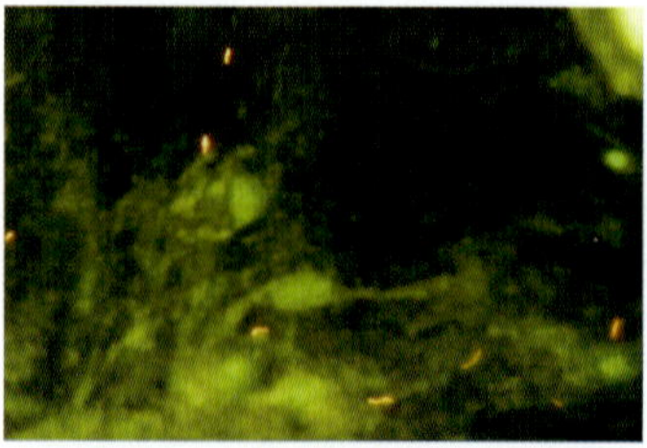

◆⑳ *Mycobacterium* spp.（抗酸菌）
蛍光染色であるアクリスティン染色．橙色の桿菌がみられる

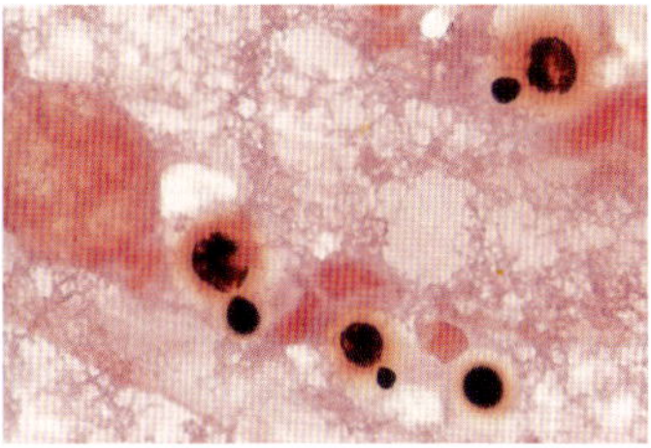

◆㉑ *Cryptococcus neoformans*

円形の酵母．周囲に淡赤色に染色される莢膜を疑う所見がある

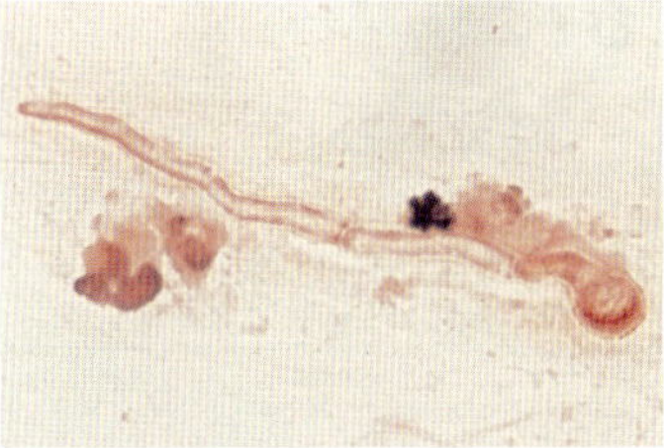

◆㉒ *Aspergillus* spp.

真菌はグラム陽性であるが，菌糸は陰性に染色されることが多い

❸誤嚥性肺炎

誤嚥性肺炎の診断にグラム染色はきわめて重要である．誤嚥性肺炎の起炎菌は常在菌であることが多く，結局培養では常在菌の結果となり，起炎菌の同定ができない．よって，グラム染色で好中球が多数みられることを確認し，かつ，好中球に貪食される細菌が確認できた場合に誤嚥性肺炎を疑うことができる．また，貪食されている細菌の形態から菌名を推定し，抗菌薬を選択しなければならない．

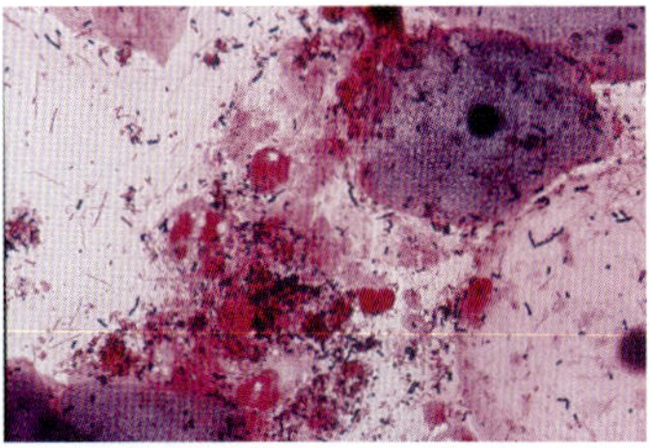

◆㉓吸引痰

多数の扁平上皮と好中球がみられ，嫌気性菌主体の常在菌が多数みられる

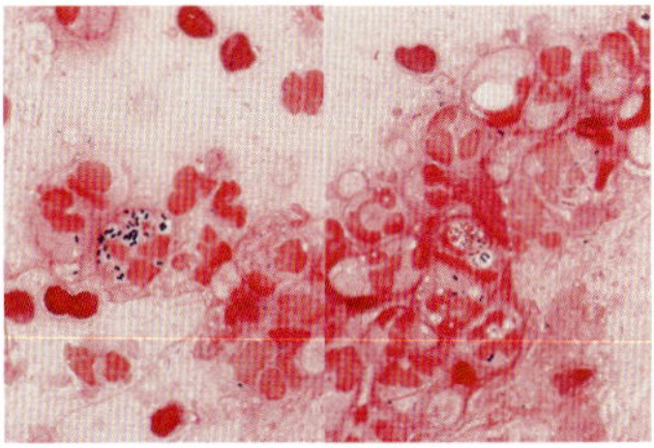

◆㉔誤嚥性肺炎患者の喀痰

Streptococcus spp.の貪食像と細胞外には陰性桿菌

❹その他

ⓐ膣分泌物

膣炎には主にカンジダ膣炎，トリコモナス膣炎および細菌性膣症がある．細菌性膣症の判定は，Nugent scoreを用いる．*Lactobacillus*は膣常在菌で自浄作用を示すため，この菌が減少した場合はscoreが高くなる．*Gardnerella*は代表的な細菌性膣症の起炎菌である

表9　Nugent score

細菌	個/視野	割合	判定
Lactobacillus type	0	0	4
	＜1	1＋	3
	1～4	2＋	2
	5～30	3＋	1
	＞30	4＋	0
Gardnerella type	0	0	0
	＜1	1＋	1
	1～4	2＋	2
	5～30	3＋	3
	＞30	4＋	4
Mobiluncus type	0	0	0
	＜1	1＋	1
	1～4	2＋	1
	5～30	3＋	2
	＞30	4＋	2

Score：0～3正常，4～6中間（判定保留），7～10細菌性膣症

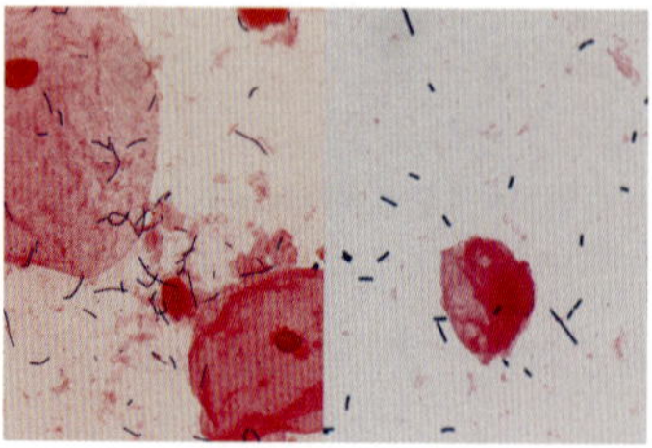

◆①***Lactobacillus* spp.**
太く長方形状の陽性桿菌

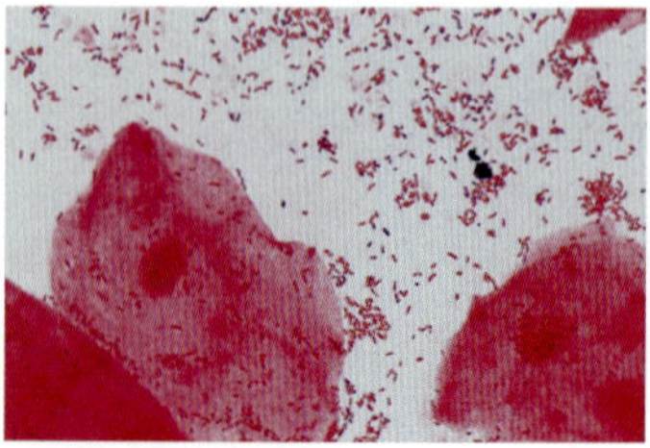

◆②***Gardnerella* spp.**
グラム不定の小桿菌が無数にみられる

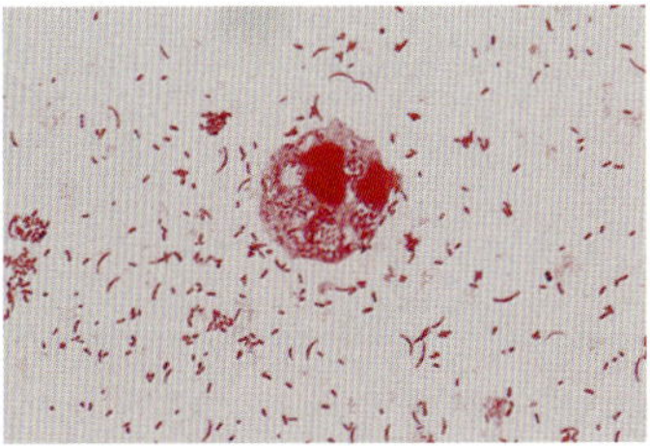

◆③ *Mobiluncus* spp.
グラム不定，多くは陰性となる三日月形にカーブした桿菌

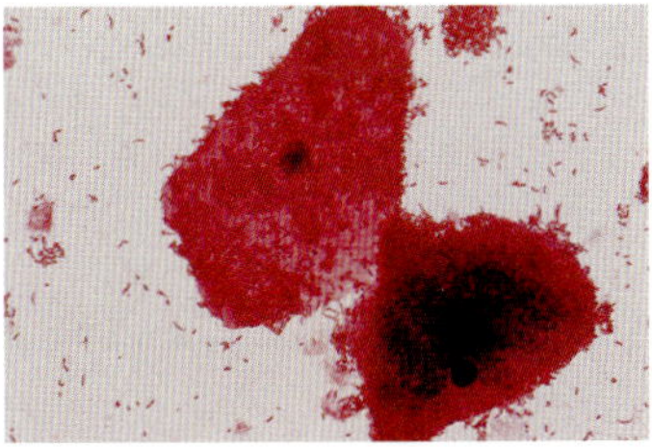

◆④ Clue cell
扁平上皮上に細菌が多数付着したもの．細菌性腟症でよくみられる

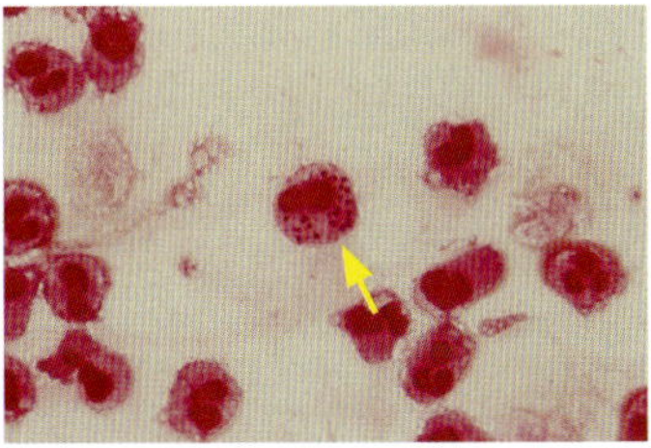

◆⑤ *Neisseria gonorrhoeae*（淋菌）
好中球に貪食された陰性双球菌（⇨）．細胞外にはみられない

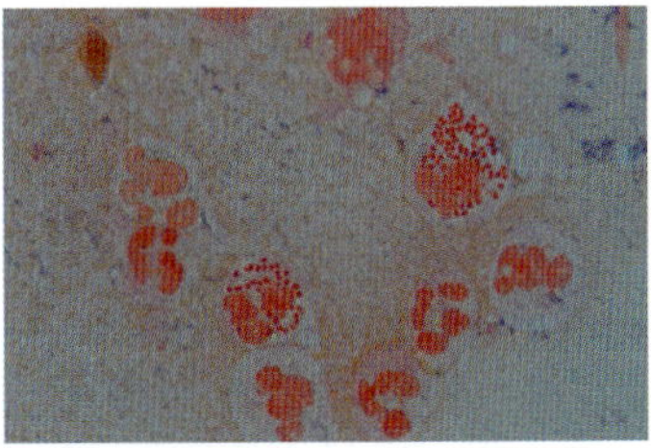

◆⑥ 尿道分泌物：淋菌
尿道分泌物から検出された淋菌．やはり好中球に貪食されている

ⓑ膿

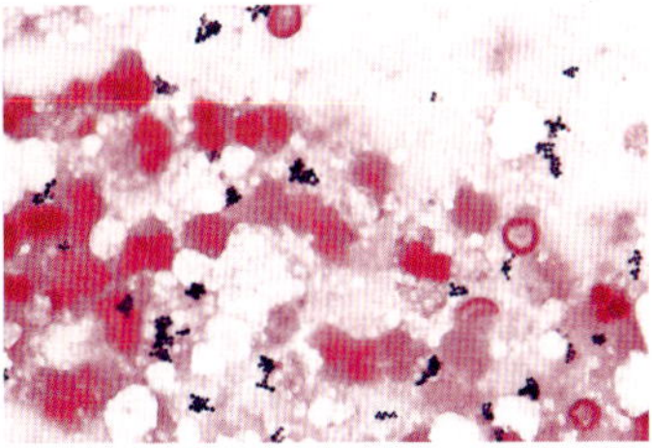

◆⑦ *Staphylococcus aureus*
〔黄色ブドウ球菌（MRSA）〕
乳腺炎による乳頭分泌液．不規則に群がる陽性球菌

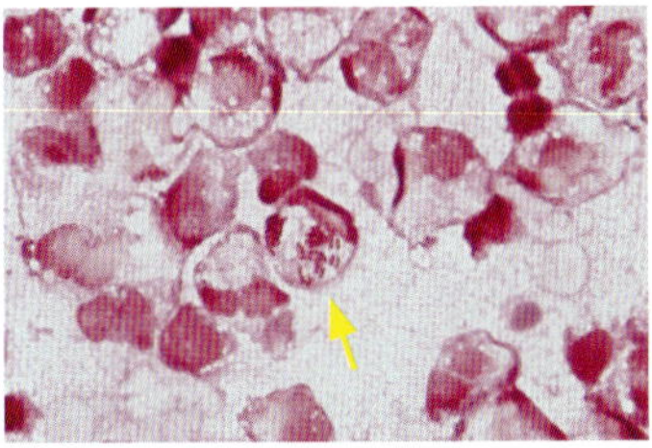

◆⑧ *Klebsiella pneumoniae*
（クレブシエラ菌）
肝膿瘍からの膿汁．好中球細胞質内に陰性桿菌を認める

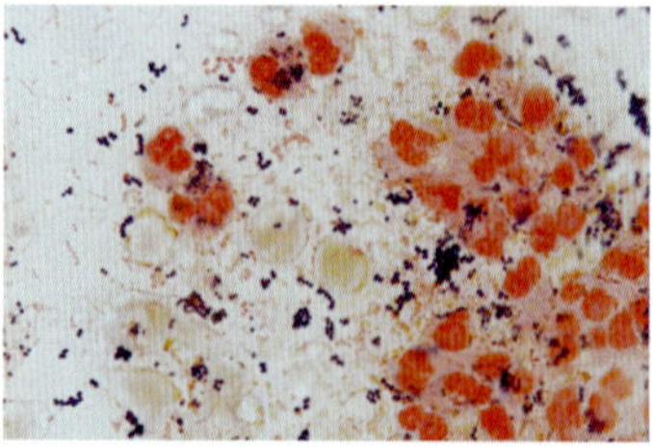

◆ ⑨皮下膿瘍：レンサ球菌や嫌気性菌等種々の細菌

抗菌薬を決定できないため，切開排膿が治療には有用である

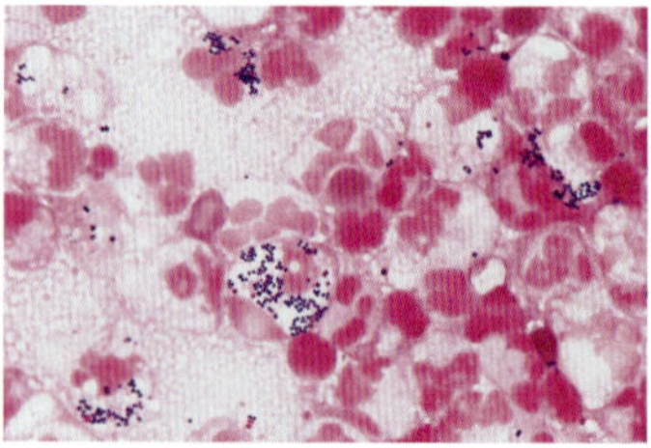

◆ ⑩皮下膿瘍：*F. magna*, *S. lugdunensis*（CNS）

ブドウ球菌と類似しているが，*F.magna* は嫌気性菌．CNSも膿瘍の起因菌となる

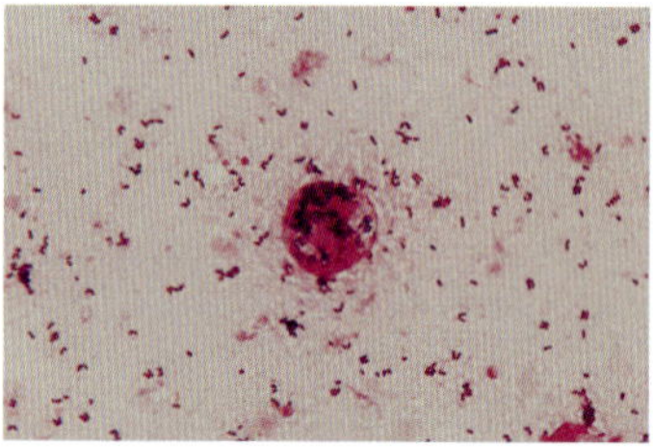

◆ ⑪ *Staphylococcus aureus*（黄色ブドウ球菌）

創部膿．不規則に群がるグラム陽性球菌

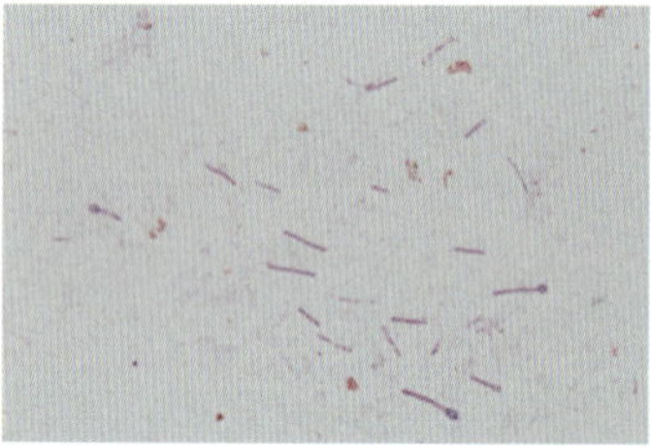

◆ ⑫ *Clostridium tetani*（破傷風菌）

ウィルツ法の染色．菌の芽胞が染色され，太鼓のバチ状の菌体が明らかに

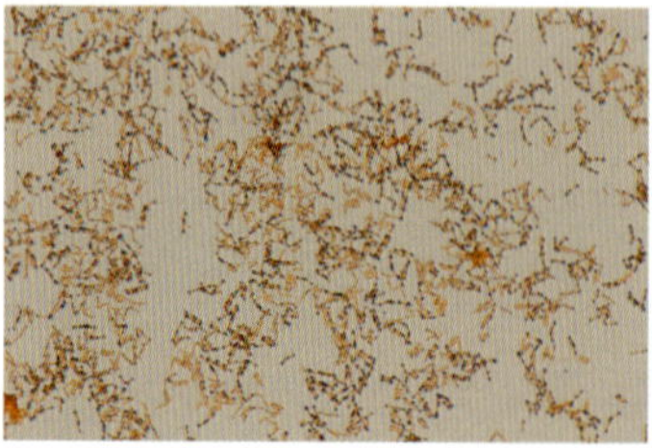

◆ ⑬ *Corynebacterium diphtheriae*（ジフテリア菌）

創部から検出され，血液寒天培地で培養された菌を用いたナイセル染色．この菌が有する異染小体が黒っぽく染色されている

ⓒIVHカテーテル感染

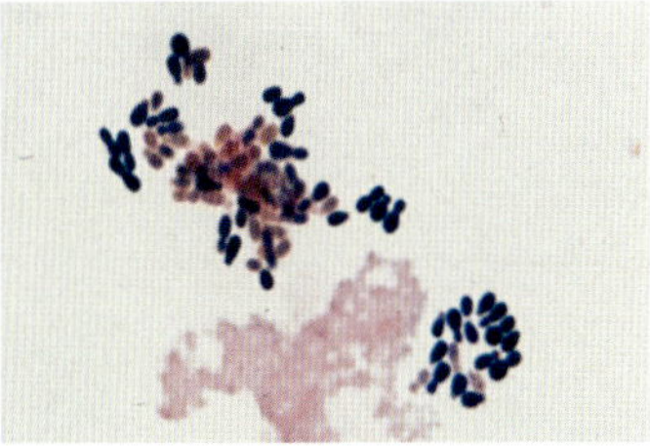

◆⑭*Malassezia* spp.
IVH挿入部からの浸出液．ボウリングのピンのような形態の酵母

ⓓ糞便

通常糞便はグラム染色はしないが，感染性腸炎が疑われる場合に施行することがある．

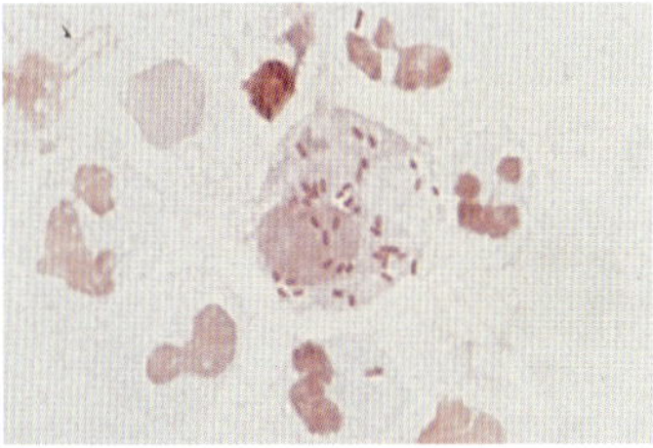

◆⑮*Shigella sonnei*（赤痢菌）
好中球に貪食されるグラム陰性桿菌

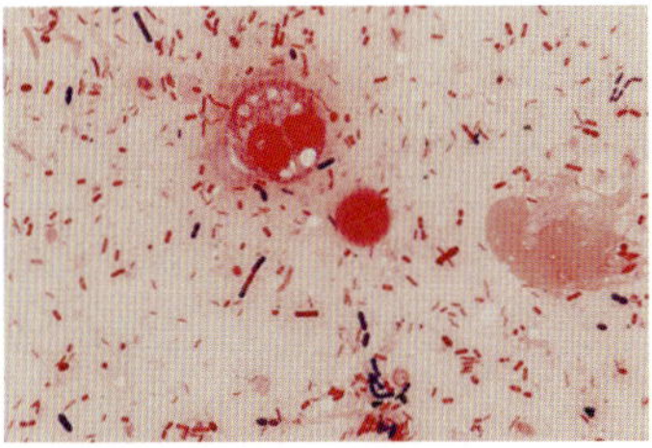

◆⑯*Campylobacter jejuni*（カンピロバクター）
短いラセン状の桿菌．染色性が薄く菌数が部位によって不均一なので注意

ⓔ抗菌薬投与後の菌

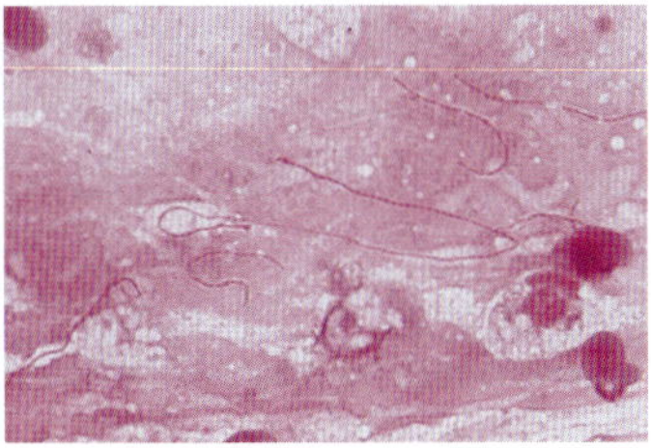

◆⑰*Pseudomonas aeruginosa*（緑膿菌）
CRR投与後の喀痰．菌体はフィラメント状に伸びる

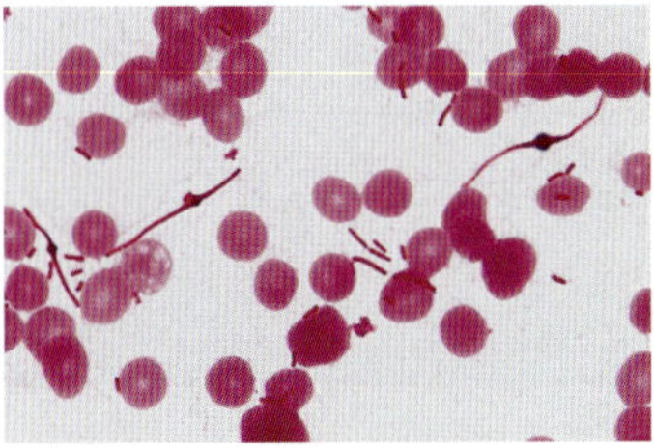

◆⑱*Klebsiella pneumoniae*（クレブシエラ菌）
PIPC/TAZ投与後の血液．ヒモ状に伸びた菌体．溶菌している

ⓕ菌以外の生体物質

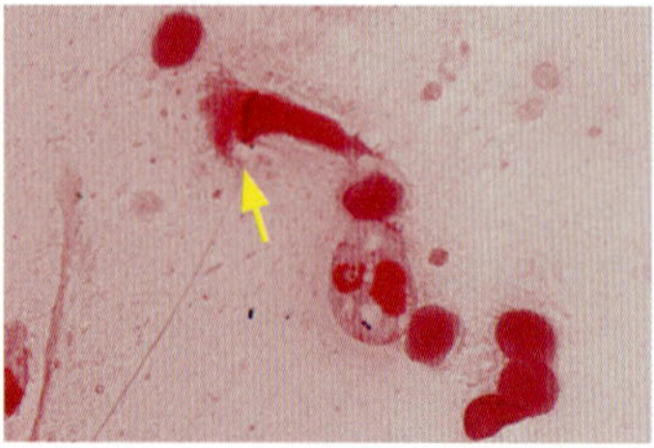

◆ ⑲気管支線毛上皮
線毛を有する上皮（→）．気管支由来の分泌液であることがわかる

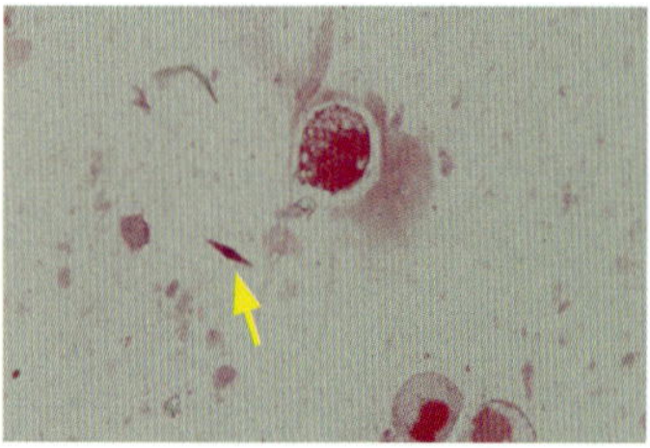

◆ ⑳シャルコライデン結晶
喀痰．喘息患者等好酸球浸潤が目立つ症例でみられることがある

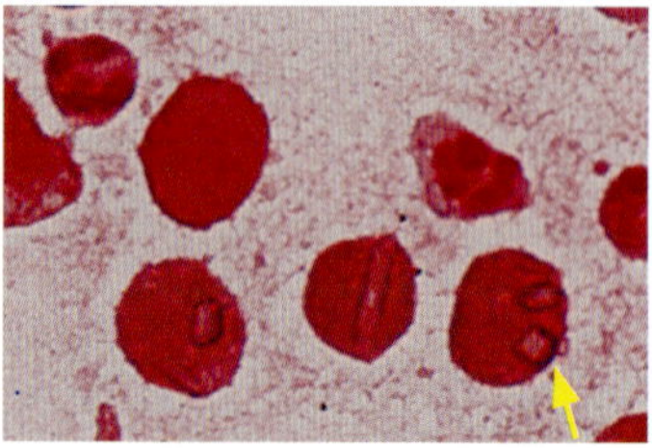

◆ ㉑関節液中のピロリン酸結晶
マクロファージに貪食される結晶がみられる

ⓖ真菌染色

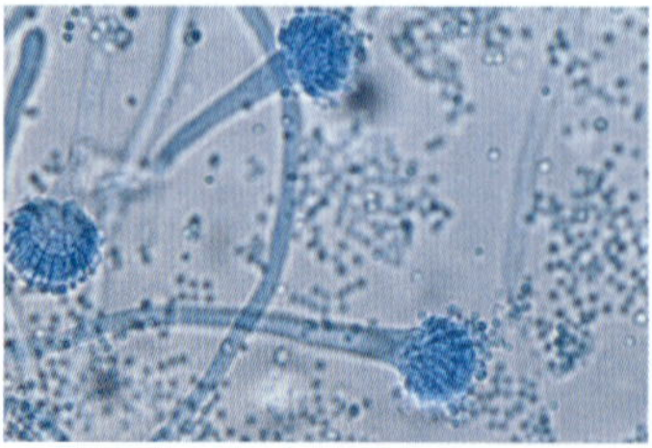

◆ ㉒ *Aspergillus* spp.
ラクトフェロールコットン青染色．菊の花様の独特の形態が明瞭

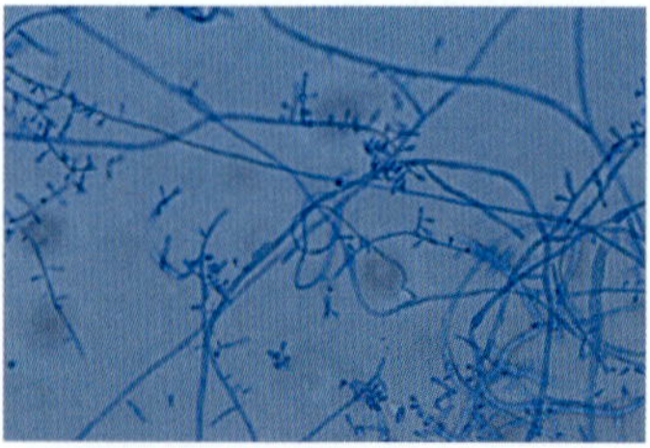

◆ ㉓ *Trichophyton* spp.
白癬菌．いわゆる水虫の菌である

［小栗豊子，小倉加奈子］

5 人体の常在菌

人体と共生している菌を「常在菌」とよぶ．腸管や皮膚に認められる常在菌が非常に多いが，基本的には，外界と接している部位に関しては，ほぼ常在菌が存在していると考えて間違いはない．常在菌は，通常は無害であるが，ひとたび宿主の免疫能が低下した場合や常在部位を離れて侵入（血液内や腹腔内など）すると感染症の起炎菌となりうる．よって，免疫能が低下している患者から検出された場合は，常にその菌が起炎菌なのか混入（汚染）菌であるのかを鑑別する必要がある．臨床症状，菌の採取部位，採取方法，分離された菌量を考慮して慎重に判断する必要がある．

人体の主な常在菌を表に示した．

POINT

- 菌数の多い代表的常在菌を押さえておこう（特に皮膚と消化管！）
- 常在菌は，日和見感染症となりうる．宿主の免疫力低下時等には注意！
- 検出された場合は，起炎菌なのか混入（汚染）菌（コンタミネーション）であるのかを鑑別！

健康人体に普通にみられる主な細菌・真菌

部位	細菌，真菌
皮膚	*S. epidermidis*，その他のCNS，*Corynebacterium* spp.，*Propionibacterium* spp.，*S. aureus*，*Micrococcus* spp.，*Streptococcus* spp.，*Enterococcus* spp.，*Bacillus* spp.，*Mycobacterium* spp.，*Candida* spp.，*Malassezia* spp.
結膜	CNS，*Corynebacterium* spp.，*Propionibacterium* spp.，*Streptococcus* spp.，*Moraxella* spp.，*S. aureus*，*Enterococcus* spp.
鼻咽腔	CNS，*S. aureus*，*Corynebacterium* spp.，*Streptococcus* spp.，*Haemophilus* spp.，*Moraxella* spp.，*S. pneumoniae*，*H. influenzae*，*M. catarrhalis*，*M. nonliquefaciens*，嫌気性グラム陽性球菌，嫌気性グラム陰性桿菌（*Fusobacterium* spp.，*Prevotella* spp.，*Porphyromonas* spp.）
口腔，咽頭	α-, γ-streptococcus，嫌気性グラム陽性球菌，*Neisseria* spp.，*Veillonella* spp.，*Haemophilus* spp.，嫌気性グラム陰性桿菌（*Fusobacterium* spp.，*Prevotella* spp.，*Porphyromonas* spp.），CNS，*Candida* spp.，*S. pneumoniae*，β-溶血性レンサ球菌，*Moraxella* spp.，*Capnocytophaga* spp.，*S. aureus*，CNS，*Actinomyces* spp.，*Corynebacterium* spp.
消化管	*Bacteroides* spp.，*E. coli*，*Enterococcus* spp.，嫌気性グラム陽性球菌，*Klebsiella* spp.， 上記以外の腸内細菌科，*Veillonella* spp.，*Clostridium* spp.，*Bifidobacterium* spp.，*Lactobacillus* spp.，*Fusobacterium* spp.，*Prevotella* spp.，*Corynebacterium* spp.，*Streptococcus* spp.，*Staphylococcus* spp.，*Candida* spp.
尿道，膣	*Streptococcus* spp.，*Enterococcus* spp.，*Corynebacterium* spp.，*Lactobacillus* spp.，*E. coli*，*Bacteroides* spp.，*Micrococcus* spp.，*S. epidermidis*，*Candida* spp.

《皮膚》

*S. epidermidis*は最もよくみられる常在菌である．*Propionibacterium* spp.は嫌気性グラム陽性桿菌で，ニキビの原因菌である．本菌は血液培養で採血時の汚染菌として培養5日目付近で嫌気ボトルに発育する．*Mycobacterium* spp.は抗酸菌で，いわゆる非結核性抗酸菌がみられることがある．*Malassezia* spp.は酵母真菌で，癜風の原因菌が含まれる．形態は*Candida* spp.とは異なる．IVHなどのカテーテル関連性敗血症の原因となる場合がある．本菌属の培養には専用の特別な培地が必要であり，通常の培地には発育しない．

《結膜》

*Propionibacterium acnes*は白内障術後の眼内炎の原因菌として知られている．*Candida* spp.の眼内炎は皮膚に常在する*Candida* spp.がIVHなどの血管内カテーテルから感染を起こし，血行性にくることが多い．*Moraxella lacunata*は常在菌としてはほとんどみられないが，結膜炎の原因菌として知れている．

《鼻咽腔》

Corynebacterium spp.，*Staphylococcus* spp.（*S. aureus*を含む）が代表的な常在菌である，*Neisseria meningitidis*（髄膜炎菌）は環境や動物にはみられず，ヒトのみが鼻咽腔に保有する細菌であり，健康保菌者が存在し，飛沫感染により伝播する．

*Moraxella catarrhalis*は感染症の原因菌として重要であるが，*Moraxella nonliquefaciens*（形態学的に特徴があり，グラム陰性，短く太い桿菌）は常在菌としてみられることが多い．

《口腔，咽頭》

嫌気性菌が非常に多い．嫌気性グラム陽性球菌（*Peptoniphilus* spp.，*Peptostreptococcus* spp.），グラム陰性球菌（*Veillonella* spp.），グラム陰性桿菌（*Prevotella* spp.，*Porphyromonas* spp.，*Fusobacterium nucleatum*など），グラム陽性桿菌（*Actinomyces* spp.など）が主な菌である．*Streptococcus anginosus* group（以前は“*Streptococcus milleri*” groupと呼ばれた）は口腔や咽頭の常在菌であり，*S. anginosus*，*S. constellatus*，*S. intermedius*の3菌種の総称である．これらは微好気性菌で，誤嚥性肺炎や各種膿瘍から検出される．好気性菌はいわゆる口腔内レンサ球菌，*Neisseria* spp.が多い．

《消化管》

*E. coli*よりも*Bacteroides* spp.が多い．*Bacteroides* spp.では*Bacteroides fragilis* group（*B. fragilis*, *B. thetaiotaomicron*, *B. distasonis*, *B. vulgatus*など），*Fusobacterium* spp.（*F. varium*, *F. necrophorum*など）の菌種が多い．大腸にはグラム陽性菌，陰性菌，細菌，真菌などさまざまな微生物が生息している．したがって，通常は検体のグラム染色や抗酸菌染色による塗抹検査は省略されることが多い．*Enterococcus* spp.で稀に検出される*E. gallinarum*と*E. casseliflavus*はもともとバンコマイシン耐性遺伝子（vanC）を保有する菌種で，大腸内に常在するVRE（バンコマイシン耐性腸球菌）である．乳児では成人に比べ*Lactobacillus* spp.が多い．母乳栄養児では*Bifidobacterium* spp.が多い．

《尿道，膣》

思春期～閉経前までの女性の膣内には*Lactobacillus* spp.が優位に多い．膣内の*Lactobacillus* spp.はデーデルライン桿菌と呼ばれ，複数の乳酸桿菌の総称である．これらの菌種は膣内の細胞が分泌するグリコーゲンを分解して乳酸をつくり，このため，膣内のpHは強い酸性となるので，通常の細菌は生息しにくい状態にある（膣の自浄作用）．小児や閉経後の女性では*Lactobacillus* spp.が少ないため，細菌性膣症が起こりやすい．

[小栗豊子]

6 主な検体と検出菌

グラム染色で推定した菌種は，培養検査等を経て，菌名が同定される．この項では，主な検体とその検体で検出される頻度の高い菌種そして特徴等を解説する．

POINT

- 材料別に頻度の高い菌種を整理し，その特徴を押さえておこう．
- 検体採取方法の際の肉眼所見と併せて菌種の特徴を知っておこう．

血液

❶主な検出菌

敗血症の検出菌

	菌名		備考
グラム陽性菌	*Staphylococcus aureus*	黄色ブドウ球菌	
	coagulase-negative staphylococci：CNS	コアグラーゼ陰性ブドウ球菌	
	Streptococcus pyogenes	化膿レンサ球菌	A群溶血レンサ球菌（GAS）
	Streptococcus anginosus		A群溶血レンサ球菌（GAS）
	Streptococcus agalactiae		B群溶血レンサ球菌（GBS）
	Streptococcus dysgalactiae subsp. *Equisimilis*	SDSE[1]	G群溶血レンサ球菌（GGS）
	Streptococcus pneumoniae	肺炎レンサ球菌	
	Enterococcus spp.	エンテロコッカス属	
	Listeria monocytogenes	リステリア	

（次ページに続く）

	菌名		備考
	Bacillus cereus	バチルス・セレウス	
	Corynebacterium spp.	コリネバクテリウム属	CRBSI[2)]
	Propionibacterium spp.	プロピオニバクテリウム属	CRBSI[2)]
グラム陰性菌	*Escherichia coli*	大腸菌	腸内細菌科
	Klebsiella spp.	クレブシエラ属	
	Enterobacter spp.	エンテロバクター属	
	Serratia spp.	セラチア属	
	Proteus spp.	プロテウス属	
	Salmonella Typhi	チフス菌	
	Salmonella Paratyphi A	パラチフス菌	
	Haemophilus influenzae	インフルエンザ菌	
	Campylobacter fetus		
	Brucella spp.	ブルセラ属	
	Helicobacter cinaedi		
	Pseudomonas aeruginosa	緑膿菌	
	Acinetobacter spp.	アシネトバクター属	
	Neisseria meningitidis	髄膜炎菌	
	Burkholderia spp.	バークホリデリア属	CRBSI[2)]
真菌	*Candida* spp.	カンジダ属	
	Cryptococcus spp.	クリプトコッカス属	
	Trichosporon spp.	トリコスポロン属	CRBSI[2)]
	Malassezia spp.	マラセジア属	CRBSI[2)]

1）A群，B群，G群溶血レンサ球菌はいずれもβ溶血レンサ球菌である．SDSEは基礎疾患のある患者に*S.pyogenes*（化膿レンサ球菌）と同様の感染症（劇症型溶血レンサ球菌感染症，扁桃炎など）を起こす．最近，本菌種による感染症が増加し，問題となっている．

2）CRBSI：catheter-related blood stream infectionの略．中心静脈カテーテル関連性敗血症である．

感染性心内膜炎の検出菌

	菌名		備考
グラム陽性菌	*Staphylococcus aureus*	黄色ブドウ球菌	
	coagulase-negative staphylococci：CNS	コアグラーゼ陰性ブドウ球菌	特に人工弁による心内膜炎
	Streptococcus spp.	レンサ球菌属	特にNVSやα溶連菌
	Enterococcus spp.	エンテロコッカス属	
	Bacillus cereus	バチルス・セレウス	特に人工弁による心内膜炎
	Corynebacterium spp.	コリネバクテリウム属	特に人工弁による心内膜炎
グラム陰性菌	HACEK group		
	Bartonella spp.	バルトネラ属	
	グラム陰性桿菌（ブドウ糖非発酵菌を含む）		
真菌	*Candida* spp.	カンジダ属	

※HACEK group：*Haemophilus*, *Actinobacillus*（*Aggregatibacter*）, *Cardiobacterium*, *Eikenella*, *Kingella* の各菌属である．病原性が低く発育緩徐で，栄養要求性の高い菌の集団をさす．心内膜炎の起炎菌となるグラム陰性桿菌である．炭酸ガス培養でチョコレート寒天培地などを用いて2日間以上の培養が必要である．

❷血液培養結果の解釈とポイント

ⓐカルチャーボトルでは血液中に存在した菌数（菌量）の判定はできない

血液は他の検体と異なり白金耳で寒天培地に接種せず，血液培養ボトルの液体培地に接種して増菌させる．これは血液中の菌数が少ないため，寒天培地に白金耳で塗抹しても菌が発育しない場合が多いことによる．ちなみに通常の白金耳にとれる検体量は1/200～1/300 mLであり分離培地に集落が出現するためには材料1 mL当たり200～300個の菌数が必要となる．増菌培養は菌の検出率を著しく上昇させるが，材料中のもとの菌数や菌量を知ることはできない．

ⓑ培養から菌陽性サインが出るまでの時間

抗菌薬を使用していない患者の陽性例はほとんどが2日以内に陽性となる．

抗菌薬投与中の患者血液では，通常は発育の早い菌でも遅れて発育する場合がある．

発育が悪く培養の難しい菌：*Helicobacter cinaedi*, *Capnocytophaga canimorsus*, *Propionibacterium* spp., *Desulfovibrio* spp., *Bartonella* spp.などは発育が遅い．特に*Bartonella* spp.は1カ月近くを要する場合もある．

ⓒ偽陰性と偽陽性

偽陽性の頻度：バクテック™（好気ボトル：1.1％，嫌気ボトル：1.0％，全体：1.3％）
バクテアラート®（好気ボトル：2.9％，嫌気ボトル：0.5％，全体：1.3％）

偽陰性：陽性サインは出ないがボトルに菌が発育している場合がある．バクテック™のボトルでは機械にセットするまでに長時間を要した場合に，この間に細菌が大量に増殖したものを機械にかけても陽性サインは出ないとされている．これらを発見するには培養期限の過ぎた後，ボトルの内容のグラム染色とサブカルチャーを実施することで発見できる．

偽陽性：血液中の白血球数が異常に多い場合や，ボトルに血液を極端に多く摂取した場合にみられることがある．

ⓓ陽性ボトルから菌属（または菌種）を推定する

陽性のボトルがあった場合には，以下の表のように解釈する．

例	1セット		2セット		解釈
	好気	嫌気	好気	嫌気	
1	(＋)	(＋)	(＋)	(＋)	すべて同種の菌が検出された場合は起炎菌と考えられる
2	(＋)	(＋)	(－)	(－)	1セットのみ陽性の場合，コンタミネーション，または起炎菌の菌数が少ない場合が考えられる
3	(＋)	(－)	(＋)	(－)	偏性好気性菌（*Pseudomonas aeruginosa*, *Candida albicans*など）の可能性がある
4	(－)	(＋)	(－)	(＋)	偏性嫌気性菌（*Bacteroides fragilis*, *Clostridium* spp.など）の可能性がある
5	(＋)	(－)	(－)	(－)	1本のみ陽性．コンタミネーションまたは起炎菌の菌数が少ない場合が考えられる
6	(－)	(＋)	(－)	(－)	

血管カテーテル

血管内留置カテーテルに由来する感染症は，挿入部皮膚の常在菌が侵入する場合や，手指や医療機器を介するカテーテル内腔の汚染によって発症する．主に留置部位に限局する皮膚感染症と，全身感染症であるCRBSIに大別される．CRBSIが疑われた場合は，抜去されたカテーテルの培養を行い，血液培養と同じ菌が分離した場合に確定診断される．

主な検出菌は以下のごとくである．

❶主な検出菌

	菌名		備考
グラム陽性菌	*Staphylococcus aureus*	黄色ブドウ球菌	MRSAが多い
	coagulase-negative staphylococci：CNS	コアグラーゼ陰性ブドウ球菌	*S. epidermidis* 等
	Enterococcus spp.	エンテロコッカス属	
	Bacillus cereus	バチルス・セレウス	
	Corynebacterium spp.	コリネバクテリウム属	
グラム陰性菌	*Escherichia coli*	大腸菌	腸内細菌科
	Klebsiella spp.	クレブシエラ属	
	Enterobacter spp.	エンテロバクター属	
	Serratia spp.	セラチア属	
	Proteus spp.	プロテウス属	
	Pseudomonas aeruginosa	緑膿菌	
	Acinetobacter spp.	アシネトバクター属	
	Burkholderia spp.	バークホリデリア属	
嫌気性菌	*Propionibacterium* spp.		
真菌	*Candida* spp.	カンジダ属	
	Trichosporon spp.	トリコスポロン属	
	Malassezia spp.	マラセジア属	

❷血管カテーテル培養結果の解釈とポイント

CRBSIが疑われた場合の血管内留置カテーテルの抜去基準

- カテーテルが閉塞した場合
- カテーテル挿入部の血栓形成や血管炎徴候
- 菌血症性による感染性心内膜炎，塞栓症状の徴候
- 血液培養で黄色ブドウ球菌，緑膿菌，カンジダ，抗酸菌が分離された場合
- 血液培養の結果，分離された菌に対しての抗菌薬投与にもかかわらず，感染徴候が72時間以上持続し，カテーテル以外に明らかな感染源が見出せない場合

このような場合は，カテーテルを抜去し，カテ先を培養し，血液培養の分離菌と比較し，カテーテル感染か否かを確認する．分離菌の特徴としては，皮膚の常在菌の頻度が高いが基本的には，血液培養での分離菌と類似した細菌が同定されることが多い．

髄液

❶主な検出菌

細菌性髄膜炎の市中発症例では患者の年齢により起炎菌が異なっている．特に新生児の髄膜炎から検出される菌種は特徴的である．年齢区分とともに起炎菌を整理しておこう．

●髄液から検出される主な菌（ウイルス・原虫のぞく）

	菌名	
細菌	*Staphylococcus aureus*	黄色ブドウ球菌
	S. epidermidis etc. CNS	コアグラーゼ陰性ブドウ球菌
	Streptococcus agalactiae	
	Streptococcus pneumoniae	肺炎レンサ球菌
	Listeria monocytogenes	リステリア菌
	Neisseria meningitidis	髄膜炎菌

（次ページに続く）

	菌名	
細菌	*Haemophilus influenzae*	インフルエンザ菌
	E. coli etc. *Enterobacteriaceae*	大腸菌等腸内細菌科
	Elizabethkingia meningoseptica	
	Sphingomonas paucimobilis	
	Campylobacter fetus	カンピロバクター
	Mycobacterium tuberculosis	結核菌
真菌	*Cryptococcus neoformans*	クリプトコッカス
	Candida albicans etc.	カンジダ
	Aspergillus spp.	アスペルギルス属
	Mucor spp.	ムコール属

細菌性髄膜炎起炎菌と患者年齢との関係

	起炎菌	
新生児～3カ月	*Streptococcus agalactiae*	
	Escherichia coli	大腸菌
	Listeria monocytogenes	リステリア菌
	Elizabethkingia meningoseptica	
3～6カ月	*Streptococcus agalactiae*	
	Streptococcus pneumoniae	肺炎レンサ球菌
	Haemophilus influenzae	インフルエンザ菌
6カ月～6歳	*Streptococcus pneumoniae*	肺炎レンサ球菌
	Haemophilus influenzae	インフルエンザ菌
6歳～成人	*Streptococcus pneumoniae*	肺炎レンサ球菌
	Neisseria meningitidis	髄膜炎菌
脳外科処置患者	*Staphylococcus aureus*	黄色ブドウ球菌
	CNS	コアグラーゼ陰性ブドウ球菌
		グラム陰性桿菌

❷髄液における結果の解釈

《コンタミネーションについて》

髄液は通常は無菌の検体であるから検出菌は起炎菌の可能性が高い．しかし，コンタミネーションも生じる．皮膚に常在する菌（CNSやコリネバクテリウム属等）は，コンタミネーションで検出されることが多い．感染徴候がみられず，少量の菌が検出されたら，それはコンタミネーションの可能性が高い．しかし，脳外科手術後で，これらの皮膚常在菌が起炎菌であることも少なくないので注意が必要である．

《迅速検査との併用》

髄膜炎の場合は，治療を急ぐ場合も少なくなく，迅速検査キットの併用が推奨される．

《薬剤について》

髄膜炎における抗菌薬の選択においては，その薬剤の髄液移行性の良し悪しが非常に重要である．基本的にMIC値は，髄膜炎の場合，当然低くなる．

《菌種別注意点》

- *Listeria monocytogenes*は家畜，生の牛乳，チーズなどの乳製品やペット等から感染する場合が多い．低温に強く，冷蔵庫内でも発育・増殖する．
- 髄膜炎菌は，保菌者からの感染であり，ヒト以外の動物から検出されることはない．患者の家族や寮などでの共同生活者等，同居者の検査も必要である．

喀痰

喀痰は，常在菌が常に混入する．よって，検出菌が起炎菌であるか否かは慎重に確認する必要がある．

以下の表では，検出される代表的常在菌，重要な病原菌となる常在菌および常在菌でない病原菌に分けて呈示する．

❶主な検出菌　※ウイルスを除く

	菌名	
代表的な常在菌	α－, γ－streptococci	緑色レンサ球菌
	Neisseria spp.	ナイセリア属
	Haemophilus spp.	インフルエンザ菌以外
	Lactobacillus spp.	ラクトバチルス属
	Actinomyces spp.	アクチノマイセス属
	Corynebacterium spp.	コリネバクテリウム属
	CNS	コアグラーゼ陰性ブドウ球菌
	Moraxella nonliquefaciens	
		各種嫌気性菌
	Candida spp.	カンジダ属
重要な病原菌となる常在菌	*Streptococcus pneumoniae*	肺炎レンサ球菌
	Haemophilus influenzae	インフルエンザ菌
	Moraxella (Branhamella) catarrhalis	
	Staphylococcus aureus	黄色ブドウ球菌
	Actinomyces spp.	
	Streptococcus pyogenes	化膿レンサ球菌（GAS）
	Streptococcus agalactiae	GBS
	Streptococcus anginosus group	GAS
	Bordetella pertussis	健康保菌者
環境・動物由来の病原菌	*Pasteurella multocida*	人畜共通感染症
	Pseudomonas aeruginosa	緑膿菌
	Klebsiella pneumoniae	クレブシエラ（肺炎桿菌）
	Legionella pneumophila	レジオネラ
抗酸菌	*Mycobacterium tuberculosis*	結核菌
	Mycobacterium avium complex	MAC
	Mycobacterium intracellulare	
Mycoplasma, *Chlamydia*	*Mycoplasma pneumoniae*	マイコプラズマ
	Chlamydia psittaci	
	Chlamydophila pneumoniae	
真菌（カンジダ属除く）	*Cryptococcus neoformans*	クリプトコッカス
	Aspergillus spp.	アスペルギルス
	Pneumocystis jirovecii	ニューモシスチス肺炎

❷喀痰の結果の解釈

《有意な菌数と考慮すべきこと》

10^6～10^7CFU/mL以上の菌数でなければ，有意な結果とはいえない．また，有意数以上の菌数が検出された場合も，臨床症状が乏しかったり，喀痰中の白血球数等が低ければ，起炎菌とは断定できない．

《重要な病原菌となる常在菌》

表の肺炎レンサ球菌，インフルエンザ菌，*Moraxella catarrhalis*，黄色ブドウ球菌は，小児においてしばしば感染症とは無関係に検出されるので，起炎菌か否かの判定は慎重に行う必要がある．

《誤嚥性肺炎の検査で注意すべきこと》

誤嚥性肺炎の原因菌は，口腔内常在菌の一部が原因で起こることが多い．喀痰が提出された場合，これらの検体は常在菌を含むので嫌気培養は行わない．したがって起炎菌は検出されず常在菌であったと報告される．誤嚥性肺炎が疑われたら，喀痰の外観やGecklerの分類などで品質管理を行い，グラム染色標本を鏡検して起炎菌を推定し，必要に応じ，治療抗菌薬を選ぶ．

《気管支洗浄液，気管支肺胞洗浄液，肺穿刺液などの常在菌混入を避けて採取した検体で実施する特殊な菌種》

マイコプラズマ，クラミジア，百日咳菌やレジオネラは，検査オーダーがあった場合に限り行う．通常の検査で，これらの菌を判定することはできない．レジオネラは，土壌や温泉水，風呂水などの環境に生息してヒトに感染するため，アウトブレイクに注意．

尿

尿検体も喀痰同様，常在菌や特に女性の場合は膣からの混入菌が含まれるので，臨床症状や尿中白血球数等も重要である．主な起炎菌は以下の通り．

❶主な検出菌

膀胱炎・腎盂腎炎からの起炎菌

	菌名		備考
グラム陽性菌	*Staphylococcus aureus*	黄色ブドウ球菌	
	Enterococcus spp.	エンテロコッカス属	腸球菌 *E. faecalis* 等
	coagulase-negative staphylococci：CNS	コアグラーゼ陰性ブドウ球菌	混入菌として検出されることが多い
	Corynebacterium spp.	コリネバクテリウム属	
グラム陰性菌	*Escherichia coli*	大腸菌	その他の腸内細菌科も検出されることがある
	Klebsiella spp.	クレブシエラ属	
	Enterobacter spp.	エンテロバクター属	
	Serratia spp.	セラチア属	
	Citrobacter spp.	シトロバクター属	
	Proteus spp.	プロテウス属	
	Pseudomonas aeruginosa	緑膿菌	
	Acinetobacter spp.	アシネトバクター属	
	ブドウ糖非発酵グラム陰性桿菌		
抗酸菌	*Mycobacterium tuberculosis*	結核菌	膀胱癌BCG療法後のBCG感染が稀にある
	その他の抗酸菌		
真菌	*Candida* spp.	カンジダ属	
	Trichosporon spp.	トリコスポロン属	

❷尿の結果の解釈

尿中に検出された菌は，総菌数で10^4CFU/mL以上認められれば，複数菌の場合でも感受性試験まで行う．検出菌の解釈についてまとめたのが下記の表である．

尿培養検査における検出菌の解釈

採尿方法または患者状態	尿路感染症が示唆される所見		尿路感染症が否定される所見（起炎菌と汚染菌の尿中菌数の比較等）	検出菌が起炎菌と解釈される他の所見
	代表的な起炎菌の尿中菌数（CFU/mL）	尿中白血球またはエステラーゼ検査		
中間尿（女性）膀胱炎症状あり	＞10^2	（＋）	代表的な起炎菌の菌数≦汚染（常在）菌	
中間尿（女性）腎盂炎症状あり	＞10^5	（＋）	代表的な起炎菌の菌数≦汚染（常在）菌	塗抹検査で起炎菌と推定される菌の貪食像，または細菌円柱が認められる
中間尿，無症候性細菌尿	＞10^5	（－）	全体の菌数＜10^5CFU/mLで，代表的な起炎菌の菌数≦汚染（常在）菌	臨床的に感染が推定される時期に検査を繰り返して確認
中間尿（男性）尿路感染症状あり	＞10^3	（＋）	全体の菌数＜10^3CFU/mLで，代表的な起炎菌の菌数≦汚染（常在）菌	塗抹検査で起炎菌と推定される菌の貪食像，または細菌円柱が認められる
カテーテル採尿	＞10^2	有症患者で（＋）	代表的な起炎菌の菌数＜10^2CFU/mLで，尿中白血球エステラーゼ検査（－）	同上
膀胱留置カテーテル採尿	＞10^3（複数菌検出）		無症候性細菌尿患者，尿中白血球エステラーゼ検査は（＋）または（－）	

「臨床微生物検査ハンドブック 第4版（小栗豊子/編），三輪書店，2011」より転載

《単純性および複雑性尿路感染症とその起炎菌》

感染を引き起こしやすい基礎疾患のない尿路感染症を単純型尿路感染症といい，その50～80％は大腸菌である．グラム陽性球菌では，CNSが多い．一方，基礎疾患を有する複雑型尿路感染症では，腸球菌等の頻度が高くなり，特にカテーテル挿入例では，緑膿菌やセラチアといった日和見感染症が多くみられる．

糞便

❶主な検出菌　※細菌のみ

	菌名	
細菌	病原性大腸菌（EPEC, ETEC, EHEC, EIEC, EAEC）	
	Shigella spp.	赤痢菌は日本人では頻度低い
		S. dysenteriae, *S. flexneri*, *S. boydii*, *S. sonnei*
	Salmonella spp.	サルモネラ属
		Salmonella enterica var. Typhi
		Salmonella enterica var. Paratyphi A
	Yersinia spp.	エルシニア属
		Yersinia enterocolitica
		Yersinia pseudotuberculosis
	Vibrio spp.	腸炎ビブリオ（*Vibrio parahaemolyticus*）
		Vibrio cholerae O1, O139, non-O1
	Aeromonas hydrophila subsp.	*hydrophila*
	Campylobacter jejuni subsp.	カンピロバクター
		Campylobacter jejuni subsp. *jejuni*
		Campylobacter coli
	Bacillus cereus	セレウス菌
	Staphylococcus aureus subsp.	黄色ブドウ球菌
	Clostridium difficile	ディフィシル菌

※EPEC：腸管病原性大腸菌，ETEC：腸管毒素原性大腸菌，EHEC：腸管出血性大腸菌，EIEC：腸管侵入性大腸菌，EAEC：腸管凝集付着性大腸菌

❷糞便における結果の解釈

《肉眼的性状の確認》

糞便の肉眼的性状から原因菌の推定が可能なことがあるので，検体採取時の肉眼性状と菌種は併せて理解するとよい．

《病原性大腸菌の分類》

病原大腸菌は，上記表の注釈のように5つのカテゴリーに分類され

ている．*E.coli* が同定された後に，抗血清を用いた凝集反応，エンテロヘモリジン検査，および毒素検査を行い，分類する．EHECのなかで最も重要な血清型がO157である．また，EHECが産生するベロ毒素の検出には，逆受身ラテックス凝集反応，EIA法，イムノクロマトグラフィー法がある．

《糞便培養検査のパニック値》

Shigella spp., *Salmonella* spp., EHEC, *V.cholerae* 等の臨床的に重要かつ伝染性が強い菌種が分離された場合は，パニック値となり，医師へすみやかに連絡がなされる．これらの多くは感染症法にも規定されており，保健所への報告義務もある．

《*Clostridium difficile* について》

C. difficile は，抗菌薬関連腸炎・下痢症の主要な原因菌である．下痢症にはトキシンAとBが関与しており，便中トキシン検査試薬による2種類のトキシン検査が可能だが，検出感度があまり高くないので，陰性だからといって否定はできない．なお，本菌は，芽胞を形成して環境中に残存し，病院感染の原因となるので注意が必要である．

胆汁

❶主な検出菌

	菌名	
細菌	*Klebsiella* spp.	肺炎桿菌（*K. pneumoniae*）等
	Escherichia coli	大腸菌
	Enterobacter spp.	エンテロバクター属
	Proteus spp.	プロテウス属
	Salmonella enterica var. Typhi	サルモネラ
	Salmonella enterica var. Paratyphi A	
	Pseudomonas aeruginosa	緑膿菌
	Enterococcus faecalis	腸球菌
	Bacteroides fragilis group	バクテロイデズ属
	Clostridium perfringens	パーフォリンゲンス菌

❷胆汁における結果の解釈

- 培養は必ず，好気培養と嫌気培養の両方を実施している．
- 胆汁の採取方法は，最近では経皮経肝胆管ドレナージ（PTCD）が多い．この場合，口腔内の常在菌の混入を避けられ，明らかに無菌的に採取された胆汁においては，検出菌を起炎菌と解釈できる．
- *Klebsiella* spp.の頻度が高い．

膿

❶主な検出菌

	菌名		備考
細菌	*Staphylococcus aureus*	黄色ブドウ球菌	
	Staphylococcus epidermidis	表皮ブドウ球菌	混入菌として検出されることが多い
	Staphylococcus lugdunensis		
	α−, *γ*−streptococci	緑色レンサ球菌	
	β−streptococci		
	Streptococcus pneumoniae	肺炎レンサ球菌	
	Enterococcus spp.	エンテロコッカス属	
	Corynebacterium spp.	コリネバクテリウム属	
	Pseudomonas aeruginosa	緑膿菌	
	Escherichia coli	大腸菌	その他の腸内細菌科
	Haemophilus spp.	ヘモフィルス属	
	Actinomyces spp.		
	Clostridium spp.	クロストリジウム属	*C. perfringens*, *C. tetani* 等
抗酸菌	*Mycobacterium tuberculosis*	結核菌	その他の抗酸菌
真菌	*Candida* spp.	カンジダ属	
	Nocardia spp.	ノカルジア属	

❷膿における結果の解釈

糞便における場合と同様に，膿の性状や臭気から原因菌を推定できる場合があり，特に緑色では，*Pseudomonas aeruginosa* を，腐敗臭や糞便臭では嫌気性菌等が予想できる．

〔小倉加奈子，小栗豊子〕

7 抗菌薬感受性検査

POINT

- 使用頻度の高い抗菌薬とその感受性のある細菌をまとめて理解しておく.
- 体内の薬物動態（Pharmacokinetics）の基本を理解し，MIC値が低い＝最適な薬剤と早合点しない.

抗菌薬感受性検査の種類

日常検査における抗菌薬感受性検査には，①微量検体希釈法，②ディスク拡散法，③Eテスト法が用いられている．①と②は，米国のCLSI（Clinical and Laboratory Standards Institute）で制定された標準法であり，Eテスト法はスウェーデンで開発された方法である.

①の微量検体希釈法は，感受性検査の基本になる最も精密かつ正確な方法で，**結果は，MIC（最小発育阻止濃度）で表示**される．これに対し，ディスク拡散法は希釈法をもとに制定された定性的な方法であり，成績は菌が生育しなかったいわゆる「阻止円」の直径の大きさから，感性（S），中間（I），耐性（R）で表現される．嫌気性菌のディスク拡散法は確立されていないため，希釈法を用いる．ちなみにディスク拡散法と希釈法は，相関するようにつくられており，感性が耐性になるような結果の不一致（major error）の発生は，1％以下に，感性が中間という判定になるような結果の不一致（minor error）は，5％以内に抑えられるようにディスク拡散法を制定している．Eテスト法は，ディスク拡散法と同様の操作法であるが，MIC値を得られる．ここでは，①と②を中心に解説していく.

抗菌薬感受性検査成績の判定

CLSI法では，susceptible（S：感性），intermediate（I：中間），resistant（R：耐性）の3つのカテゴリーが用いられている．

S（感性）：推奨される抗菌薬の投与量で臨床効果が期待できる
I（中間）：1）通常投与量では効果が低い（大量投与が必要）
2）抗菌薬移行性の良好な部位の感染症の場合には，効果が期待できる
R（耐性）：臨床効果が期待できない

という定義となっている．臨床的に治療効果が期待できるMIC値と期待できないMIC値との分岐点を「ブレイクポイント」と呼ぶが，おのおのの菌種と抗菌薬によって定められている．

抗菌薬選択時における注意点

感染症の起炎菌治療に抗菌薬を選択する基準は以下のごとくである．

①抗菌力（抗菌薬感受性検査結果）
②抗菌薬の体内動態（吸収，臓器移行性，排泄臓器）
③副作用（腎，肝毒性，アレルギーなど）
④投与方法（経口，静脈内，筋肉内投与）
⑤患者の重症度，基礎疾患
⑥薬物相互作用
⑦耐性菌出現防止
⑧経済効果

以上の項目に留意しながら，慎重に決定する．なお，感染局所の状況を直接反映する臨床徴候とデータの変化を確認することが最も重要である．例えば，肺炎であれば，呼吸数，喀痰の量と性状，聴診所見等の臨床症状，加えて，動脈ガス分析の値等である．また，体温や白血球数，CRPなどもチェックする．

さらに留意しておくべき点

《MIC値が低い＝最適な薬剤，とは限らない》

MIC値が低い＝最適な薬剤と安易に判断してはいけない．上述の基準にもあるように抗菌薬の体内動態も併せて判断しなければならない．MIC値が低くとも，感染病巣内への移行が悪いものや副作用が強くて投与量が制限される抗菌薬は，実際には有効ではない．

《培養の感受性結果は，生体内での効果と異なることがある》

例えば，多くのアミノグリコシド薬やニューキノロン薬は嫌気性菌には無効であり，βラクタム薬は細胞内移行が不良であるため，レジオネラなどの細胞内増殖菌には無効なことも多い．また，ミノサイクリンは，MRSAに対してはMIC値では有効にみえても実際には無効である．

《培養で検出される菌＝起炎菌，とは限らない》

起炎菌以外では，汚染菌と定着菌の可能性を考える．

- 汚染菌：血液培養で皮膚の常在菌が検出されたときは，採血時の混入，つまり汚染の可能性がある．
- 定着菌（コロニゼーション）：口腔，皮膚，消化管，膣などには常在菌がいる．たとえMRSAであっても入院患者では口腔に定着していることもあり，喀痰から検出されても肺炎の起炎菌であることは少ない．

培養菌を起炎菌と判断するためには…

→臨床症状，培養の採取部位，採取方法，分離菌量等を考慮して判断する．

《培養で菌が検出されない場合は…》

嫌気性菌，マイコプラズマ，レジオネラ等，通常の培養方法では分離されない菌を考える．また，細菌検査オーダー時に，これらの菌を疑う場合は，検査室に連絡を．

《抗菌薬開始後の培養は…》

抗菌薬が有効である場合は，治療後に起炎菌は検出されなくなる．培養よりも迅速に抗菌薬の有効性を判断するうえでは，**むしろグラム染色が有効**！

また，培養結果で薬剤感受性が変化した場合は，起炎菌のみに有効でより毒性の少ない抗菌薬に変更する．

抗菌薬の略号，一般名および抗菌スペクトル

日常的に汎用されている抗菌薬の代表的菌における抗菌スペクトルの一覧を示す．

抗菌スペクトル表

抗菌薬略号	一般名（英語）	一般名（日本語）	*Staphylococcus*	*Streptococcus*	*Enterococcus*	*Neisseria gonorrhoeae*	*Branhamella catarrhalis*	*Haemophilus influenzae-Escherichia-Shigella-Salmonella*	*Klebsiella*	*Serratia-Enterobacter*	*Pseudomonas aeruginosa*	嫌気性グラム陽性菌（*Clostridium*）	*Bacteroides fragilis group*
PCs	Penicillins	ペニシリン系											
PCG	Benzylpenicillin (Penicillin G)	ベンジルペニシリン（ペニシリンG）	●	●		●						▲	
ABPC	Ampicillin	アンピシリン（アミノベンジルペニシリン）	●	●	●	●	○	●	○			▲	
ABPC/SBT	Ampicillin/ Sulbactam	アンピシリン/スルバクタム	●	●	●	●		●	●				○
AMPC/ CVA	Amoxicillin/ Clavulanic acid	アモキシリン/クラブラン酸	●	●		●		●	●			▲	●
PIPC	Piperacillin	ピペラシリン	●	●	●	●	●	●	●	●	●	▲	●
PIPC/TAZ	Piperacillin/ Tazobactam	ピペラシリン/タゾバクタム	○	○	○	○	○	○	○	○	○	△	○
CEPs	Cephems Cephalosporins	セフェム系 セファロスポリン系											
（第1世代） CEZ	Cefazolin	セファゾリン	●	●		●	●	●	●				
（第2世代） CTM	Cefotiam	セフォチアム	●	●		●	●	●	●	●		▲	
CMZ	Cefmetazole	セフメタゾール	●	●		●		●	●	▲		▲	●
（第3世代） CTX	Cefotaxime	セフォタキシム	●	●	○	●	●	●	●	●	○	▲	●
CAZ	Ceftazidime	セフォタジジム	○	○		●	●	●	●	●	●		●
CTRX	Ceftriaxone	セフォトリアキソン	○	○		○		○	○	○	○	△	○
（第4世代） CFPM	Cefepime	セフェピム	○	○	○		○	△	○	○	○	△	○
CPR	Cefpirome	セフピロム	●	●	●	●	●	●	●	●	●	▲	●

●○▲△については表の最後を参照

（次ページに続く）

抗菌薬略号	一般名（英語）	一般名（日本語）	*Staphylococcus*	*Streptococcus*	*Enterococcus*	*Neisseria gonorrhoeae*	*Branhamella catarrhalis*	*Haemophilus influenzae-Escherichia-Shigella-Salmonella*	*Klebsiella*	*Serratia-Enterobacter*	*Pseudomonas aeruginosa*	嫌気性グラム陽性菌（*Clostridium*）	*Bacteroides fragilis group*
（βラクタマーゼ阻害薬配合）													
CPZ/SBT	Cefoperazone/ Sulbactam	セフォペラゾン/ スルバクタム	●	●		●		●	●	●	●	▲	●
	Oral cephems	経口セフェム系											
CCL	Cefaclor	セファクロール	●	●		●	●	●	●				
CFDN	Cefixime	セフィキシム		○		○	○	○	○	○			○
CFTM-PI	Cefteram-pivoxil	セフテラム－ピボキシル	○	○		○	○	△	○	○			○
CFPN-PI	Cefcapene-pivoxil	セフカペン－ピボキシル	○	○		○	○	△	○	○			○
CDTR-PI	Cefditoren-pivoxil	セフジトレン－ピボキシル	●	●		●	●	▲	●	●		▲	●
	Oxacephems	オキサセフェム系											
FMOX	Flomoxef	フロモキセフ	●	●		●	●	●	●	▲		▲	●
	Pnems	ペネム系											
FRPM	faropenem	ファロペネム	●	●	●	●	●	●	●	●		●	●
	Carbapenems	カルバペネム系											
IPM	Imipenem	イミペネム	●	●	●	●	●	●	●	●	●	▲	●
MEPM	Meropenem	メロペネム	●	●	●	●	●	●	●		●	▲	●
TBPM	Tebipenem	テビペネム	○	○	△		○	△	△	△			
	Monobactams	モノバクタム系											
AZT	Aztreonam	アズトレオナム				●		●	●	●	●		
Ags	Aminoglycosides	アミノグリコシド系											
GM	Gentamicin	ゲンタマイシン	●	○		●		●	●	●	●		
AMK	Amikacin	アミカシン	●	○		○		○	○	○	○		
ABK	Arbekacin	アルベカシン	●	○		○		○	○	○	○		
SPCM	Spectinomycin	スペクチノマイシン		○		●		○	○	○	○		
TCs	Tetracyclines	テトラサイクリン系											
MINO	Minocycline	ミノサイクリン	●	●	●	●	●	●	●	●	○	▲	●

●○▲△については表の最後を参照

（次ページに続く）

抗菌薬略号	一般名（英語）	一般名（日本語）	*Staphylococcus*	*Streptococcus*	*Enterococcus*	*Neisseria gonorrhoeae*	*Branhamella catarrhalis*	*Haemophilus influenzae-Escherichia-Shigella-Salmonella*	*Klebsiella*	*Serratia-Enterobacter*	*Pseudomonas aeruginosa*	嫌気性グラム陽性菌（*Clostridium*）	*Bacteroides fragilis group*
MLs	Macrolides	マクロライド系											
EM	Erythromycin	エリスロマイシン	●	●	●	●	●	▲				▲	●
CAM	Clarithromycin	クラリスロマイシン	●	●	●	●	●	▲				▲	●
AZM	Azithromycin	アジスロマイシン	○	○	○	○	○	○	○	△		△	○
LCMs	Lincomycins	リンコマイシン系											
CLDM	Clindamycin	クリンダマイシン	●	●	○	●		▲				▲	●
QLs	Quinolones	キノロン系											
OFLX	Ofloxacin	オフロキサシン	●	●	●	●	●	●	●	●	●	▲	●
CPFX	Ciprofloxacin	シプロキサシン	●	●	●	●	●	●	●	●	●	▲	●
TFLX	Tosufloxacin	トスフロキサシン	●	●	●	●	●	●	●	●	●	▲	●
LVFX	Levofloxacin	レボフロキサシン	○	○	○	○	○	○	○	○	○	△	○
GFLX	Gatifloxacin	ガチフロキサシン	○	○	○	○	○	○	○	○	○	○	○
GRNX	Garenoxacin	ガレノキサシン	○	○	△	△	○	△	○	△	△	△	△
CPs	Chloramphenicols	クロラムフェニコール系											
CP	Chloramphenicol	クロラムフェニコール	○	○		○		○	○	○		△	○
PLs	Polypeptides	ポリペプチド系											
CL	Colistin	コリスチン						○	○	○	○		
GPs	Glycopeptides	グリコペプチド系											
VCM	Vancomycin	バンコマイシン	●	●	●							▲	
TEIC	Teicoplanin	テイコプラニン	○	○	●							△	
	Lipopeptides	リポペプチド系											
DAP	Daptomycin	ダプトマイシン	○										
	Others												
FOM	Fosfomycin	ホスフォマイシン	○	○		○		○	○	○	○	△	○
ST	Sulfamethoxazole-trimethoprim	ST合剤	○	○		○		○	○	○		△	
OZs	Oxazolidinones	オキサゾリジノン系											
LZD	Linezolid	リネゾリド	○	○	○							○	

●○▲△については表の最後を参照

（次ページに続く）

抗菌薬略号	一般名（英語）	一般名（日本語）	*Staphylococcus*	*Streptococcus*	*Enterococcus*	*Neisseria gonorrhoeae*	*Branhamella catarrhalis*	*Salmonella*	*Escherichia-Shigella-*	*Haemophilus influenzae-*	*Klebsiella*	*Serratia-Enterobacter*	*Pseudomonas aeruginosa*	嫌気性グラム陽性菌（*Clostridium*）	*Bacteroides fragilis group*
β-lactamase inhibitors		β-ラクタマーゼ阻害剤													
CVA	Clavulanic acid	クラブラン酸	抗菌活性はない（他の抗菌薬と合剤で使う）												
SBT	Sulbactam	スルバクタム													
TAZ	Tazobactam	タゾバクタム													

●：感受性あり（日常検査で汎用）
○：感受性あり
▲：複数菌種のいずれかに対し抗菌力が弱い（日常検査で汎用）
△：複数菌種のいずれかに対し抗菌力が弱い

上記の抗菌薬以外に臨床現場では，抗結核薬，抗真菌薬，抗ウイルス薬が使用される．各病院において採用されているそれらの薬剤の名称はチェックしておこう．

代表的な菌種の薬剤感受性の特徴

代表的な菌種の薬剤感受性の特徴をグラム陽性菌と陰性菌に分けて，下に示す．また，順天堂大学練馬病院における直近の代表的な菌種における感性率を呈示する．

●グラム陽性菌の薬剤感受性の特徴

菌種名	特徴（感性の抗菌薬）	特徴（耐性の抗菌薬）
Streptococcus pyogenes *Streptococcus agalactiae*（GBS）	PCG，ABPC，CEZなどβ-ラクタム系薬，VCMにはすべて（S） GBSはPCG（I）のものも存在する	アミノグリコシド系薬（GM，TOB，AMKなど）には（I）または（R） EM，CLDM耐性株が増加 TCには耐性株が多い GBSはフルオロキノロン耐性株が増加
Streptococcus pneumoniae	VCMにはすべて（S），第3世代セフェム（CTX，など），カルバペネム系（IPMなど）に（I），（R）の株が増加している	アミノグリコシド系薬には（I）または（R），TC，EM，CLDM耐性株は多い PCGは髄膜炎の基準ではほとんどが（R）であるが，髄膜炎以外の基準では90％以上の株が（S）
Enterococcus faecalis（GBS）	ABPCにはすべて（S），IPMには（R）の株あり VCMには（S），稀に（I）または（R）	第1（CEZなど），第2（CMZなど），第3（CTXなど），第4（CFPMなど）世代セフェム，CLDM，ST合剤には臨床的に無効 EM，TC，フルオロキノロンにも耐性株が多い
Enterococcus faecium（*Enterococcus avium*の一部）	VCMには（S），稀に（I），（R）もある	第1～第4世代セフェム，CLDM，ST合剤には臨床的に無効 PCG，ABPC，IPMに耐性株が多い TC，EM，LVFXにも耐性株が多い
Staphylococcus	VCM，TEICには（S），稀に（I）ABK耐性株も少ない	PCG（S）でMPIPC（R）の場合は再検，他の菌属を疑う EM（S）でCLDM（R）の場合は他の菌属を疑う

（次ページに続く）

菌種名	特徴（感性の抗菌薬）	特徴（耐性の抗菌薬）
Staphylococcus saprophyticus subsp. *saprophyticus*	ほとんどすべての薬剤に感性	PCs以外のβ-ラクタム系にはほとんどすべて（S）
Listeria monocytogenes	ABPCにすべて（S）	第3世代セフェム（CTX，CAZなど）には（I）または（R）
Corynebacterium xerosis	VCMにはすべて（S） MINO耐性株も少ない	GM，CLDM，LVFXに耐性株が多い
Corynebacterium jeikeium	VCM，MINOにはすべて（S）	VCM，MINO以外の薬剤には耐性株が多い
Corynebacterium urealyticum	VCMにはすべて（S） MINO耐性株も少ない	β-ラクタム系，アミノグリコシド系，LVFXに耐性株が多い
Bacillus cereus	アミノグリコシド系薬，VCMには（S） IPMにも（S）	PCG，ABPC，CEZなどβ-ラクタム系薬に（I）または（R）
Clostridium perfringens	PCG，CEZなどβ-ラクタム系薬に（S） マクロライド系およびその類似薬にも耐性株は少ない	アミノグリコシド系薬（GM，AMKなど），ニューキノロン系（LVFXなど）には（R）
Clostridium difficile	VCM，メトロニダゾールにはすべて（S）	アミノグリコシド系薬（GM，AMKなど），ニューキノロン系（LVFXなど），CMZ，CLDMには（R）

この表はわが国の耐性菌の現状に基づいて作成したものである．（S）：感性，（I）：中間，（R）：耐性はCLSI基準による．

「臨床微生物検査ハンドブック　第4版（小栗豊子/編），三輪書店，2011」より改変して転載

グラム陰性菌の薬剤感受性の特徴

菌種名	特徴（感性の抗菌薬）	特徴（耐性の抗菌薬）
Branhamella catarrhalis	AMPC/CVA，ABPC/SBT，マクロライド系（EMなど）に（S）	PCG，ABPC，CCLには（I），（R）が多いが（S）もある
Neisseria gonorrhoeae	CFIX，CTX，CTRXには耐性株が少ない	PCs，マクロライド，LVFX耐性株多い
Haemophilus sp.	第3世代セフェム（CTXなど），LVFX，CP耐性株は少ない	*H. influenzae*はCEZに（I），（R）が多い ABPC耐性株は＞50％

（次ページに続く）

菌種名	特徴（感性の抗菌薬）	特徴（耐性の抗菌薬）
Campylobacter jejuni	IPMにすべて（S） EM，耐性株は増加傾向	CEZにはすべて（R） LVFXにも耐性株は多い
Gardnerella vaginalis	EM，CLDMにはすべて（S）	
Helicobacter pylori	ABPC，CEZ，TCにはすべて（S） EM，CLDM，LVFX耐性株も少ない	NAにはすべて（R）
Bacteroides fragilis group	メトロニダゾールにはすべて（S） IPM耐性株も稀である	アミノグリコシド系薬，ニューキノロン系には耐性 PCG，ABPC，第1～第4世代セフェムには（I）または（R）
Escherichia coli *Shigella* sp. *Salmonella* sp.	IPM耐性株は稀	第1～第4世代セフェム，キノロン耐性株が増加傾向
Proteus mirabilis	ABPC，CEZ，CMZ，CTX，IPM，GM，AMK，LVFXなどに（S）が多い	テトラサイクリン系（TC，MINOなど）には（R） 第1～第4世代セフェム耐性株が増加傾向
Klebsiella sp.	ペニシリン系以外の薬剤には（S）が多い	
Enterobacter sp. *Serratia* sp. *Citrobacter freundii*	PIPC，CPR，CAZ，IPMには耐性株が少ない ASTM（アミノグリコシド系薬）耐性株は稀	ABPC，第1世代セフェムには（R）または（I），第2世代セフェムにも（R）が多い *E. cloacae*，*S. marcescens*，*C. freundii*には多剤耐性株（all耐性）が存在する
Proteus vulgaris *Providencia* sp. *Morganella* sp.	PIPC，CTX，CAZ，IPMには（S）が多い	ABPC，第1世代セフェムには（R）または（I），第2世代セフェムにも（R）が多い *P. rettgeri*，*M. morganii*には多剤耐性株（all耐性）が存在する
Pseudomonas aeruginosa	AMK，IPM，MEPM耐性株は10～30％	多剤耐性株が増加傾向
Pseudomonas putida *Pseudomonas fluorescens*	多くの抗緑膿菌剤，MINOに（S）	多剤耐性株も存在する

（次ページに続く）

菌種名	特徴（感性の抗菌薬）	特徴（耐性の抗菌薬）
Stenotrophomonas maltophilia	PIPC，MINO，LVFX，ST合剤には（S）が多い	アミノグリコシド系，IPM，MEPMには（R）
Acinetobacter sp.	IPM，GM，AMK，MINO，LVFX，SBT，ST合剤などに（S） ただし耐性株も存在する	ABPC，第1，第2，第3（CTX，FMOXなど）世代セフェムに（R）
Chryseobacterium meningosepticum	MINO，LVFX，ST合剤に（S）が多い	ABPC，PIPC，CEZ，CMZ，CTX，CAZ，IPM，GM，AMKに（R）
Alcaligenes faecalis	PIPC，CAZ，IPM，GM，AMK，MINOに（S）	LVFXには（R）が多い．*A. xylosoxidans*はGM，AMKにも（R）

この表はわが国の耐性菌の現状に基づいて作成したものである．（S）：感性，（I）：中間，（R）：耐性はCLSI基準による．
「臨床微生物検査ハンドブック　第4版（小栗豊子/編），三輪書店，2011」より改変して転載

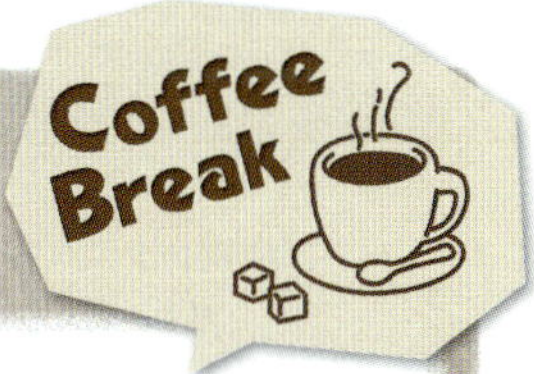
Coffee
Break

細菌小話 －艶話編－

ここでは，練馬病院検査科のT技師長の小話をご披露いたします．小話といっても検査部内の勉強会で話した真面目な話ですが，なぜか艶話編…スミマセン．

男と女の関係は常在細菌の交換から始まる（←技師長の自論）．おしゃべりをしたり，キスをしたり，交際が発展するに従い，交換する常在細菌の種類も量も増していくわけです．ちなみに放屁（オナラ）をすると腸内常在菌も一緒に排出されるらしいですよ．お互いの腸内細菌も交換しちゃうのですね．常在細菌叢の交換量と親密さは比例しているのでしょうかね．ま，どんなに自分のことを清潔だと思っても私たちはまさに細菌と共生しているんですね．

代表的な菌種における感性率

グラム陰性桿菌の薬剤感性率（%）（2012年1～12月）

腸内細菌科

菌名	株数	ABPC	PIPC	CVA/AMPC	SBT/CPZ	CEZ	CTM
Escherichia coli（Total）	644	57	61	82	**94**	80	84
E.coli ESBL	95	×	×	×	×	×	×
Klebsiella pneumoniae	223	×	65	**96**	**95**	**93**	**94**
K.oxytoca	72	×	32	70	70	36	72
Enterobacter cloacae	84	×	77	×	86	×	×
E.aerogenes	30	×	63	×	**93**	×	×
Citrobacter freundii	30	×	83	×	86	×	×
C.koseri	30	×	10	**97**	**97**	**97**	**97**
Serratia marcescens	24	×	**92**	×	**100**	×	×
Proteus mirabilis	30	**90**	**90**	**100**	**100**	87	**93**
P.vulgaris	16	×	63	**100**	**100**	×	×
Morganella morganii	24	×	**96**	×	**100**	×	×
Providencia spp	10	×	**90**	×	**90**	×	×

ブドウ糖非発酵グラム陰性桿菌

菌名	株数	PIPC	SBT/CPZ	CAZ	CPR
Pseudomonas aeruginosa	245	**94**	86	**92**	86
Acinetobacter baumannii	21	**100**	**100**	**100**	**100**
Stenotrophomonas maltophilia	13	×	×	×	×

Haemophilus influenzae 204株

ABPC	ABPC/SBT	CVA/AMPC	CTM	CTX	CTRX	MEPM
53	**91**	**95**	73	**100**	**100**	**100**

×：治療には選択されない薬剤

	CMZ	FMOX	CTX	CAZ	CPR	CCL	IPM	GM	AMK	LVFX	ST
	99	99	85	85	85	80	100	86	99	72	81
	*	*	×	×	×	×	100	56	97	16	61
	100	100	94	94	94	94	100	99	100	99	93
	100	100	71	72	71	71	100	99	100	75	92
	×	×	74	77	92	×	100	98	100	95	98
	×	×	67	70	97	×	100	100	100	100	100
	×	×	86	83	97	×	100	100	100	93	83
	100	100	97	97	97	97	100	100	100	100	97
	×	×	91	92	100	×	100	100	100	96	100
	100	100	93	93	93	90	100	97	100	93	93
	100	100	88	100	88	×	100	100	100	100	94
	100	100	96	100	91	×	96	100	100	100	100
	×	×	100	100	90	×	80	90	100	50	50

	IPM	AZT	GM	AMK	LVFX	ST	MINO
	90	80	90	97	89	×	×
	100	×	100	100	100	95	100
	×	×	×	×	62	92	100

	CCL	CDTR	CAM	LVFX
	76	100	98	100

グラム陽性菌の薬剤感性率（%）（2012年1～12月）

Staphylococcus spp.

菌種	株数	ABPC	CEZ	IPM	CLDM	ABK	MINO	LVFX	VCM	TEIC	ST	LZD
MSSA	396	41	**100**	**100**	74	**98**	**100**	**93**	**100**	**100**	**100**	**100**
MRSA	151	×	×	×	23	**98**	50	25	**100**	**100**	**99**	**100**
S.epidermidis	218	13	31	31	64	**100**	**99**	42	**100**	**99**	83	**100**
S.haemolyticus	26	12	27	27	55	**100**	**92**	31	**100**	**92**	69	**100**
S.lugdunensis	26	62	88	88	76	**100**	**100**	**92**	**100**	**100**	**100**	**100**
S.saprophyticus	2	0	**100**	**100**	**100**	**100**	**100**	50	**100**	**100**	**100**	**100**

Enterococcus spp.

菌名	株数	PCG	ABPC	IPM	LVFX	VCM	TEIC	LZD
E.faecalis	207	**100**	**100**	**100**	88	**100**	**100**	**100**
E.faecium	42	12	14	×	5	**100**	**100**	**100**
E.avium	8	75	75	×	88	**100**	**100**	**100**
E.casseliflavus/gallinarum	4	75	**100**	×	25	×	**100**	**100**

Streptococcus pneumoniae 219株

ブレイクポイント	PCG	CTX	CTRX	MEPM	CDTR	EM	CAM	CLDM	LVFX	VCM	ST
髄膜炎以外	**96**	**95**	**97**	70	89	4	11	46	**99**	**100**	67
髄膜炎	50	81	84								

β-streptococci

菌名	株数	PCG	CTX	CTRX	EM	CLDM	LVFX	VCM
A群（*S. pyogenes*）	32	**100**	**100**	**100**	59	**91**	**100**	**100**
B群（*S. agalactiae*）	10	**100**	**100**	**100**	56	80	**90**	**100**
G群溶連菌	9	**100**	**100**	**100**	89	**100**	**100**	**100**

×：治療には選択されない薬剤

治療薬物血中濃度モニタリング

❶治療薬物血中濃度モニタリングとは

治療薬物血中濃度モニタリング（therapeutic drug monitoring：TDM）は個々の患者の血中薬物濃度を経時的に測定しながら，望ましい有効治療濃度に収まるように用量・用法を個別化する手法である．TDMが臨床的に用いられる条件としては，①信頼できる薬物濃度測定方法が確立されていること，②血中濃度と薬効あるいは副作用が相関する薬物であること，などがあげられる．体内動態の個人差の大きい薬物，重篤な副作用を生じる恐れのある薬物などで非常に有効である．

多くの場合，TDMを行ううえで，**1日のなかでの採血タイミングは，trough値付近が一般的**である．Cmax（peak値）付近は，薬物吸収の影響でばらつきが多く，いつがピークとなるか正確に予測できないためである．しかし，重篤な副作用を有する薬剤（アミノグリコシド系薬剤やバンコマイシンなど）のような薬剤では，ピークとトラフの両方をモニタリングすることもある．よって，このTDMでは，**服用後何時間後の値であるかという時間情報がきわめて重要であり，一般の血液生化学検査と大きく異なる点**である．

TDMを行ううえでの基礎用語

用語	解説
Cmax（≒peak値）	薬物投与後に得られる最高血中濃度
AUC（血中濃度曲線下面積）	図1参照（いわゆるグラフの山の面積）
trough値	薬物投与後の最低血中濃度
MIC値（最小発育阻止濃度）	薬剤感受性検査で得られる菌の発育阻止最低濃度
TAM（time above MIC）	体内の薬剤濃度がMICを上回っている時間
AUC/MIC	peakが鋭い血中濃度曲線ほど値が大きくなる
peak/MIC	peakが鋭い血中濃度曲線ほど値が大きくなる
TAM％	TAM/投与時間×100．投与時間のなかでどの程度有効な血中濃度を保っているかの指標

図1　薬物血中濃度曲線と基礎用語

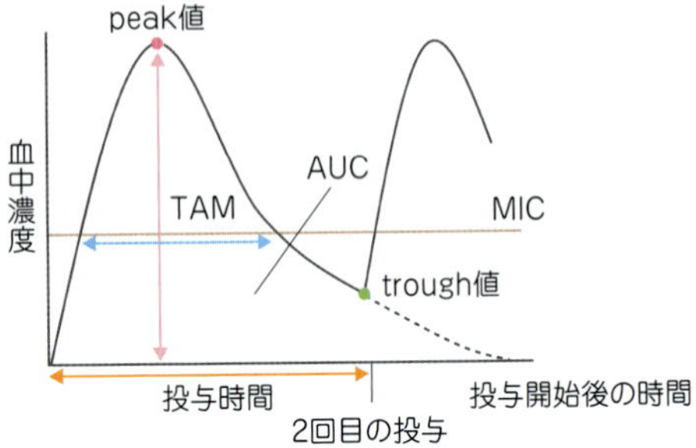
peak値
血中濃度
TAM
AUC
MIC
trough値
投与時間
投与開始後の時間
2回目の投与

❷ TDM活用の実際

実際に血中薬物濃度を測定する場合は，非常に限られているが，おのおのの薬物の動態を知っておくと，用法用量を決定するうえでも非常に参考になる．

抗菌薬をその活性パターンで分類すると

1）peak/MICが重要な薬剤（濃度依存型薬剤）

2）MIC値を上回る血中濃度を保つ時間，つまりTAM％が重要な薬剤（持続が短い時間依存型薬剤）

3）AUC/MICが重要な薬剤（持続が長い時間依存型薬剤）

となる．上記薬剤が最も効果を発揮する血中濃度曲線を表すと以下のような感じになる．

《濃度依存型薬剤》

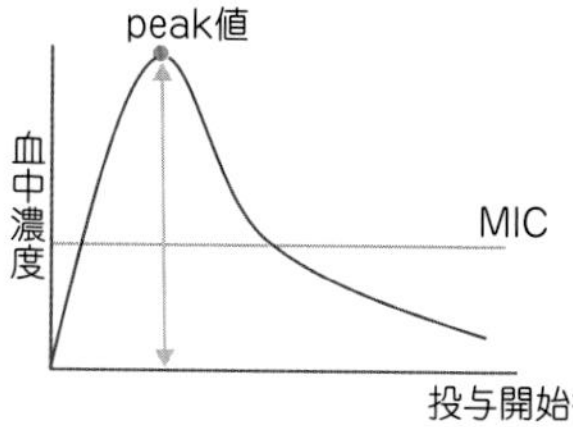
peak値
血中濃度
MIC
投与開始後の時間

鋭くとがった曲線．peak値を高くすることが重要．

例）アミノグリコシド系，キノロン系

※peak値を高くしすぎないよう安全性を確認するうえでpeak値の血中薬物濃度を測定することが推奨．

《持続が短い時間依存型薬剤》

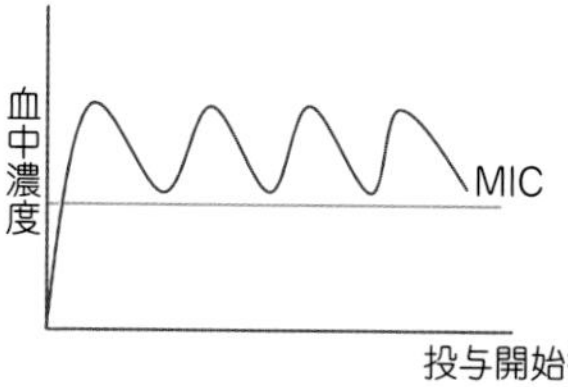
血中濃度
MIC
投与開始後の時間

小さな山をたくさん作って，MIC値以上を維持することが重要．

例）ペニシリン系，セファロスポリン系，カルバペネム系，マクロライド系，クリンダマイシン等

※trough値でモニタリングするのが一般的．

《持続が長い時間依存型薬剤》

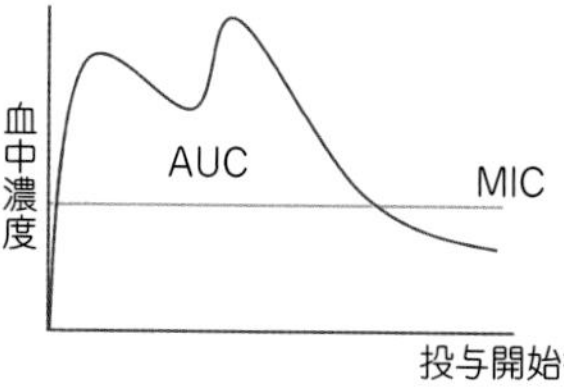
血中濃度
AUC
MIC
投与開始後の時間

なるべく大きくふっくらとした山になるように投与．頻回投与を持続すると血中濃度が高くなりすぎてしまうことに注意．

例）アミノグリコシド系，キノロン系，アジスロマイシン，テトラサイクリン系，バンコマイシン等

※trough値でモニタリングするのが一般的．

［小倉加奈子］

8 主な耐性菌

ここでは，2013年の執筆時現在における主な耐性菌の診断基準とその特徴について簡単に述べる．耐性菌の情勢は数年で変遷していくことから，論文や公的機関から最新の耐性菌情報を得るべく，アンテナを張っておくことが重要である．耐性菌の多くは5類感染症として届け出の義務がある．

POINT

- 材料別の菌の頻度と併せて，耐性菌の問題点についてつかんでおこう！

メチシリン耐性黄色ブドウ球菌（MRSA）

ⓐ特徴

院内感染症の原因菌として，最も主要な耐性菌である．市中MRSAと医療関連MRSAに大別される．この両者は，SCC*mec*遺伝子型で識別される．市中MRSAは，小児や若年者の感染例が多く，β-ラクタム系薬以外は感受性があることが多いのに比べ，医療関連MRSAは，入院患者や医療従事者から分離されることが多く，多剤耐性傾向を示すという特徴がある．

病原性は通常の黄色ブドウ球菌と比較して特に高いわけではない．

ⓑ耐性獲得のメカニズム

本来，β-ラクタム系薬は細胞壁の合成を阻害することで抗菌作用を発揮するべく，ペニシリン結合蛋白（penicillin-binding proteins：PBPs）に結合する．*mec*A遺伝子を有したMRSAは，抗菌薬が結合しにくいPBP2′を産生することによって，細胞壁の合成を阻害されることなく増殖し，耐性を獲得する．

ⓒ判定基準

《MIC値》

オキサシリン（MPIPC）≧4 μg/mL or セフォキシチン（CFX）≧8 μg/mL

《感受性ディスクの阻止円の直径》

オキサシリン≦10 mm or セフォキシチン≦21 mm

このほか *mec*A遺伝子の検出法（PCR法）やPBP2′の検出法（ラテックス試薬法）も確立されている．

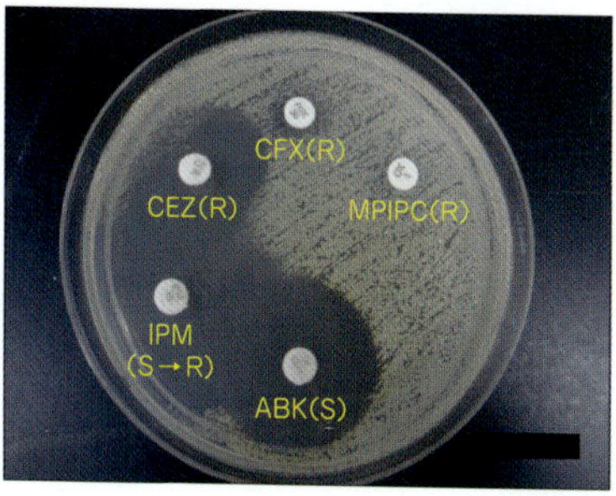
CFX(R)
CEZ(R)
MPIPC(R)
IPM
(S→R)
ABK(S)

◆ **MRSAのディスク拡散法**

S：感性，R：耐性の意．写真のようにIPMはたとえディスク上は感性であっても，**CFXとMPIPCが耐性を示した場合**，IPMも耐性と判断する．ABKはMRSAの治療薬である

ペニシリン耐性肺炎球菌（PRSP）

ⓐ特徴

肺炎球菌は，健常者であっても口腔や鼻腔などに多少の差はみられるものの必ず存在する弱毒性の常在細菌である．PRSPは，MRSA同様に，PBPの変異により耐性化したものである．病原性は，通常の肺炎球菌と同様である．

わが国では，マクロライド系，リンコマイシン系，テトラサイクリン系の各抗菌薬に耐性を示す多剤耐性肺炎球菌（multi-drug resistant *Streptococcus pneumoniae*：MDRSP）が非常に多く，問題となっている．

ⓑ判定基準

CLSIでは，肺炎球菌のPCGのMICブレイクポイントを，髄膜炎の場合，髄膜炎以外の場合および経口薬の場合と3つに分けて設定している．ペニシリン感受性検査は，ベンジルペニシリン（PCG）のディスクでは耐性株が感性として判定される場合もあり，オキサシリン（MPIPC）のディスクを用いる．この阻止円が20 mm以上の場合は感性株と判定できるが，正確な判定はMICを測定することが推奨される．

《ベンジルペニシリンのMIC値》

1）髄膜炎の場合
≦0.06μg/mL：感性，≧0.1μg/mL：耐性

2）髄膜炎以外の場合
≦2μg/mL：感性，4μg/mL：中等度耐性，≧8μg/mL：耐性

3）経口薬の場合
≦0.06μg/mL：感性，0.1～1μg/mL：中等度耐性，
≧2μg/mL：耐性

※肺炎球菌のMICブレイクポイントが髄膜炎と髄膜炎以外とで異なる抗菌薬は，セフトリアキソン（CTRX），セフォタキシム（CTX），セフェピム（CFPM）などがある．

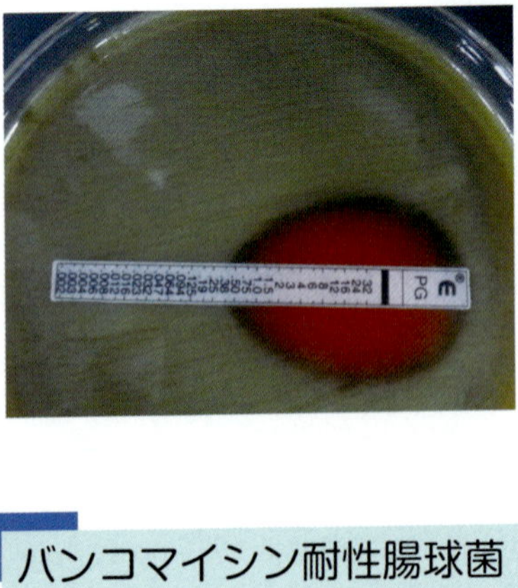
E
PG

◆ベンジルペニシリンのEテスト
この場合，阻止円の最大径も目盛は，0.50μg/mLを示している．よって髄膜炎では耐性，髄膜炎以外では感性，経口薬では，中等度耐性となる

バンコマイシン耐性腸球菌（VRE）

ⓐ特徴

1986年にフランスとイギリスで分離され，その後，米国やアジアの

多くの国々で増加したが，日本では少ない．MRSA同様，健常者の場合は，保菌していても無症状であるが，術後患者や免疫能の低下した患者で，感染症を引き起こす．病原性自体は非常に弱い．

ⓑ耐性獲得のメカニズム

バンコマイシンは，細胞壁の主成分ペプチドグリカンの構成単位であるD-アラニル-D-アラニンと水素結合し，細胞壁の合成を阻害することによって抗菌作用を示す．VREは，*van*遺伝子を有し，変異したムレインモノマー末端を構成することで，バンコマイシンが結合できなくなり，耐性を獲得する．*van*遺伝子のうち，*van*A，*van*B遺伝子はプラスミド性で，菌から菌に伝達されるので，院内感染対策上重要である．*van*C遺伝子は染色体性である．

ⓒ判定基準

バンコマイシンのMIC値≧16 μg/mL以上

※*van*A，*van*B遺伝子の検出法（PCR法）で最終決定する．

※*van*遺伝子を有していてもVCMのMICが4 μg/mLや8 μg/mL等，MIC値が小さいVREもある．通常腸球菌のMIC値は0.25～2 μg/mLであり，これらとMIC値の小さいVREはディスク拡散法では阻止円の直径としては区別がつきにくく感性株と判定されてしまう．よって，MIC値を確認し，4 μg/mL以上なら念のため，VREを疑い遺伝子検出法で確認すべきである．

β-ラクタマーゼ陰性アンピシリン耐性インフルエンザ菌（BLNAR）

アンピシリン耐性インフルエンザ菌は，BLNAR以外にβ-ラクタマーゼ陽性のBLPARやBLPACRがあるが，ここでは日常分離されるインフルエンザ菌の半数以上を示すBLNARについて説明する．

ⓐ特徴

最初にペニシリナーゼ産生による耐性菌，β-ラクタマーゼ陽性アンピシリン耐性株（BLPAR）が出現したが，その後，セフェム系抗菌薬が多く用いられるようになり，PBPの変異による新しい耐性菌であるBLNARが出現し，現在のインフルエンザ菌の半数を占めるに至った．

小児の髄膜炎で問題となることが多く，Hibワクチンのさらなる認知と導入が望まれる．

ⓑ耐性獲得のメカニズム

PBP3の産生を支配する*ftsI*遺伝子に変異が起こり酵素機能が変化したため，β-ラクタム系薬との親和性が低下し，耐性化する．PBP3に強く結合するセフェム系抗菌薬の感受性がペニシリンやカルバペネム系抗菌薬よりも顕著に影響を受けやすい．

ⓒ判定基準

日常検査ではBLNARの判定は難しい．

一般的には，

・ニトロセフィン法によるβ-ラクタマーゼの検査

・ABPCのMIC値≧4μg/mL

・CCLに耐性であること

などを参考に推定．

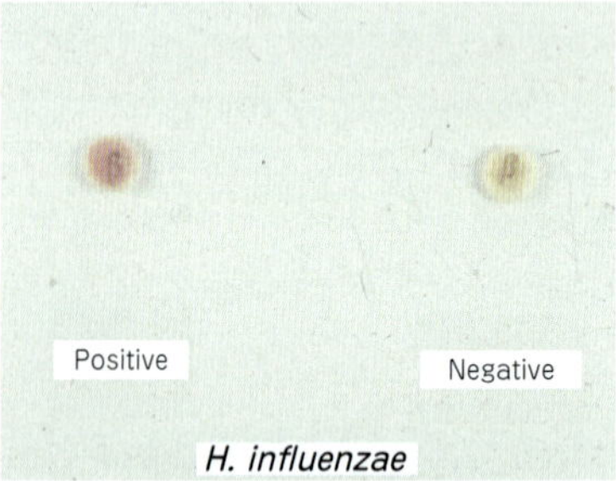
Positive
Negative
H. influenzae

◆ **β-ラクタマーゼテスト**

被検菌をディスクに濃厚に塗りつける．赤く発色したら陽性，変化のない場合が陰性である．

※*S. aureus*を検査する場合は，反応が遅れて陽性となることがあるので，1時間後に判定する

基質拡張型β-ラクタマーゼ（ESBL）産生菌

ⓐ特徴

ペニシリナーゼが変異を起こし，ペニシリン系以外に各世代のセフェム系抗菌薬，モノバクタム系抗菌薬も加水分解するように変化した耐性菌．CLSIでは*E.coli*や*Klebsiella*，*Proteus mirabilis*についてESBLの検査が推奨されている．治療にはカルバペネム系薬が選択される．

ⓑ判定基準

CLSI法，Eテスト法，ダブルディスク法の3つの方法があるが，複数の耐性機構をもつ菌種では推定が難しいこともある．研修医のレベルでは，判定が非常に複雑であるため，解説は省略する．下記のように薬剤感受性パターンからESBL産生菌を推定できる．

①ペニシリン系耐性
②第1，第2世代セフェム系耐性
③第3，第4世代セフェム，モノバクタム系の中の1つ以上に耐性
④セファマイシン系，オキサセフェム系，カルバペネム系感性
※β-ラクタマーゼ阻害剤合剤の抗菌薬には感性でも耐性でもよい．

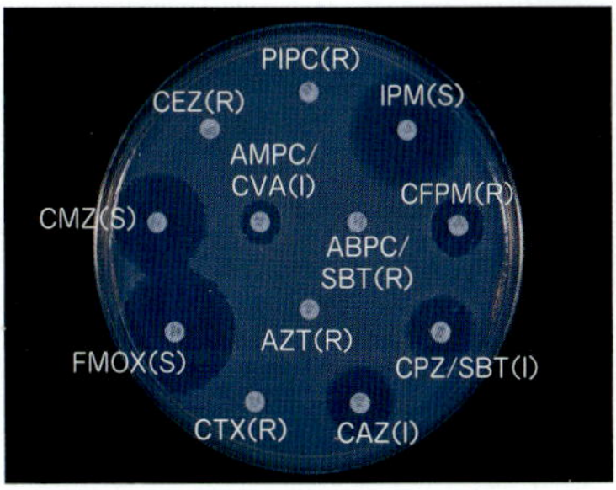
PIPC(R)
CEZ(R)
IPM(S)
AMPC/
CVA(I)
CFPM(R)
CMZ(S)
ABPC/
SBT(R)
FMOX(S)
AZT(R)
CPZ/SBT(I)
CTX(R)
CAZ(I)

◆**ESBL産生菌*E.coli*のディスク拡散法**
S：感性，R：耐性，I：中間．ESBL産生菌を推定できる薬剤感受性パターンを示している

多剤耐性緑膿菌（MDRP）

ⓐ特徴

IPMを代表とするカルバペネム系抗菌薬耐性緑膿菌は，1990年代に入り急激に増加し，最近では緑膿菌のうち10～30％の出現頻度である．MDRPは現在のところ緑膿菌の約3％である．しかし，血液疾患や悪性腫瘍患者の手術後などの免疫不全の患者から分離されることが多く，敗血症や腹膜炎を起こした際には治療に難渋することが懸念されている．

ⓑ耐性獲得のメカニズム

緑膿菌が多剤耐性を獲得する機構として，遺伝子が変化する内因性の耐性機構，他の耐性菌株からプラスミドを介して耐性を獲得する外

因性のものがある．前者の一例としてAmpC型β-ラクタマーゼなど分解酵素の過剰産生，後者の一例としてメタロβ-ラクタマーゼの産生がある．

ⓒ判定基準

CLSI希釈法とディスク拡散法での判定基準

- イミペネム（IPM）のMIC≧16 μg/mL，阻止円直径≦13 mm
- アミカシン（AMK）のMIC≧16 μg/mL，阻止円直径≦14 mm
- シプロフロキサシン（CPFX）のMIC≧4 μg/mL，阻止円直径≦15 mm

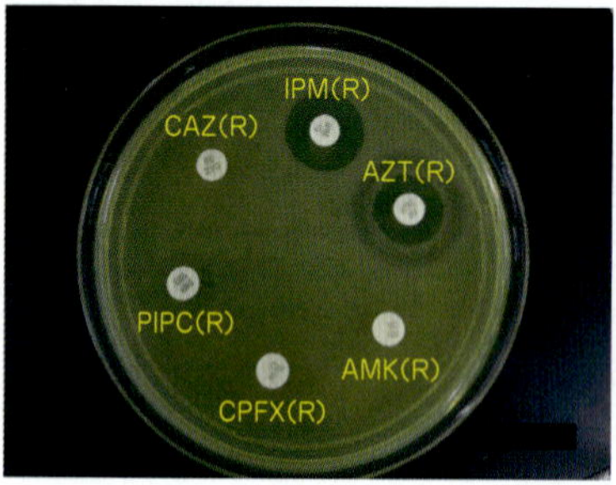
IPM(R)
CAZ(R)
AZT(R)
PIPC(R)
AMK(R)
CPFX(R)

◆**MDRPのディスク拡散法**
判定基準を満たし，他の主要抗菌薬も耐性を示している

多剤耐性アシネトバクター（MDRA）

ⓐ特徴

近年，院内感染も問題となり，新たに5類感染症として定点把握の対象となった耐性菌．基本的にその病原性は強くなく，日和見感染症として発症する．最近では欧米を中心に人工呼吸器関連肺炎の原因として分離される頻度が高く，院内肺炎の主要な起炎菌として問題となっている．臨床的に問題となるのは*Acinetobacter baumannii*であるが，他の*Acinetobacter*属との生物学的性状検査では同定困難である．

ⓑ耐性菌の獲得メカニズム

多数のメカニズムが知られているが，最も重要なものはやはりβ-ラクタマーゼの産生であり，特にOXA型β-ラクタマーゼやメタロβ-ラクタマーゼを産生する菌が増加している．メタロβ-ラクタマーゼに関しては，遺伝子がプラスミド上に存在し，菌から菌へと情報が伝達するために院内感染対策上注意する必要がある．

ⓒ判定基準

・イミペネム（IPM）のMIC≧16 μg/mL，
・アミカシン（AMK）のMIC≧32 μg/mL，
・シプロフロキサシン（CPFX）のMIC≧4 μg/mL

を満たすもの．ただし，上記と異なるカルバペネム系あるいはフルオロキノロン系において同様に耐性を示す結果が得られた場合もMDRAと判断する．

その他の耐性菌

上記までに代表的な耐性菌の概略を解説したが，その他，以下のような耐性菌も重要なものである．

簡単な説明を付記しておく．

ⓐアミノグリコシド系抗菌薬高度耐性（HLAR）腸球菌

腸球菌による感染性心内膜炎などの重症感染症の治療には，β-ラクタム系薬（ABPC）とアミノグリコシド系抗菌薬の併用療法が推奨されている．この際，アミノグリコシド系抗菌薬のMIC値が極端に大きい場合には併用効果が期待できないことより，アミノグリコシド系抗菌薬高度耐性株のスクリーニング検査が行われる．これにはゲンタマイシン（GM）とストレプトマイシン（SM）の感受性検査が用いられる．

ⓑ多剤耐性結核菌（MDRTB）

INHとRFPに耐性の結核菌をいう．MDRTBでフルオロキノロン系薬耐性，かつ，KM・AMK・CPMのいずれか1つ以上が耐性の場合を**超多剤耐性結核菌（XDRTB）**という．

ⓒ染色体性ペニシリン耐性淋菌（CMRNG）

PBPの変異により耐性を獲得した淋菌．日本で分離される淋菌は，テトラサイクリン系，キノロン系の抗菌薬にも耐性な菌が非常に多い．日本では淋菌の治療薬としてはセフトリアキソン（CTRX），セフォジジム（CDZM），スペクチノマイシン（SPCM，アミノグリコシド系）

が推奨される.

ⓓメタロβ-ラクタマーゼ（MBL）産生菌

カルバペネム系をはじめとするモノバクタム系以外のβ-ラクタム系薬すべてに耐性を示す菌．緑膿菌で多い.

ⓔ外来性AmpCβ-ラクタマーゼ産生菌

セファロスポリン系の抗菌薬に耐性の菌．外来性の場合はプラスミドで菌から菌に伝達されるため臨床の現場で注意が必要．*Serratia*, *Enterobacter*, *E.coli*, *Klebsiella*, *Proteus mirabilis*, *Salmonella*で検査が必要である.

ⓕKPC型β-ラクタマーゼ産生菌

KPCは，*Klebsiella pneumoniae* carbapenemaseの略．広域セファロスポリン系薬，アズトレオナム（AZT）に耐性，カルバペネム系薬に中等度から高度耐性を示す．*K. pneumoniae* 以外に各種の腸内細菌科や緑膿菌，アシネトバクターでも産生株が報告されている.

［小倉加奈子，小栗豊子］

9 感染制御の基本

POINT

- 感染制御の基本を理解し，スタンダードプリコーション（標準予防策）を身につけよう！

感染制御の基本は，標準予防策と感染経路別予防策からなる．この基本を身につけることで，患者だけでなく，医療スタッフすべての感染の危険性を未然に防げるのである．

スタンダードプリコーション（標準予防策）

スタンダードプリコーション（標準予防策）は，医療従事者をB型肝炎やHIV感染の危険から守るために1996年にCDCで定められた基本的事項である．現在では，2007年に改定がなされ，すべての医療現場で適用されるべき感染防止対策の基本となっている．スタンダードプリコーションの実際は，下記のごとくである．

❶スタンダードプリコーション（標準予防策）の内容

汗以外の生体湿性物質（血液，体液，皮膚など）は，感染源となりうるため，これに対応して下記のような予防措置をとることが重要である．

《手指衛生の徹底》

速乾式消毒薬による消毒または衛生的手洗いの実施を行う．次のような場合である．

- 患者検体を取り扱った後
- 患者と接触した後，次の患者と接触する前
- 患者周辺の環境表面や医療器具に接触した後

《個人防護具》

防護具を適切に使用し，感染経路を遮断する．

- 手袋：患者検体を扱うとき，患者と接触するとき
  ※手袋を外した後は，手指衛生を
- ガウン：患者検体や患者の衣服と直接接触することが予想されるとき
  ※同一患者の処置でも再使用は行わない
- マスク・ゴーグルなど：エアロゾル（飛沫）の汚染の危険があるとき

《環境対策》

日常的な清掃を十分に行う．水回り等も使用後は絶えず，水を拭き取るなどのこまめな作業が重要．

患者の待合室や廊下などを含めて，簡単に手指衛生ができる手洗い場所，速乾式消毒薬の設置，ノータッチゴミ箱を設置する．

《安全な注射手技と針およびその他の鋭利物の扱い》

- 手袋を着用すること
- 使用後の針を素手で触れない
- 注射針のリキャップはせず，専用の耐貫通性容器に廃棄する

《患者配置》

環境汚染を起こす恐れのある患者は個室に収容する．

《患者の蘇生法》

口および口腔粘膜との接触を防ぐため，マウスピース，蘇生バッグ，その他の換気器材を用いる．

《呼吸衛生，咳エチケット》

ウイルス性呼吸器感染症の流行時期に病原体の伝播防止の教育を医療従事者が受けることが重要．

呼吸器症状のある患者にはマスクの着用を促し，咳，くしゃみのあるときの封じ込め方等を指導する．

❷手指衛生と手洗い法

手指衛生は，スタンダードプリコーションの基本中の基本である．正しい手洗い法をマスターすること．図1に正しい手洗い法を示す．また，手洗いの際に洗い残しが生じやすい部位も図2に示すので参考にしてほしい．

また，基本的に患者周辺への不必要な接触を避けること，作業中は指輪や腕時計を外すこと，普段から手荒れを起こさない，爪を長くしないなど自分自身の手指のケアも医療従事者としては必要不可欠である．

図1　適切な手洗い法

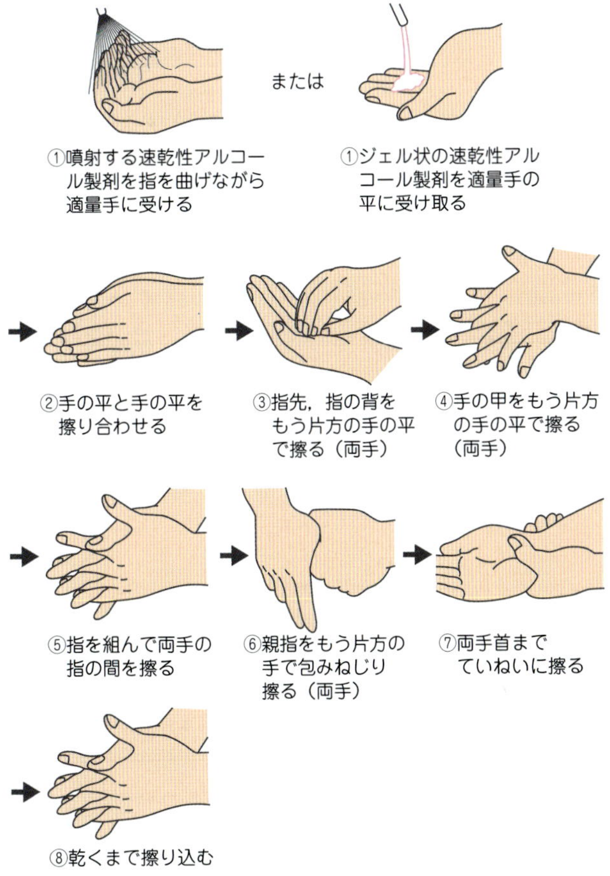

または
①噴射する速乾性アルコール製剤を指を曲げながら適量手に受ける
①ジェル状の速乾性アルコール製剤を適量手の平に受け取る
②手の平と手の平を擦り合わせる
③指先，指の背をもう片方の手の平で擦る（両手）
④手の甲をもう片方の手の平で擦る（両手）
⑤指を組んで両手の指の間を擦る
⑥親指をもう片方の手で包みねじり擦る（両手）
⑦両手首までていねいに擦る
⑧乾くまで擦り込む

●図2　手洗いミスの発生部位

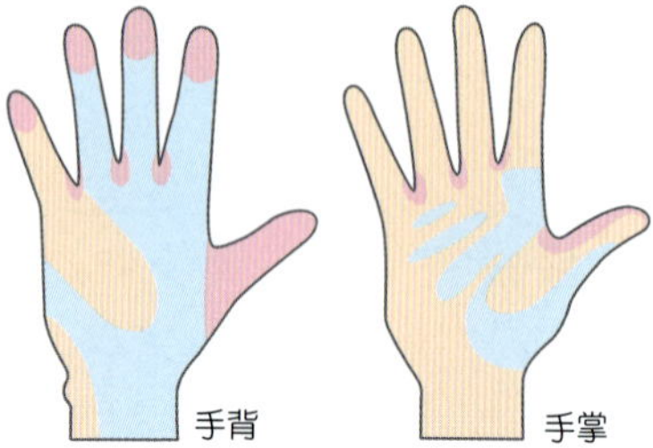
手背
手掌
頻度が高い
頻度がやや高い

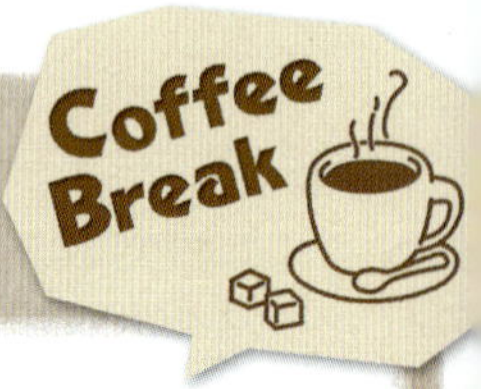
Coffee Break

細菌小話 ー生理編ー

細菌小話第2弾！ 生理編です．成人の常在菌の量ってどのくらいだか知っているでしょうか？ 消化管には，な，なんと100兆個（1.0～1.5 kgに相当！），口腔内だけでも100億個，皮膚には1兆個もいるそうです．人間の細胞は60兆個だということを考えると…驚きますね．ちなみに腸内細菌で1番多い菌の名前は？ 大腸菌ではないんです．Bacteroidesが最も多いのです．大腸菌は，善玉菌といわれている乳酸菌の仲間と同じくらいの数で，4番目くらいに多い菌となっています．ちなみに大腸菌は善玉にも悪玉にもなりうるどっちつかずの「日和見菌」．皮膚の常在菌にアクネ菌というのもいますが，あれも「日和見菌」．ニキビの原因と目の敵にされていますが，免疫力の高い健康なときには脂肪を分解して皮膚を弱酸性に保つ働きのあるよい菌なんですよ．

感染経路別予防策

感染経路別予防策は，おのおのの病原体の感染経路を遮断することを目的とする．病原体の伝播経路は，主に空気感染，飛沫感染および接触感染の3つに分類される．下記の表に感染経路，主な病原微生物とその予防策について示した．なお，**予防策は，あくまでもスタンダードプリコーション（標準予防策）を行ったうえで行う対策である．スタンダードプリコーションがまず大事である．**

感染経路別予防策

感染経路	伝播様式	主な病原微生物	予防策
空気感染	直径5μm以下の微小飛沫核によって伝播する病原体	・結核菌 ・麻疹ウイルス ・水痘	・患者は陰圧の個室へ収容（個室は1時間に6～12回換気） ・医療従事者はN95マスクを着用 ・患者は必要時にサージカルマスクを着用
飛沫感染	直径5μmより大きい飛沫核によって伝播する病原体	・A群β溶連菌 ・肺炎球菌 ・マイコプラズマ等の呼吸器感染菌 ・インフルエンザウイルス ・アデノウイルス，パルボウイルス	・医療従事者は患者と1m以内で接触する際，サージカルマスクを着用
接触感染	手や皮膚との直接接触または汚染された媒介物との間接接触によって伝播する病原体	・黄色ブドウ球菌（MRSA） ・バンコマイシン耐性腸球菌（VRE） ・他の薬剤耐性菌（ESBLやMDRP等） ・*Clostridium difficile* ・腸管出血性大腸菌 ・ロタウイルス，RSウイルス ・疥癬虫	・標準予防策を徹底する

消毒薬の特徴

日常用いられる消毒薬の種類と注意点を下記に示す．

主な消毒薬の特徴

水準	分類	消毒薬	人体		その他			抗微生物作用							
			手指・皮膚	粘膜	金属	非金属	環境	一般細菌	MRSA	非発酵菌	結核菌	真菌	有芽胞菌	HBV	HIV
高水準	アルデヒド類	グルタラール，フタラール	×	×	○	○	○	○	○	○	○	○	○	○	○
	酸化剤	過酢酸（エタンペルオキソ酸）	×	×	○	○	○	○	○	○	○	○	○	○	○
中水準	ハロゲン系（塩素系）	次亜塩素酸ナトリウム	□	□	×	○	□	○	○	○	△	○	△	○	○
	ハロゲン系（ヨウ素系）	ポビドンヨード	○	○	×	×	×	○	○	▲	○	○	△	－	△
	アルコール類	消毒用エタノール	○	×	○	○	□	○	○	○	○	○	－	－	○
	フェノール類	クレゾール石けん	□	□	□	□	□	○	○	○	○	△	－	－	－
低水準	陽イオン界面活性剤（第四級アンモニウム塩）	塩化ベンザルコニウム 塩化ベンゼトニウム	○	○	○	○	○	○	▲	▲	－	△	－	－	－
	ビグアナイト系	グルコン酸クロルヘキシジン	○	×	○	○	○	○	▲	▲	－	△	－	－	－
	両性界面活性剤	塩酸アルキルジアミノエチルグリシン 塩酸アルキルポリアミノエチルグリシン	○	○	○	○	○	○	▲	▲	△	△	－	－	－

注）○：有効，△：効果不足，▲：耐性株に注意，×：有害，□：やや有害，
　－：効果なし

「臨床微生物検査ハンドブック 第4版（小栗豊子/編），三輪書店，2011」より改変して転載

特に手指衛生に用いる消毒薬の特徴

《ポビドンヨード》

本剤は抗微生物スペクトルが広く，毒性が弱いことから，人体の消毒薬として幅広く用いられる．光によって失活し，退色する．正常皮膚の消毒には原液が，創部や粘膜には10～100倍希釈液が用いられる．

《消毒用エタノール》

ロタウイルスやアデノウイルス（流行性角結膜炎）にも効果があるが，B型肝炎ウイルスには無効である．ただし，直接粘膜には使えない．

感染症法

感染症法は，2007年に改正され，病原体の管理が強化されている．病原体等取扱い施設基準が設けられ，取り扱う病原体の種別に基づき，整備する施設基準が定められた．しかし，ここでは細かな施設基準の説明は割愛する．詳細は，厚生労働省のホームページにも掲載されている．

《感染症法における類型と代表的感染症》

- 1類感染症（診断後直ちに届出）
- 2類感染症（診断後直ちに届出）
  結核等
- 新型インフルエンザ等感染症（診断後直ちに届出）
- 3類感染症（診断後直ちに届出）
  腸管出血性大腸菌感染症，細菌性赤痢等
- 4類感染症（診断後直ちに届出）
  レジオネラ症，マラリア等
- 5類感染症
  全数把握（診断から7日以内に届出）：
  アメーバ赤痢，劇症型溶血性レンサ球菌症，風疹，麻疹等
  小児科定点（翌週月曜に届出）：
  RSウイルス感染症，手足口病，咽頭結膜炎，水痘，百日咳等
  インフルエンザ定点（翌週月曜に届出）：
  他，眼科定点，性感染症定点，基幹定点等がある

［小倉加奈子］

1 検体提出時の注意

輸血関連の検査と血液製剤の申し込み方法

POINT

- 血液型がチェックされ，かつ抗体がない人（＝1カ月以内にスクリーニング検査が陰性である）の場合は，すみやかな輸血が可能である．
- 血液型用検体と交差試験用検体は必ず「別時」に採血する．

《ABO，Rh（D）血液型の検査》

輸血の予定があるとき（手術前検査も含む）は不規則抗体スクリーニングも同時にオーダーする．

不規則抗体がある場合，あるいは稀な血液型の人はすぐに輸血ができない．通常時間外は日赤も対応してくれないので，早めに抗体スクリーニング検査を施行することが重要である．

検査の有効期限は，1カ月（頻回輸血時は週1回）が目安．

《血液製剤の依頼》

交差適合試験用検体と血液製剤申込書の提出が必要である．

1）輸血室に早めに電話連絡する．
　→輸血室における在庫チェックのため．特に血小板製剤は前日に．

2）血液型と抗体スクリーニング検査が済んでいるかを確認しておく．
　→初回輸血時には安全のため2回血液型を確認する．その際，**血液型が未検査の場合は，交差試験用検体は必ず，別時に採血すること！** 血液型は変化しないが，不規則抗体は抗原刺激により変化するため，輸血歴のある人には週1回の検査が必要．

3）輸血に関する同意書をとっているか確認する．

図1　輸血の実施手順

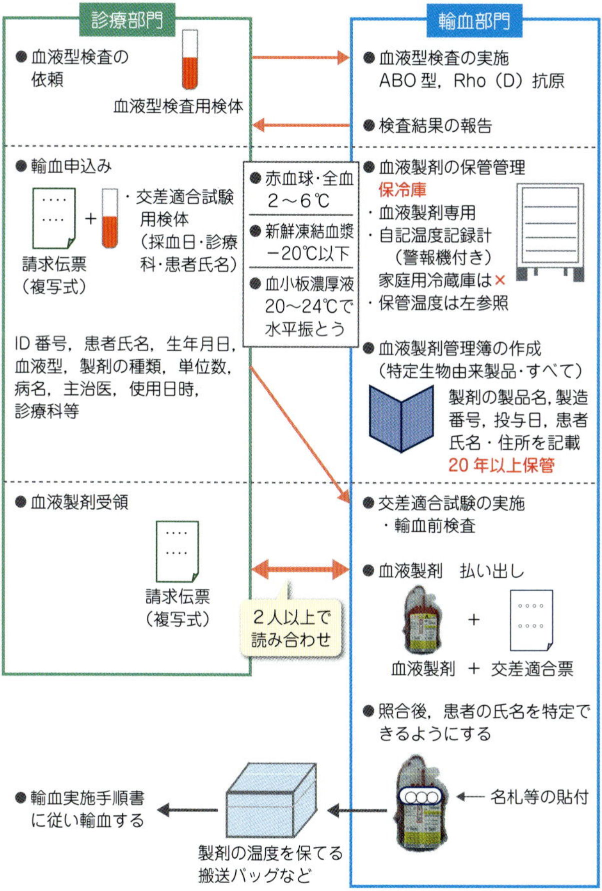
診療部門
輸血部門
●血液型検査の依頼
血液型検査用検体
●血液型検査の実施
ABO型，Rho（D）抗原
●検査結果の報告
●輸血申込み
請求伝票（複写式）
・交差適合試験用検体（採血日・診療科・患者氏名）
ID番号，患者氏名，生年月日，血液型，製剤の種類，単位数，病名，主治医，使用日時，診療科等
●赤血球・全血 2～6℃
●新鮮凍結血漿 －20℃以下
●血小板濃厚液 20～24℃で水平振とう
●血液製剤の保管管理
保冷庫
・血液製剤専用
・自記温度記録計（警報機付き）
家庭用冷蔵庫は×
・保管温度は左参照
●血液製剤管理簿の作成（特定生物由来製品・すべて）
製剤の製品名，製造番号，投与日，患者氏名・住所を記載
20年以上保管
●血液製剤受領
請求伝票（複写式）
●交差適合試験の実施
・輸血前検査
●血液製剤　払い出し
2人以上で読み合わせ
血液製剤＋交差適合票
●照合後，患者の氏名を特定できるようにする
名札等の貼付
●輸血実施手順書に従い輸血する
製剤の温度を保てる搬送バッグなど

「輸血療法の手引（第3版），東京都福祉保健局，平成22年」より転載

自己血輸血に関する注意点

自己血輸血とは，同種血輸血の副作用を回避するために，特に待機手術患者が術前に自己血を貯血し，それを用いる輸血療法をいう．その適応のある患者には，積極的に推進されている．

POINT

- 手術予定にあわせて貯血の計画を立てる（当たり前ですが…）．
- 自己血輸血の適応があるか否かを確認する．

《貯血の適応条件》

1）待機手術の場合

2）自己血貯血に耐えられる全身状態である場合

※全身状態の評価基準は，米国麻酔学会による術前患者状態評価を用いる．その際，Ⅰ，Ⅱ度の患者が適応となる．

※心疾患がある場合は，ニューヨーク心臓協会分類を用いる．その際，Ⅰ，Ⅱ度の患者が適応となる．

3）術中出血量が循環血液量の15％（成人の場合約600 mL）以上と予測され，輸血が必要と考えられる場合

4）稀な血液型や不規則抗体をもつ場合

5）患者が自己血の利点を理解し，協力できる場合

6）体温，血圧，脈拍数などにおいて採血計画に支障を及ぼすことがない場合

※体重40 kg以下は，体重から循環血液量を計算して，1回採血量を設定するなど，慎重に対処．6歳未満の小児は，1回採血量は約5～10 mL/体重kgとする．

《貯血のタイミングと事前準備》

1）自己血貯血に関する説明をして同意書をとる．

2）手術予定日の3日以内の貯血は行わない．

3）血液型，血算，感染症の検査を調べているか確認する．

4）貯血後の点滴のオーダーも確認する．

《貯血当日の注意点》

1）患者の状態を確認する（Hbは11.0 g/dL以上，バイタルサイン，当日の体調等）．

2）十分な皮膚消毒後に採血する．

※自己血の有効期限

保存液によって異なるが，保存液のCPDAが入った400 mL用バッグの場合，採血日を含めて35日．

〔小倉加奈子〕

2 不適合輸血を防ぐための検査

輸血検査の概略

《血液型検査》

輸血検査において最重要かつ最も基本となる検査．入院患者は，ほぼ全例血液型検査だけは行うことがほとんど．

《不規則抗体検査》

不規則抗体とは，ABO血液型以外の血液型に対する抗体のこと．過去の輸血や妊娠等の理由でその他の血液型に対する抗体をもつことがあるので，その場合は，この検査が必要となる．また，輸血前には原則，不規則抗体スクリーニング検査が必要となる．

《交差適合試験》

交差適合試験は，輸血の際に患者の不規則抗体による副作用を防止し，輸血を安全に遂行できるよう，輸血の適合性を確認する検査．輸血をする際，輸血バッグの血液と患者の血液が適合するか否かを必ずチェックする．

図1　輸血検査の概略

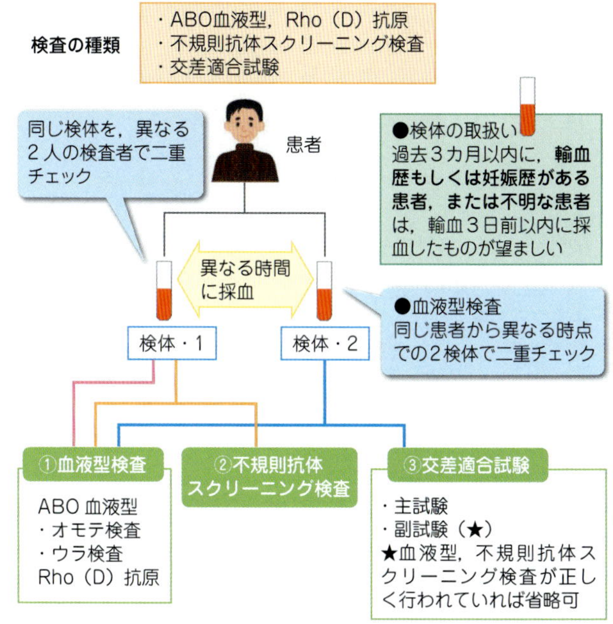
検査の種類
・ABO血液型，Rho（D）抗原
・不規則抗体スクリーニング検査
・交差適合試験
同じ検体を，異なる2人の検査者で二重チェック
患者
●検体の取扱い
過去3カ月以内に，輸血歴もしくは妊娠歴がある患者，または不明な患者は，輸血3日前以内に採血したものが望ましい
異なる時間に採血
●血液型検査
同じ患者から異なる時点での2検体で二重チェック
検体・1
検体・2
①血液型検査
ABO 血液型
・オモテ検査
・ウラ検査
Rho（D）抗原
②不規則抗体スクリーニング検査
③交差適合試験
・主試験
・副試験（★）
★血液型，不規則抗体スクリーニング検査が正しく行われていれば省略可

「輸血療法の手引（第3版），東京都福祉保健局，平成22年」より転載

※交差適合試験を行う際は，同時に血液型もチェックするのが一般的であるが（図1の——），だからといって，血液型の検査をオーダーしなくてよいことにはならない．必ず，**血液型は別時にチェックする必要がある**．

血液型検査

●図2　ABO血液型検査

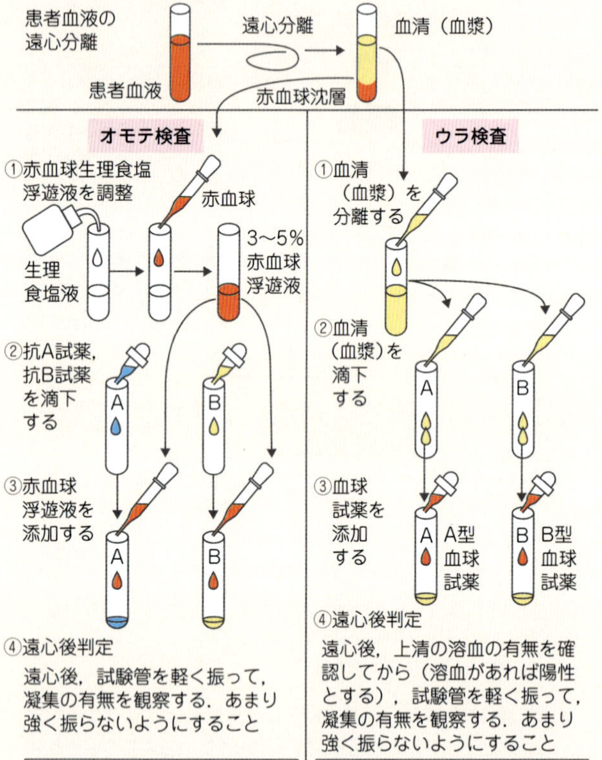

患者血液の
遠心分離
遠心分離
血清（血漿）
患者血液
赤血球沈層
オモテ検査
ウラ検査
①赤血球生理食塩
浮遊液を調整
赤血球
生理
食塩液
3〜5%
赤血球
浮遊液
②抗A試薬，
抗B試薬
を滴下
する
③赤血球
浮遊液を
添加する
④遠心後判定
遠心後，試験管を軽く振って，
凝集の有無を観察する．あまり
強く振らないようにすること
①血清
（血漿）を
分離する
②血清
（血漿）を
滴下
する
③血球
試薬を
添加
する
A型
血球
試薬
B型
血球
試薬
④遠心後判定
遠心後，上清の溶血の有無を確
認してから（溶血があれば陽性
とする），試験管を軽く振って，
凝集の有無を観察する．あまり
強く振らないようにすること

抗A試薬	凝集（+）	凝集（−）	凝集（−）	凝集（+）
抗B試薬	凝集（−）	凝集（+）	凝集（−）	凝集（+）
判定	A	B	O	AB

A型血球試薬	凝集（−）	凝集（+）	凝集（+）	凝集（−）
B型血球試薬	凝集（+）	凝集（−）	凝集（+）	凝集（−）
判定	A	B	O	AB

「輸血療法の手引（第3版），東京都福祉保健局，平成22年」より転載

- ABO血液型検査（図2）では，オモテ検査・ウラ検査を必ず行うこと．
  →生後4カ月未満の乳児はオモテ検査のみでよい．

●図3　Rho（D）抗原検査

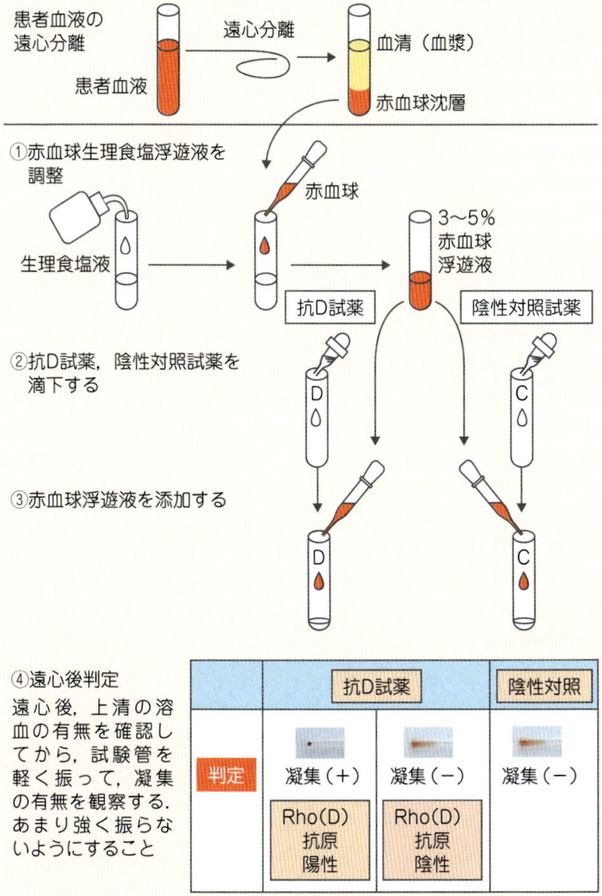
患者血液の
遠心分離
患者血液
遠心分離
血清（血漿）
赤血球沈層
①赤血球生理食塩浮遊液を
調整
生理食塩液
赤血球
3〜5%
赤血球
浮遊液
抗D試薬
陰性対照試薬
②抗D試薬，陰性対照試薬を
滴下する
D
C
③赤血球浮遊液を添加する
④遠心後判定
遠心後，上清の溶血の有無を確認してから，試験管を軽く振って，凝集の有無を観察する．あまり強く振らないようにすること
抗D試薬
陰性対照
判定
凝集（＋）
凝集（－）
凝集（－）
Rho(D)
抗原
陽性
Rho(D)
抗原
陰性

「輸血療法の手引（第3版），東京都福祉保健局，平成22年」より転載

- 同一患者から，別時に採血された検体でダブルチェックを行うこと.
  →前述のように血液型検査と交差適合試験の検査は別時に行うことでダブルチェックとなる.
- 同一検体は，2人の検査者でダブルチェックを行うこと.

不規則抗体スクリーニング検査

《不規則抗体とは》

抗D抗体や抗E抗体などABO式血液型以外の血液型に対する抗体の総称.

生まれつき自然にもっている場合（IgM型）と，輸血や妊娠で免疫されてつくられた場合（IgG型）があり，その不規則抗体の検出率は，0.2～4％といわれる.

《輸血への影響》

その不規則抗体が反応する血液型の赤血球を輸血すると，体内で抗原抗体反応が起こり，輸血した赤血球が破壊され副作用を起こす.

《妊娠への影響》

母体血液中にIgG型が存在し，胎児が対応する血液型を有した場合，その抗体は胎盤を通過して胎児の赤血球を破壊し，新生児溶血性貧血を生じることがある.

《検査法》

直接クームス試験：患者の赤血球膜表面に不規則抗体が結合しているかを検出.

間接クームス試験：患者血清中に不規則抗体があるかを検査.

このスクリーニング検査で不規則抗体が検出された場合は，同定試験を行う.

●図4　不規則抗体スクリーニング検査

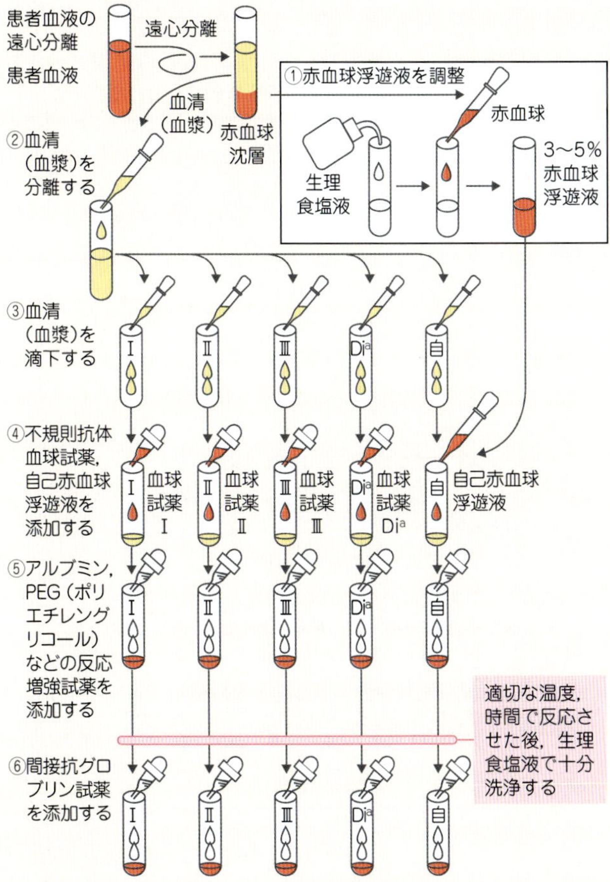
患者血液の
遠心分離
患者血液
遠心分離
血清
（血漿）
赤血球
沈層
①赤血球浮遊液を調整
赤血球
生理
食塩液
3～5%
赤血球
浮遊液
②血清
（血漿）を
分離する
③血清
（血漿）を
滴下する
I
II
III
Di^a
自
④不規則抗体
血球試薬，
自己赤血球
浮遊液を
添加する
血球
試薬
I
血球
試薬
II
血球
試薬
III
血球
試薬
Di^a
自己赤血球
浮遊液
⑤アルブミン，
PEG（ポリ
エチレング
リコール）
などの反応
増強試薬を
添加する
適切な温度，
時間で反応さ
せた後，生理
食塩液で十分
洗浄する
⑥間接抗グロ
ブリン試薬
を添加する

⑦遠心後判定

遠心後，上清の溶血の有無を確認してから，試験管を軽く振って，凝集の有無を観察する．あまり強く振らないようにすること．凝集を認めた場合，不規則抗体が存在することになるので，さらに同定検査を行うことが望ましい

「輸血療法の手引（第3版），東京都福祉保健局，平成22年」より転載

交差適合試験（クロスマッチ）の方法

《検査法》

- 生理食塩液法

  主に室温以下で反応するIgM抗体を検出することができる．クロスマッチにおいては特にABO血液型不適合を判定することができる．よって生理食塩液法が陽性となった場合は，i）患者と輸血赤血球のABO血液型が異なること，ii）患者や輸血赤血球の検査用セグメントに冷式不規則抗体が存在している，ことが考えられる．

- 間接抗グロブリン法（クームス法）

  37℃反応性の不規則抗体を検出するために行われる．

《留意点》

- 原則としてABO血液型検査の検体とは**別時に**採血された検体で検査する．
- 患者とABO血液型が同型の血液を用いる．

  ※Rho（D）抗原陰性の場合は，陰性の血液を用いる．
- 主試験と副試験がある．

  主試験：患者血清＋血液製剤赤血球

  副試験：患者赤血球＋血液製剤血漿

  主試験が不適合の場合は，絶対に輸血してはならない！

交差適合試験（生食法）反応結果と解釈

主試験	副試験	判定	結果の解釈
−	−	適合	ABO適合（37℃反応性の不規則抗体陰性確認後輸血可能）
＋	＋	不適合	ABO不適合（輸血不可能）
＋	−	不適合	ABO不適合（FFP・PCの輸血ならば可能→異型適合輸血）
−	＋	不適合	ABO不適合（RCCの輸血ならば可能→異型適合輸血）

●図5　交差適合試験

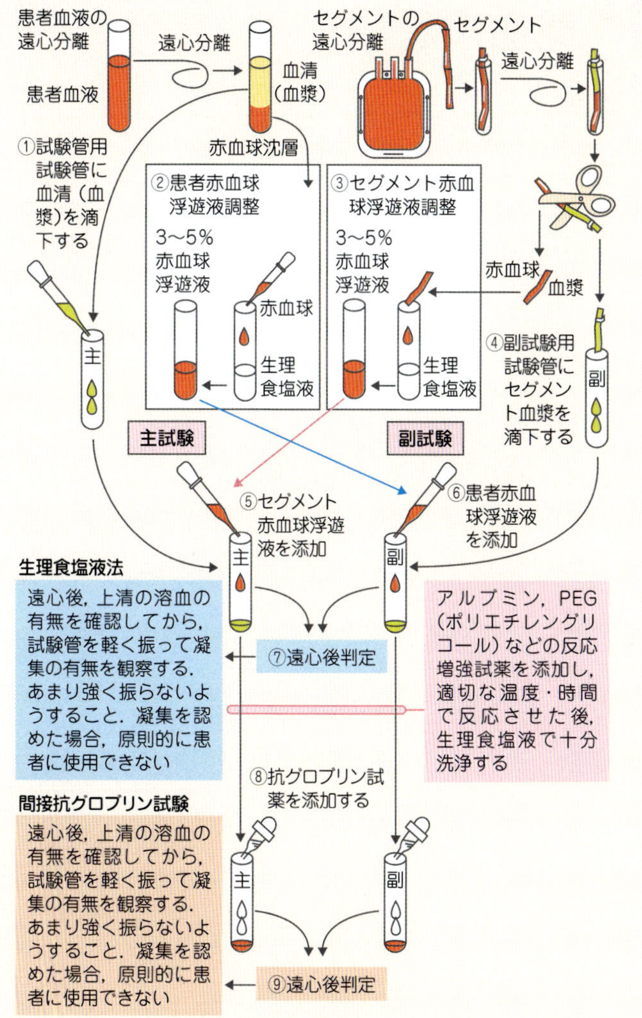
患者血液の
遠心分離
患者血液
遠心分離
血清
（血漿）
赤血球沈層
セグメントの
遠心分離
セグメント
遠心分離
①試験管用
試験管に
血清（血
漿）を滴
下する
主
②患者赤血球
浮遊液調整
3～5%
赤血球
浮遊液
赤血球
生理
食塩液
③セグメント赤血
球浮遊液調整
3～5%
赤血球
浮遊液
生理
食塩液
赤血球
血漿
④副試験用
試験管に
セグメン
ト血漿を
滴下する
副
主試験
副試験
⑤セグメント
赤血球浮遊
液を添加
⑥患者赤血
球浮遊液
を添加
主
副
生理食塩液法
遠心後，上清の溶血の有無を確認してから，試験管を軽く振って凝集の有無を観察する．あまり強く振らないようすること．凝集を認めた場合，原則的に患者に使用できない
⑦遠心後判定
アルブミン，PEG（ポリエチレングリコール）などの反応増強試薬を添加し，適切な温度・時間で反応させた後，生理食塩液で十分洗浄する
⑧抗グロブリン試
薬を添加する
間接抗グロブリン試験
遠心後，上清の溶血の有無を確認してから，試験管を軽く振って凝集の有無を観察する．あまり強く振らないようすること．凝集を認めた場合，原則的に患者に使用できない
主
副
⑨遠心後判定

「輸血療法の手引（第3版），東京都福祉保健局，平成22年」より転載

［小倉加奈子］

3 緊急時の輸血・大量輸血時の輸血検査

- 血液型確定前は，O型の赤血球を使用（全血は不可！）
- Rho（D）抗原が陰性の患者の場合，適合血液が間に合わない場合は，Rho（D）陰性を優先して，ABO血液型は異型であるが適合の血液（異型適合血）を使用してもよい．特に患者が女児等妊娠可能な女性の場合は，できるだけ早くRho（D）陰性の血液に切り替えること．

［小倉加奈子］

Ⅱ

病理検査を読み切る！

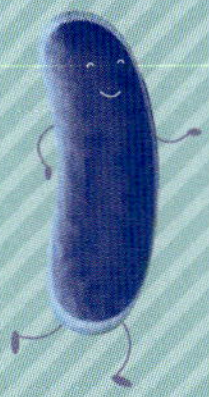

1 細胞診の場合

検体提出方法（標本作製方法含む）

●細胞診検体提出法

	部位	代表的検体採取法	注意点
採取現場でガラススライドに塗抹するもの	子宮頸部 子宮内膜	擦過	綿棒やブラシで病変を擦過後，ガラススライドに塗抹し，**1秒以内**にアルコール固定液へ
	乳腺 甲状腺 耳下腺 リンパ節	穿刺吸引	注射器等で吸引後，ガラススライドに噴射，**1秒以内**にアルコール固定液へ．吹きつけ法，合わせ法，擦り合わせ法などがある（図1）
検体をそのまま病理検査室に提出するもの	喀痰	喀出・擦過・気管支洗浄	**5時間以内**．下気道から喀出された膿性痰か確認（**唾液は不可**）
	尿	自然排尿・導尿	**3時間以内**．早朝尿は細胞が変性しているため，**随時尿**を用いる
	胸水・腹水	穿刺吸引	**3時間以内**．フィブリン析出防止のため，注射器で内腔をわずかに濡らす程度に**ヘパリン**を入れておく
	膵液・胆汁	吸引	**30分以内**．細胞変性防止のため**氷で冷やして**ダッシュで病理検査室へ
	脳脊髄液	穿刺吸引	**15分以内**．**細胞変性が早い**ので，採取後ダッシュで病理検査室へ

❶標本作製法

穿刺吸引で採取した検体をガラススライドに塗抹するときの方法は，吹き付け法・合わせ法・擦り合わせ法の３通り（図1）．

なお，綿棒などで細胞を擦過する検体に関しては，ガラススライドに綿棒で細胞を素早く塗抹したら，すぐにアルコール固定液へ（**1秒以内をめざせ！**）．

●図1　細胞標本作製法

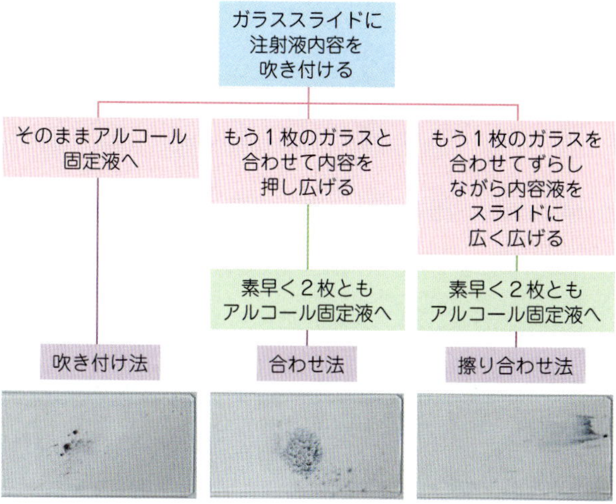
ガラススライドに注射液内容を吹き付ける
そのままアルコール固定液へ
もう1枚のガラスと合わせて内容を押し広げる
もう1枚のガラスを合わせてずらしながら内容液をスライドに広く広げる
素早く2枚ともアルコール固定液へ
素早く2枚ともアルコール固定液へ
吹き付け法
合わせ法
擦り合わせ法

●細胞標本作製法

	吹き付け法	合わせ法	擦り合わせ法
標本作製技術	易	易	やや難
利点	標本が乾燥しにくい．組織構築の保持がよい	組織構築も適度に保たれる	細胞形態の観察に優れる
欠点	塗抹が厚く，鏡検に支障が出る場合がある	塗抹が厚く，鏡検に支障が出る場合がある	塗抹時に細胞の挫滅を起こす場合がある

- 塗抹標本は，スライドに細胞を塗布後，**1秒以内にアルコール**に入れて固定．**【乾燥の防止】**
- 液状の標本は，ダッシュで病理検査室へ．**【細胞変性の防止】**

❷参考：不適正な検体提出と細胞変性

①**検体の乾燥**：ガラススライドに素早く（1秒以内）に塗布しないと…

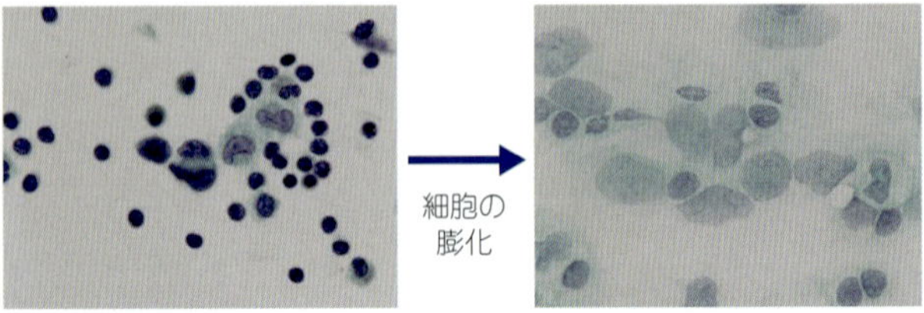
細胞の
膨化

②**検体の放置**：なんと病理検査室に提出し忘れた…（24時間冷蔵保存）

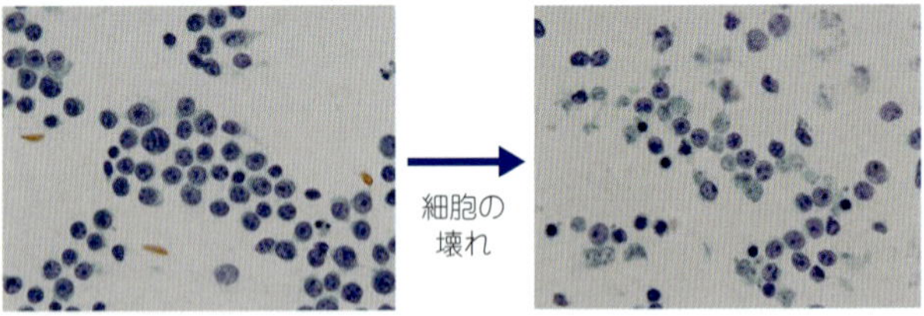
細胞の
壊れ

③**固定液の間違い**：ホルマリンで固定してしまった…

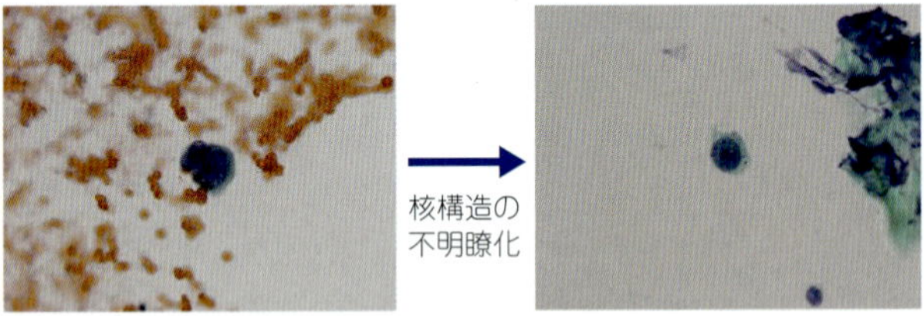
核構造の
不明瞭化

検査オーダー時の注意点

i）結核等感染の恐れのある検体は，必ず病理検査室に一報する（技師の標本作製時の感染症暴露例が多い）.

ii）臨床的に何を疑っているかを明記する.

iii）特に検索してほしい疾患があれば明記する.

iv）他，不明な点がある場合は，自己判断をせず，病理検査室に問い合わせる.

［小倉加奈子］

Coffee Break

結核に注意！

結核は，徐々に減少傾向でしたが，1997年に患者数が一時増加に転じ，その翌年には結核緊急事態宣言が発令されました．その後10年以上が経過し，増加傾向に傾くという事態はまぬがれていますが，2010年でも年間2万3千人以上の患者が発生しています．

最近は，高齢者の割合が増加しているほか，働き盛りの結核患者では，受診の遅れが問題となっています．「結核は，過去の病気」という意識が原因と考えられています．この結核への意識の低さは，医療従事者においても同様のようです．

病理医は，かつて一日数件の病理解剖をこなしており，解剖で結核菌に暴露し，罹患する危険性がきわめて高い状況でした．結核に罹患して病理医は一人前といわれるほど…．最近では，剖検数が減少し，感染の機会は減少していますが，粟粒結核の場合は，特に死亡前に診断がついていない場合が多く，不用意に結核菌に暴露してしまうことがあります．粟粒結核はつまり「結核菌による敗血症」なわけですから，血中や組織中におびただしい数の結核菌が繁殖しています．剖検の操作で，血液や骨髄などの飛沫が剖検室中に広がるため，解剖中の感染率は非常に高いのです．また，迅速診断で肺結節の診断をする場合も，万一結核結節であると，凍結切片作製の操作によって結核菌が検査室中に飛散し，病理技師や病理医が暴露，罹患する事例も生じています．病理スタッフの結核感染の危険性は，臨床医の100倍以上ともいわれています．

もちろん，臨床医も，やはりさまざまな場合において結核を鑑別疾患の１つにあげて診療をしていくべきでしょう．結核患者と気づかずに大部屋に入院させていれば，アウトブレイクが生じ，大問題となります．大病院ではどうしても悪性腫瘍の診断ばかりに気持ちが奪われがちですが，面倒がらずに喀痰塗抹検査や胃液検査などを行い，日頃から微生物検査室や感染対策室と連携を取ることが重要ですね．

2 組織診の場合

検体提出方法

●組織検体提出法

	臓器		固定液	提出方法と注意点
生検検体あるいは小さな検体	各種生検検体		ホルマリン	十分量（**ホルマリンの中で検体がふわふわと浮遊するくらいの余裕がある容器**）のホルマリン液に入れて提出すること
手術検体	消化管	食道	ホルマリン	内腔を開き，コルク板に貼る（病変部を切らないように注意）
		胃		原則は大弯から開き，コルク板に貼る（病変部を切らないように注意）
		小腸・大腸		内腔を開き，コルク板に貼る（病変部を切らないように注意）
	肝臓			大きい場合は，割を入れてホルマリン液の浸透をよくする
	胆囊			内腔を開き，コルク板に貼る
	膵臓	膵頭十二指腸検体		十二指腸・総胆管内腔を開き，コルク板に貼る
		体尾部切除		そのままコルク板に貼る
	肺			気管支からホルマリンを注入，肺をホルマリンで膨らます
	腎臓			長軸半割し，コルク板に貼る
	膀胱			前壁から開き，コルク板に貼る
	前立腺			そのまま十分量のホルマリン液に入れる
	子宮			前壁から開き，コルク板に貼る
	卵巣			囊胞性腫瘍の場合は，内腔を開く
	乳腺			そのままコルク板に貼る（上下・左右がわかるように）
	皮膚			そのままコルク板に貼る
	その他			病理医に聞く

（次ページに続く）

	臓器		固定液	提出方法と注意点
特殊検体	腎生検	蛍光抗体用	生検体	生のまますみやかに病理検査室へ，**乾燥に注意**
		電子顕微鏡用	グルタルアルデヒド	他の検体を扱う際には，グルタルアルデヒド液をよく拭き取ってからにすること．特に蛍光抗体用
	直腸生検	ChE染色等	生検体	生のまますみやかに病理検査室へ，**乾燥に注意** **※Hirschsprung病の診断目的検体**
	皮膚生検	蛍光抗体用	生検体	生のまますみやかに病理検査室へ，**乾燥に注意**
	リンパ節生検	リンパ腫の診断用（READ systemやML net等）	各種固定液あるいは生検体	生のまますみやかに病理検査室へ，**乾燥に注意** **（遺伝子・染色体の検索やフローサイトメトリー等，用途に応じて固定液と検体保存法が異なるため）**

- **十分量のホルマリン液に入れて提出することが大原則！**
  目安は，表に記載したようにホルマリンの中で検体がふわふわと浮遊するくらいの余裕があるかどうか．瓶の中に検体をぎゅうぎゅう押し込むなどもってのほか．
  検体の変形，固定不良による検体の劣化，染色性の悪化の要因に．
- **手術後のリンパ節処理などは手術終了後すみやかに．ホルマリンには早く入れる！**
  放置しておく時間が長いと検体の変性が進む．胆嚢上皮などは胆汁によって溶けてしまう！

●図1　検体提出方法の例（進行胃癌の胃全摘献体）

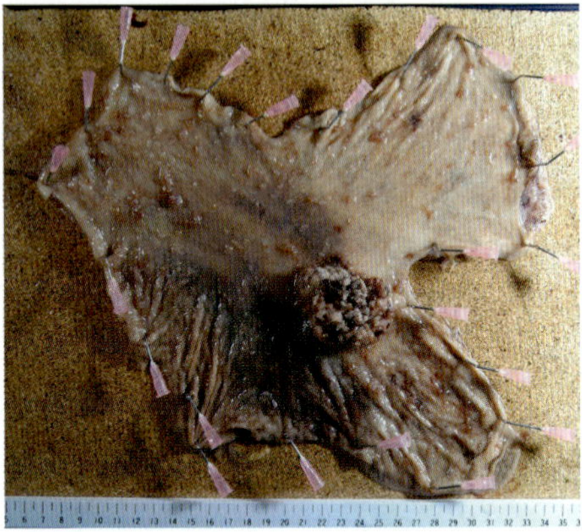

病変部が検体の中央にくるように内腔を開き，コルク板にピンで固定している．この状態でホルマリン槽に裏向きにして入れる（ホルマリン液から検体が飛び出ていないように確認すること）

検査オーダー時の注意点

i）細胞診と同様，感染症の有無は明記する．

ii）生検検体に関しては，臨床的に疑っている疾患名を明記する．

iii）手術材料では，シェーマを添付することが望ましい．
臨床医もできる範囲での肉眼的診断をしておくことが重要である．

iv）主病変以外に副病変がある場合なども病理医の切り出し時の参考となるため，明記すること．

図2　図1の胃癌検体に添付されたシェーマ図

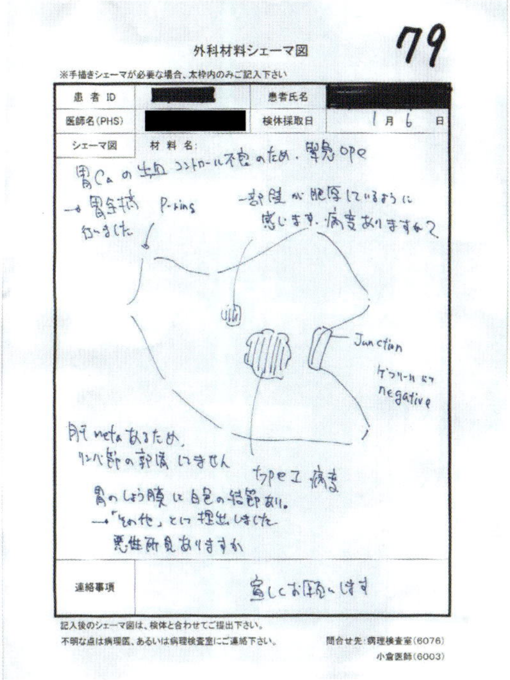

79

外科材料シェーマ図

※手描きシェーマが必要な場合、太枠内のみご記入下さい

患者ID	[redacted]	患者氏名	[redacted]
医師名(PHS)	[redacted]	検体採取日	1月6日
シェーマ図	材料名:		

胃Caの出血コントロール不良のため．緊急ope

→胃全摘行いました

P-ring

一部壁が肥厚しているように感じます．病変ありますか？

Junction

negative

肝meta あるため，リンパ節の郭清していません

typeⅡ 病変

胃のしょう膜に白色の結節あり。

→「その他」として提出しました

悪性所見ありますか

連絡事項　宜しくお願いします

記入後のシェーマ図は、検体と合わせてご提出下さい。

不明な点は病理医、あるいは病理検査室にご連絡下さい。　問合せ先：病理検査室(6076)　小倉医師(6003)

臨床情報が簡潔に記載されており，ドクターの疑問もおりまぜられており，病理医が切り出しやすいシェーマ

［小倉加奈子］

1 細胞診断の基礎

POINT

- 生検（組織診断）よりも患者の負担が少なく，手軽に反復して行えるという細胞診の利点を十分に臨床に活用しよう！
- 判定基準を押さえておこう！
- 頻出の子宮頸部細胞診においては組織像や治療方針とセットで理解しておこう！

診断の意義

細胞を病変部から採取し，診断することを細胞診断という．スクリーニング検査として利用される場合が多く，患者の負担が軽く，安価である．また，組織標本を作製できない液状検体の診断も細胞診断である．

材料の半分〜2/3は，子宮頸部擦過細胞診検体である．妊婦健診で必須項目となっており，子宮頸癌のスクリーニングとして非常に重要である．ちなみに順天堂大学練馬病院では，科別に統計をとると，約半分（48％）が産婦人科検体（子宮頸部擦過，内膜細胞診他含む），25％が泌尿器（大部分が尿細胞診），9％が呼吸器（喀痰，気管支擦過，気管支洗浄など），4％が乳腺穿刺吸引細胞診となっている．

細胞診断を読み切れ！

❶診断基準

近年は臓器ごとに細かく定義された判定基準（ベセスダシステム）が用いられることが多くなっており，細胞診断の方法が変化してきているが，細胞診の基本的な診断基準としては，なおClass分類（パパニコロウ分類）が主流であり，また理解しやすいものである．また，子宮頸部細胞診に関しては，日母分類という独自の分類があり，ベセスダシステム導入後も臨床の現場では根強く用いられている．

※消化管生検の組織診断で用いられる分類はGroup分類！ 混同しないように！

ⓐパパニコロウ分類（通常のClass分類）

5段階評価をする．1が良性，5が悪性である．婦人科（子宮）領域以外では，幅広く用いられる．

class	定義
I	良性
II	異型細胞は認められるが，悪性の疑いはない（炎症性変化）
III	異型細胞は認められるが，悪性と断定できない
IV	悪性の疑い
V	悪性

ⓑ日母分類

子宮頸癌は，100％近くHPV（ヒトパピローマウイルス）感染が関与しており，異形成を経て癌に進展する．日母分類は，細胞所見と異形成の程度を照らし合わせた独自の分類法である．

判定	細胞所見	推定病変
I	良性	正常上皮
II	異型細胞を認めるが良性である	良性異型上皮 （炎症性変化・感染など）
III ［III a］ ［III b］	悪性を疑うが断定できない ［悪性を少し疑う］ ［悪性をかなり疑う］	異形成 ［軽度・中等度異形成］ ［高度異形成］
IV	きわめて強く悪性を疑う	上皮内癌
V	悪性	浸潤癌（微小浸潤癌を含む）

ⓒベセスダシステム

日母分類に代わる新しい子宮頸部細胞診の報告様式．米国で広く用いられている．日母分類は基本的にClass分類であり，表記方法も若干施設で乖離があり，臨床側に正確な情報が伝わらない場合があること，特に腺系の病変と対応がなされていないこと，などの欠点を補うものとして導入される施設も増えている．標本の良し悪しの判断が含まれていることもベセスダシステムの長所である．より，臨床に詳細な情報を提供するような報告様式である．

	判定	略語	推定病理診断	従来の日母分類
扁平上皮系	陰性	NILM	良性，炎症	Ⅰ，Ⅱ
扁平上皮系	意義不明な異型扁平上皮細胞	ASC-US	軽度異形成の疑い	Ⅱ，Ⅲa
扁平上皮系	HSILを除外できない異型扁平上皮細胞	ASC-H	中等度異形成以上の疑い	Ⅲa，Ⅲb
扁平上皮系	軽度扁平上皮内病変	LSIL	HPV感染 軽度異形成	Ⅲa
扁平上皮系	高度扁平上皮内病変	HSIL	中等度異形成，高度異形成，上皮内癌	Ⅲa，Ⅲb，Ⅳ
扁平上皮系	扁平上皮癌	SCC	扁平上皮癌	Ⅴ
腺細胞系	異型腺細胞	AGC	腺異型または腺癌疑い	Ⅲ
腺細胞系	上皮内腺癌	AIS	上皮内腺癌	Ⅳ
腺細胞系	腺癌	Adenocarcinoma	腺癌	Ⅴ
腺細胞系	その他の悪性腫瘍	Other malignancy	その他の悪性腫瘍	Ⅴ

❷染色方法

ⓐ通常の染色

代表的な染色方法として，組織診断のHE染色に相当するパパニコロウ染色，そして，ギムザ染色，PAS反応があげられる．

《パパニコロウ染色》

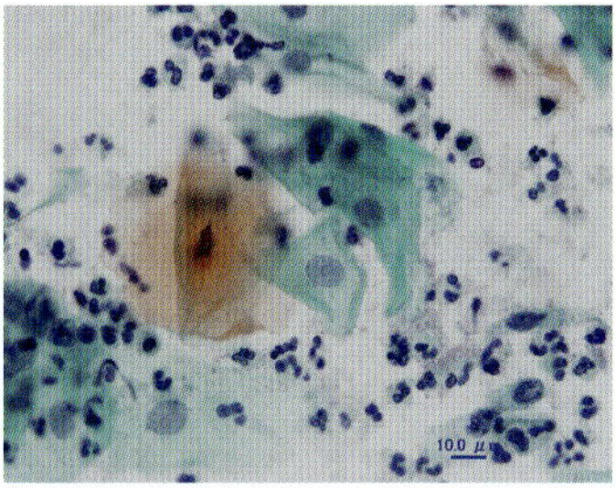
10.0 μ

細胞診染色を代表する染色方法．エタノール固定なので，固定時にはがれてしまう細胞が多いことが欠点であるが，細胞が重なっていても観察が可能であり，核構造や細胞同士の立体的な結合構造などを観察するのに優れる．

《ギムザ染色》

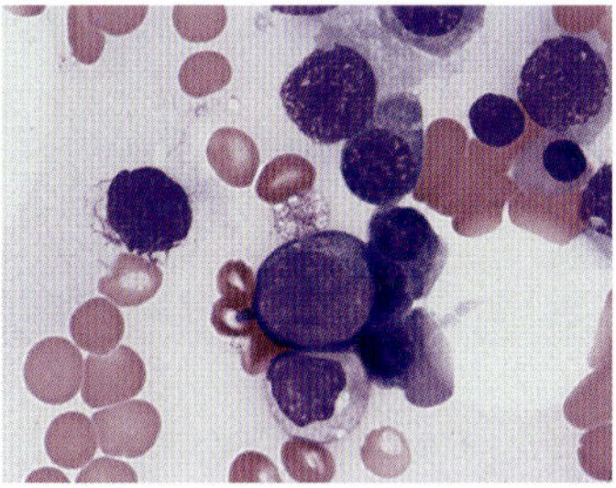

特に血液塗抹標本における代表的な染色方法．簡便で迅速に行えることや乾燥固定なので，細胞剥離が少ないことが利点である．また，細胞を広げて固定するために細胞質の顆粒等を観察するのに優れる．一方で，細胞が重なると染色性が悪くなり，詳細な観察ができなくなる．

《PAS反応》

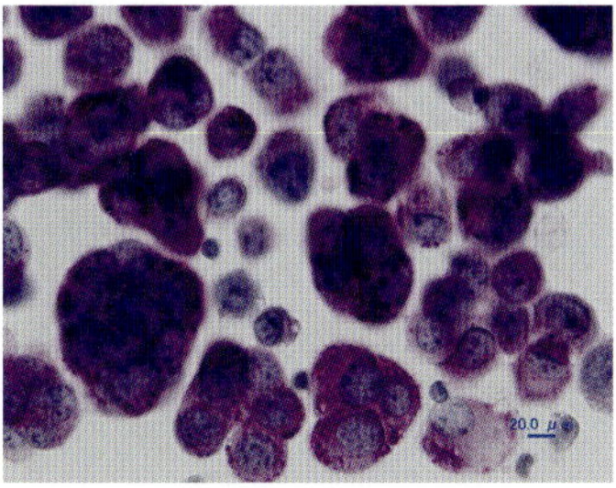
20.0 μ

粘液やグリコーゲンを有する細胞を見分けるために行われる染色方法．体腔液中の腺癌と中皮細胞の鑑別等に用いられる．

●図1　体腔液の免疫染色（原発を推定できた症例）

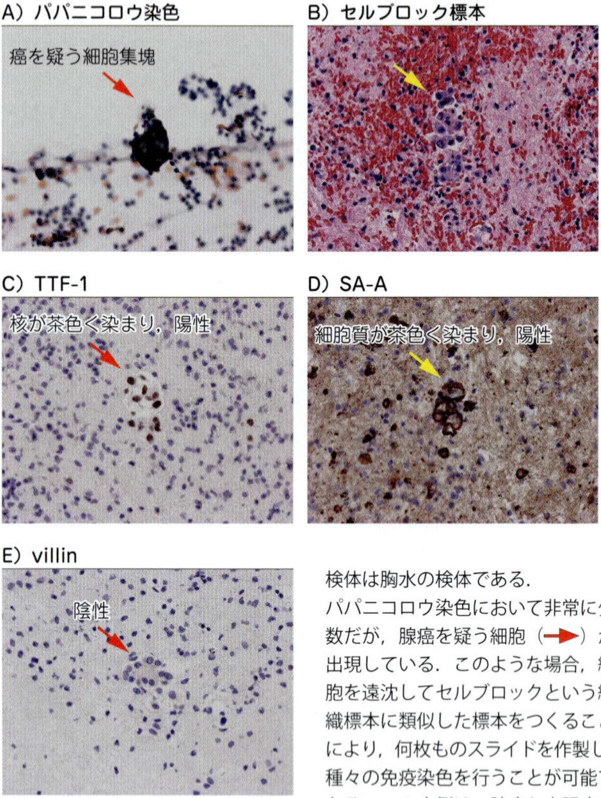
A）パパニコロウ染色
癌を疑う細胞集塊
B）セルブロック標本
C）TTF-1
核が茶色く染まり，陽性
D）SA-A
細胞質が茶色く染まり，陽性
E）villin
陰性

検体は胸水の検体である．
パパニコロウ染色において非常に少数だが，腺癌を疑う細胞（→）が出現している．このような場合，細胞を遠沈してセルブロックという組織標本に類似した標本をつくることにより，何枚ものスライドを作製し，種々の免疫染色を行うことが可能である．この症例は，肺癌か大腸癌の転移かが臨床的に鑑別できずにいたが，肺癌マーカーのTTF-1とSA-Aが陽性，大腸癌マーカーのvillinが陰性であることから，細胞の形態による診断と併せて肺癌原発であることが診断できた症例である

ⓑ免疫染色

病理組織診断の項（Ⅱ－3－❹）で詳しく触れるが，細胞診において特に免疫染色が活躍するのは，胸水や腹水など組織標本を作製できない液状検体で免疫染色が必要な場合である．例えば，原発不明癌で腹水だけが溜まっている…というような症例の場合に，腹水細胞診で免疫染色を行い，原発巣を推定することが可能である．

❸子宮頸部の細胞診

細胞診のなかで約半数を占める産婦人科関連の細胞診．そのなかでも頸部の細胞診の占める割合は非常に高い．妊婦健診でも必須項目となっており，また，子宮頸癌の約95％にHPVが検出されることから，子宮頸癌スクリーニング検査としても非常に重要である．

HPV感染は非常にありふれた感染症であり，感染から異形成，癌へと進展する比率は非常に少ない．ただし，HPV感染による癌化は，感染→異形成→上皮内癌→浸潤癌と一連の経過をたどることがわかっており，HPV感染あるいは異形成が細胞診で認められた症例は，細胞診による経過観察が必要となってくるし，異形成のなかでも癌に近い異型が出てくれば，当然，生検による精査や円錐切除を含めた外科的治療が必要となる．ここは，細胞診と組織診断そして治療のことも併せてまとめて理解しよう（図2）．

●図2　頸部の構造と病変の進展過程

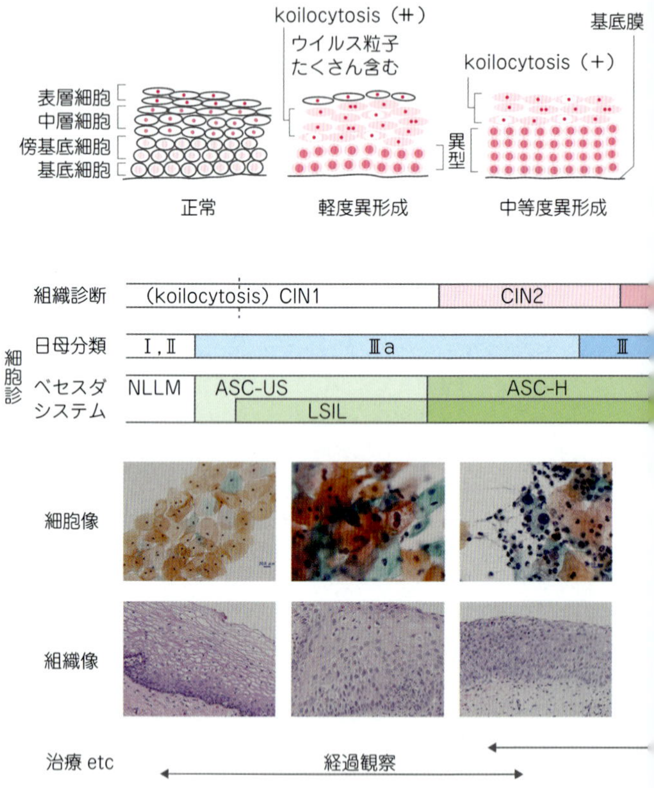
koilocytosis（卄）
ウイルス粒子
たくさん含む
基底膜
koilocytosis（＋）
表層細胞
中層細胞
傍基底細胞
基底細胞
異型
正常
軽度異形成
中等度異形成
組織診断
（koilocytosis）CIN1
CIN2
細胞診
日母分類
Ⅰ，Ⅱ
Ⅲa
Ⅲ
ベセスダシステム
NLLM
ASC-US
LSIL
ASC-H
細胞像
組織像
治療 etc
経過観察

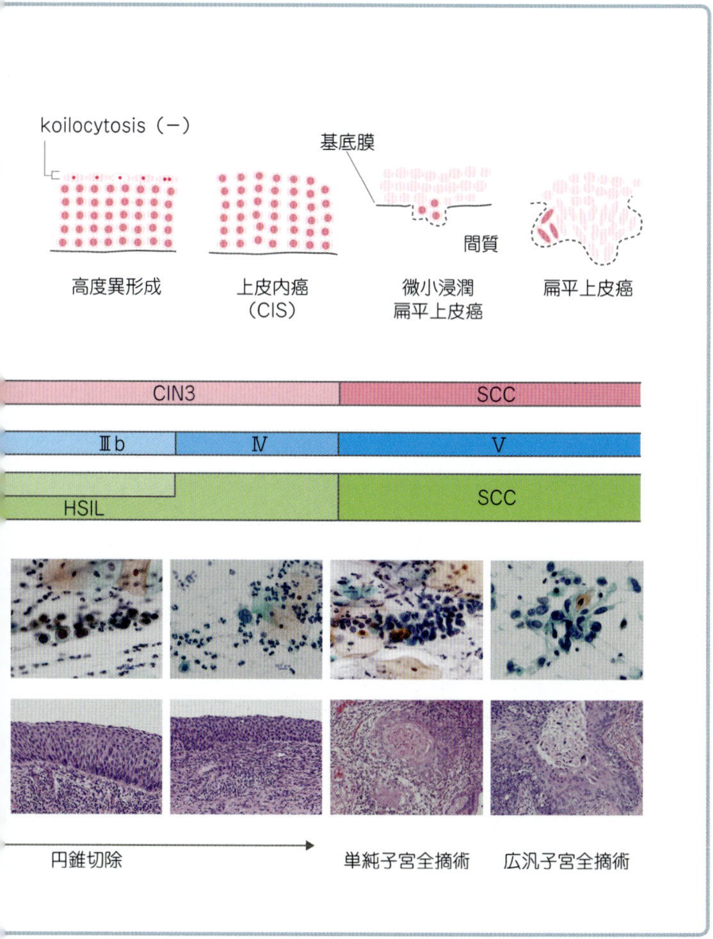
koilocytosis（－）
基底膜
間質
高度異形成
上皮内癌
（CIS）
微小浸潤
扁平上皮癌
扁平上皮癌
CIN3
SCC
Ⅲb
Ⅳ
Ⅴ
HSIL
SCC
円錐切除
単純子宮全摘術
広汎子宮全摘術

［小倉加奈子］

② 頻出細胞診アトラス

産婦人科

ホルモンの状態で正常像も大きく異なることを覚えておこう.

❶子宮頸部（正常像）

（左：細胞像，右：組織像）

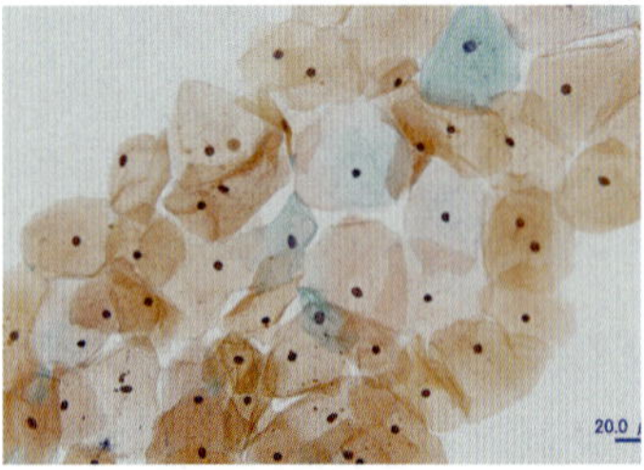
20.0

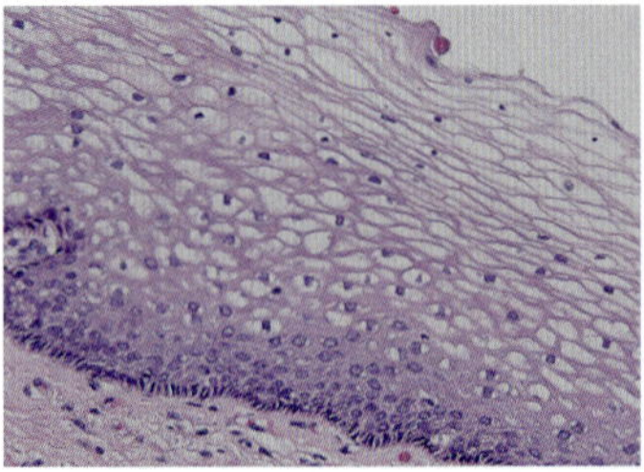

◆ ①子宮頸部（増殖期）

オレンジ色やライトグリーン色の，N/C比の低い表層細胞が多く擦過される

重層扁平上皮は，多層化が進み，厚みを増しているのがわかる

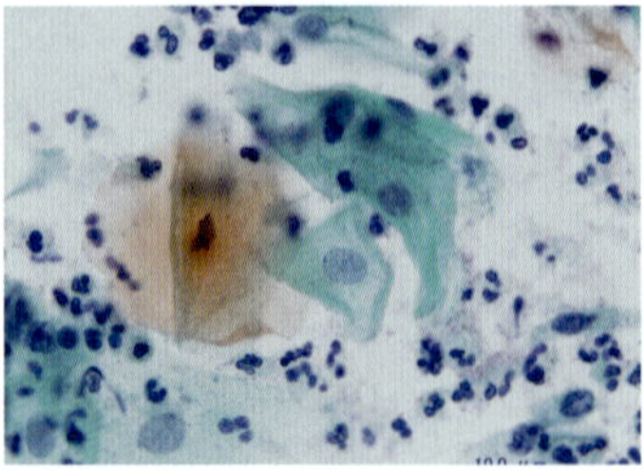

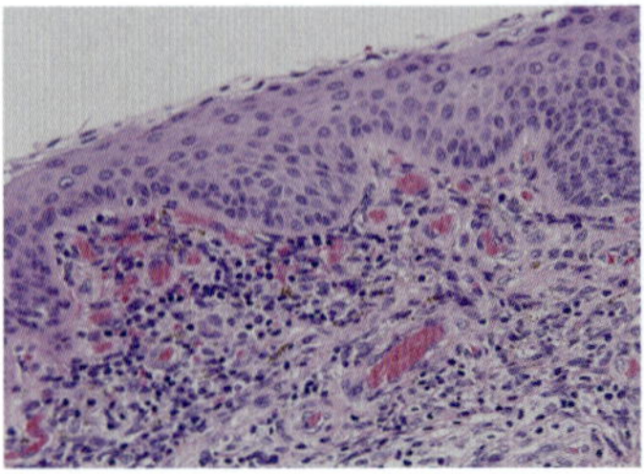

◆ ②子宮頸部（分泌期）

桿菌や好中球に混在し，N/C比のやや高くなった中層細胞が多くみられる

扁平上皮の層は薄くなり，粘膜直下の間質には炎症細胞浸潤がみられる

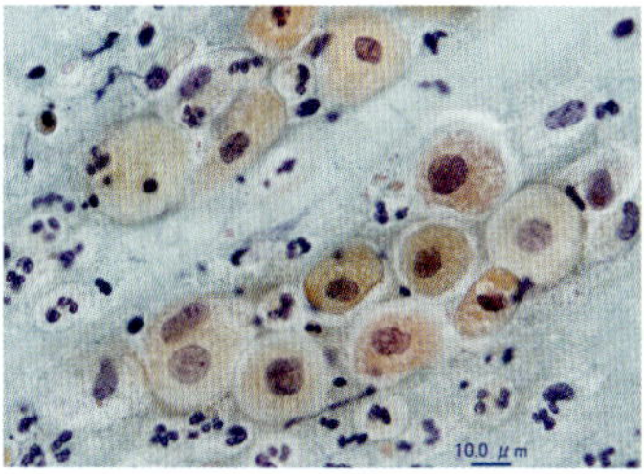
10.0 μm

◆③子宮頸部（萎縮期）

炎症を背景に，中層細胞や傍基底細胞など深部の細胞が出現してくる

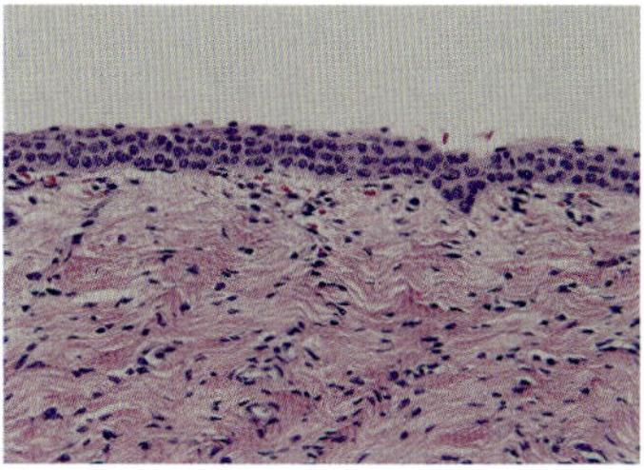

分泌期よりもさらに層は薄くなり，細胞も小型で萎縮している

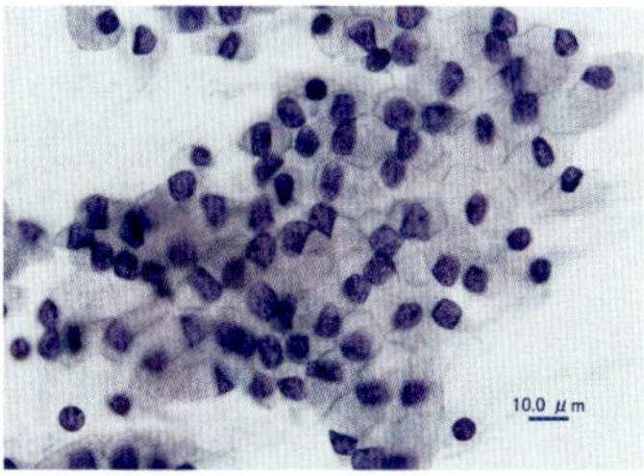
10.0 μm

◆④頸管腺

円形で均一な核が偏在した円柱状の細胞

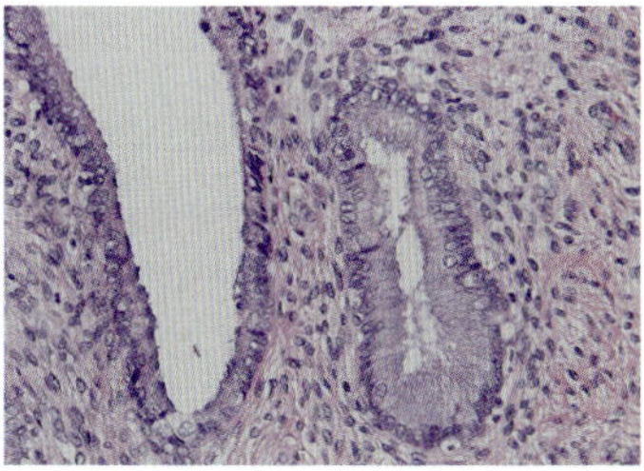

核が基底側に偏在する高円柱上皮からなる頸管腺

❷子宮頸部（感染症）

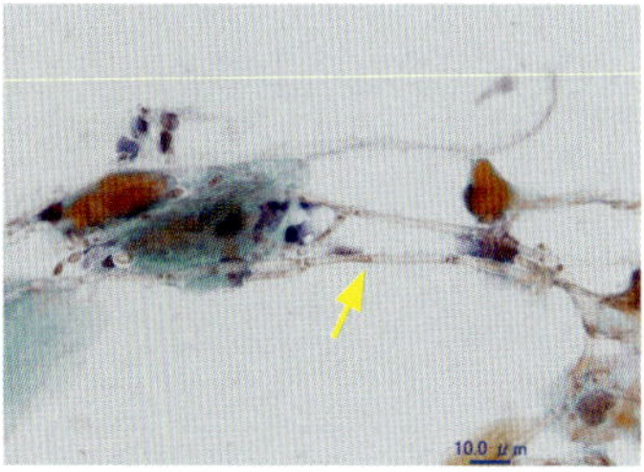
10.0 μm

◆①カンジダ

節を有した細く長い仮性菌糸が炎症細胞浸潤を背景に認められる

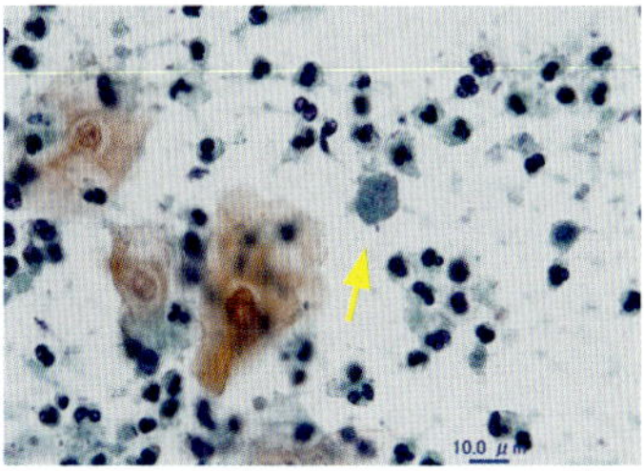
10.0 μm

◆②トリコモナス

淡灰青色で洋梨型のぼんやりした虫体が強い炎症性背景中にみられる

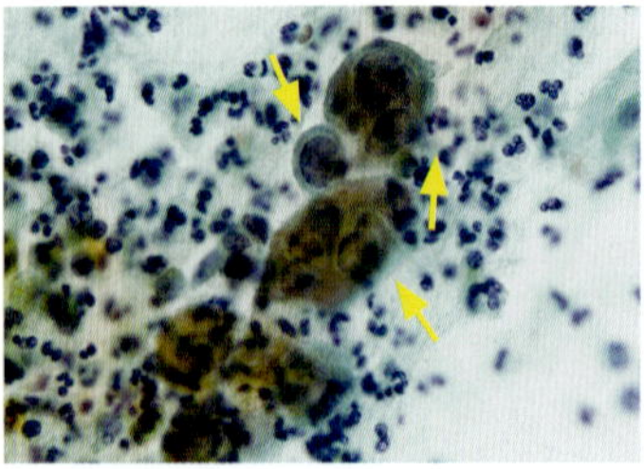

◆ ③ヘルペス

多核の細胞が出現する．核はスリガラス状である

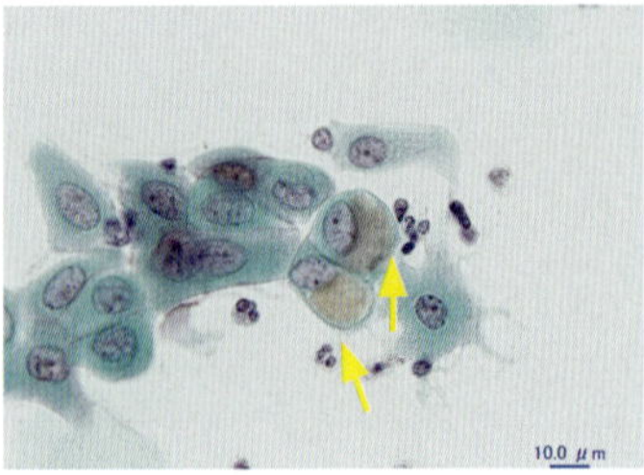
10.0 μm

◆ ④クラミジア

化生細胞の細胞質内に顆粒状の封入体が認められる

❸子宮頸部（腫瘍性）

（左：細胞像，右：組織像）

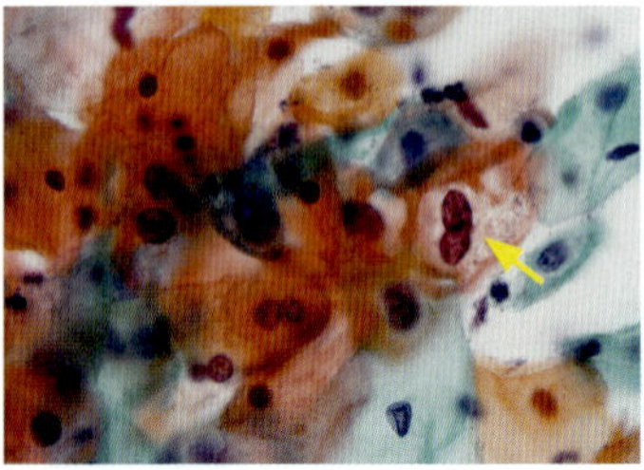

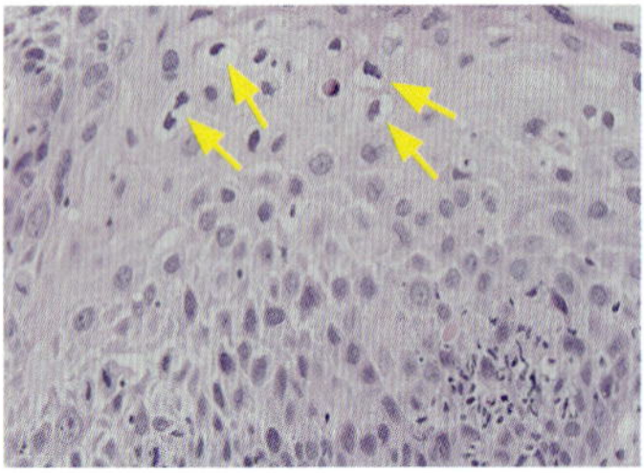

◆ ①軽度異形成（LSIL，CIN1）

表層細胞の一部に核腫大細胞やkoilocytosis（→）がみられる

表層半分くらいまで，核周囲が空胞状のkoilocytosis（→）がみられる

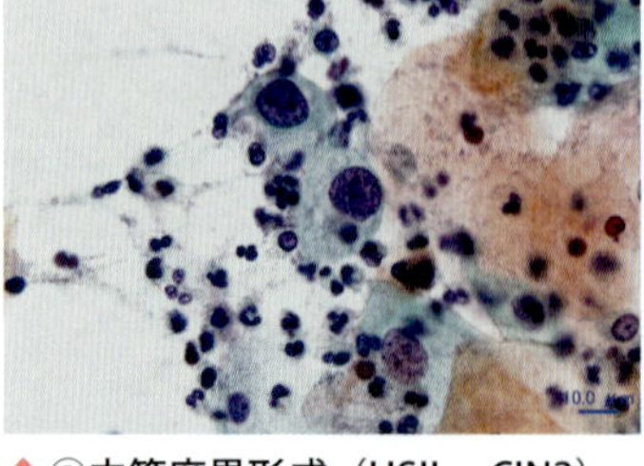

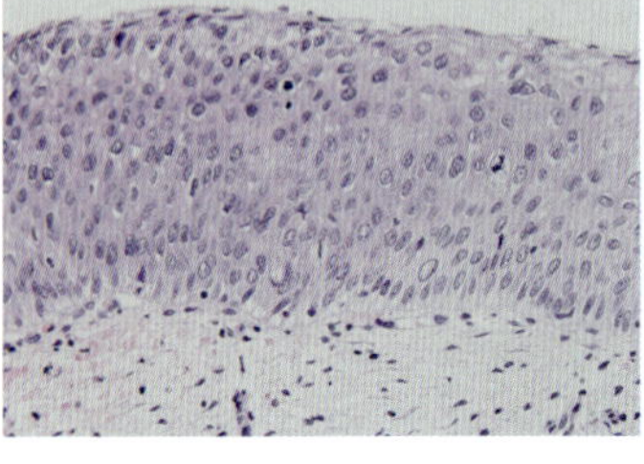

◆ ②中等度異形成（HSIL，CIN2）

核腫大しクロマチンが増量した中層細胞がみられる

基底層から半分程度まで異型細胞が増生し，koilocytosisは少なくなる

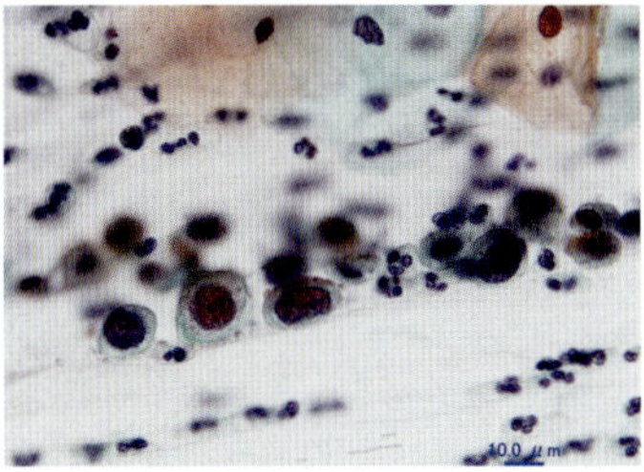

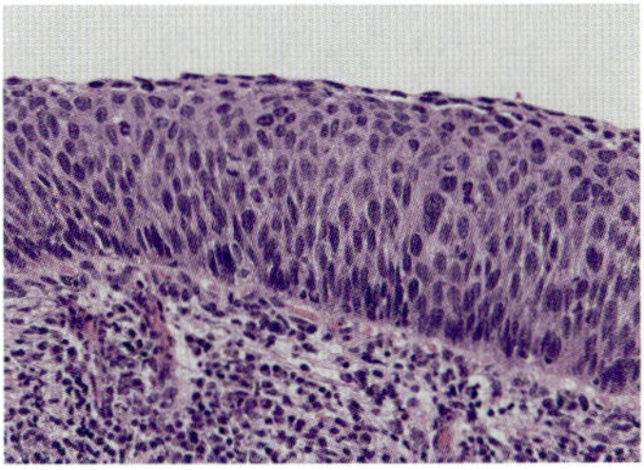

10.0 μm

◆③高度異形成（HSIL，CIN3）

さらにN/C比の高い傍基底細胞由来の異型細胞が出現する

ほぼ全層性に近く異型細胞が増生し，koilocytosisはみられない

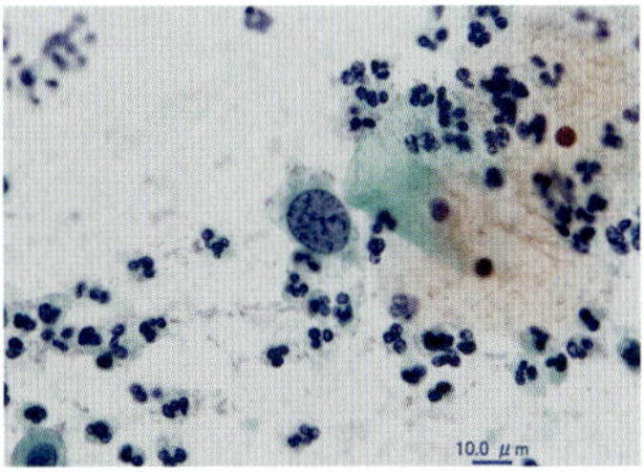

10.0 μm

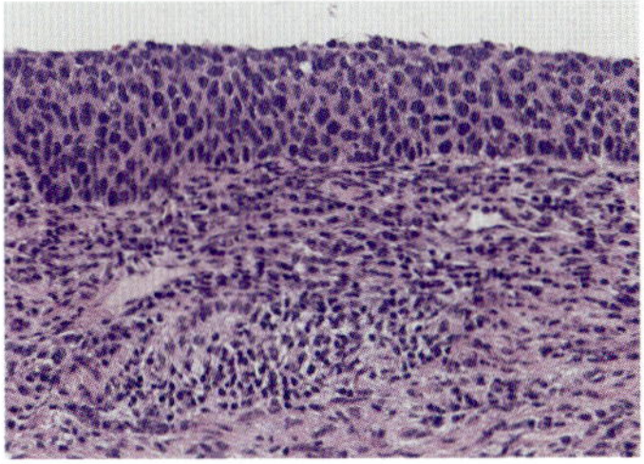

◆④上皮内癌（HSIL，CIN3）

裸核状で核が緊満した細胞が出現する

全層にわたりN/C比の高い腫瘍細胞が均一に増生する

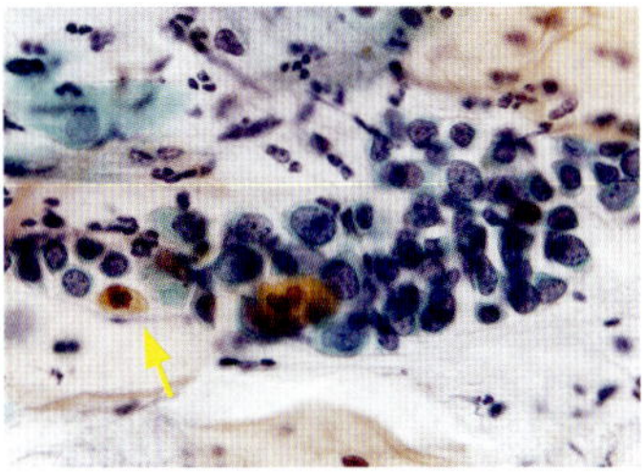

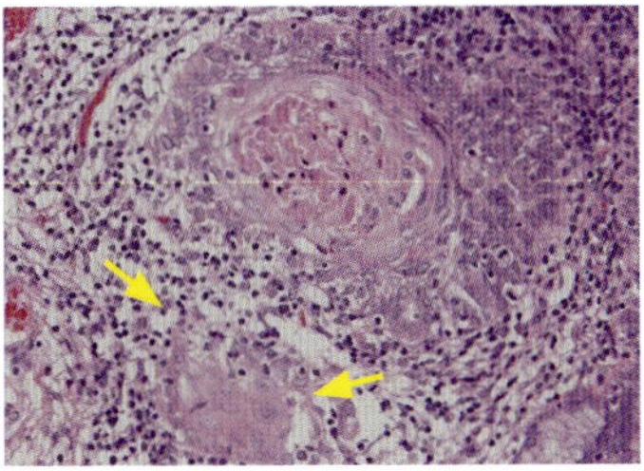

◆⑤微小浸潤扁平上皮癌（SCC）

上皮内癌様の裸核異型細胞以外にオレンジ色の紡錘形細胞が混在する

基底膜の一部が不明瞭となり，間質に異型細胞がこぼれ落ちる（⇨）

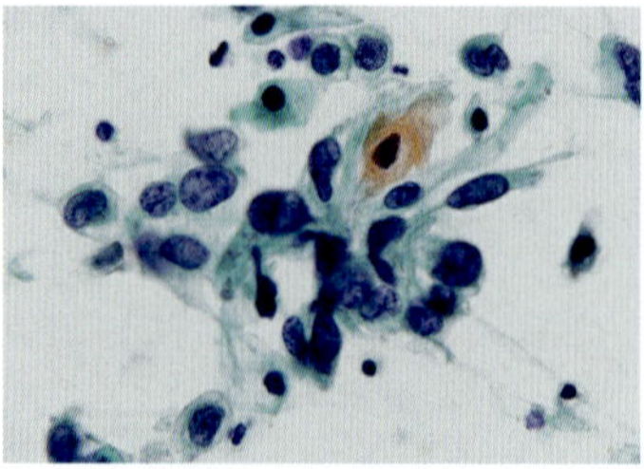

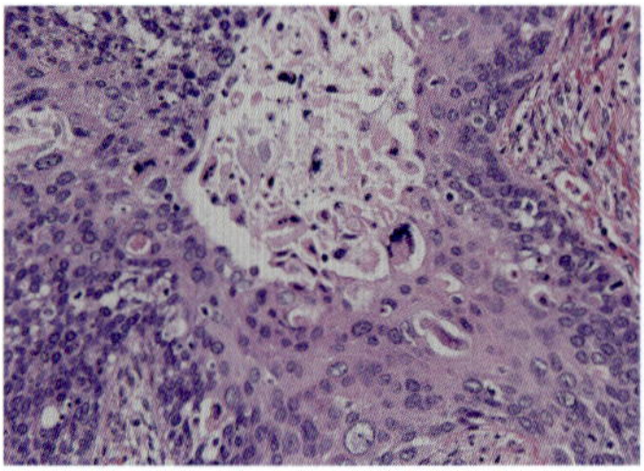

◆ ⑥浸潤性扁平上皮癌（SCC）

紡錘状の大小不同の目立つ異型細胞が壊死を伴い出現する

角化を伴い，大小不同の目立つ異型細胞がシート状に浸潤増生する

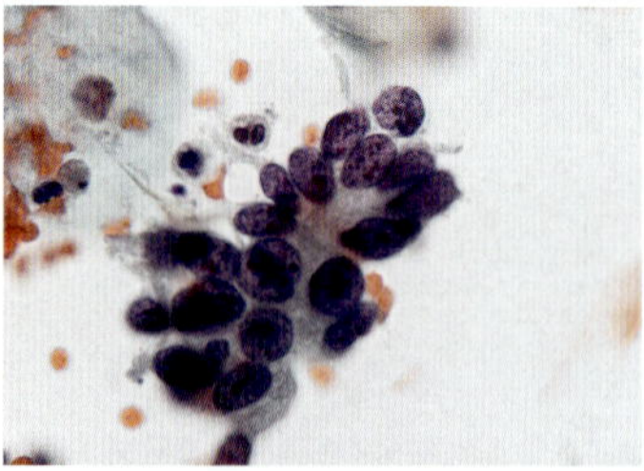

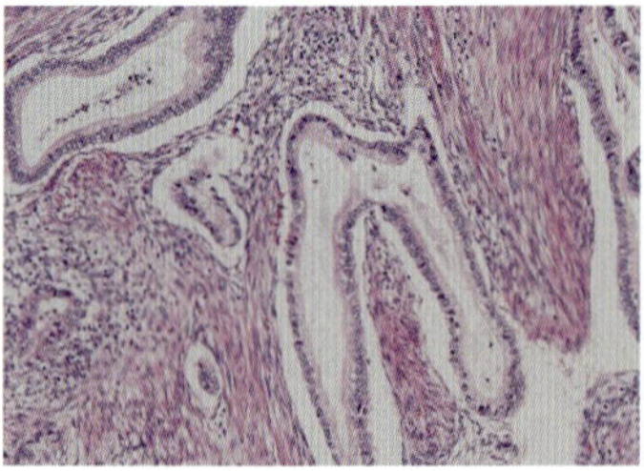

◆ ⑦頸部腺癌（内頸部型）

緊満した核が偏在し，重積性を示す異型円柱上皮が出現する

不整な腺腔を形成しながらも頸管腺に類似した異型腺管が浸潤している

❹子宮内膜（正常像）

（左：細胞像，右：組織像）

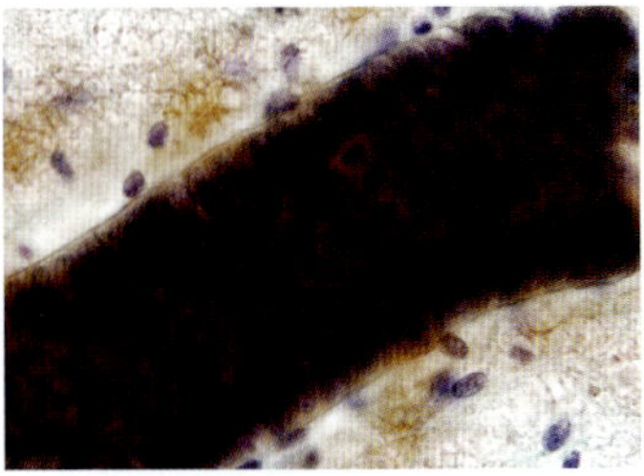

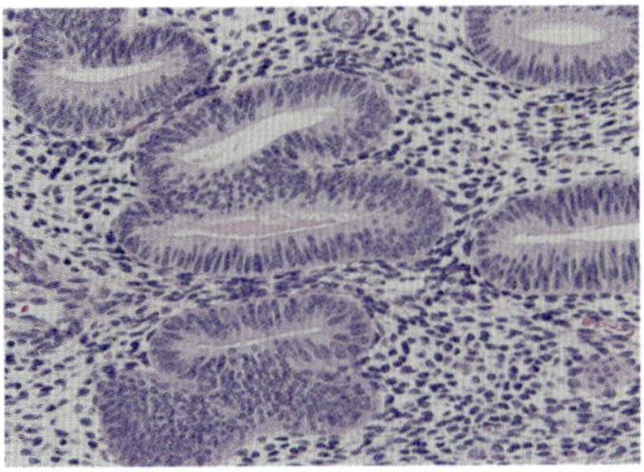

◆①内膜（増殖期）

土管状の内膜腺が出現する．細胞は均一に並び集塊から飛び出さない

核の軽度重層化を伴う内膜腺．腺管の形態は円形である

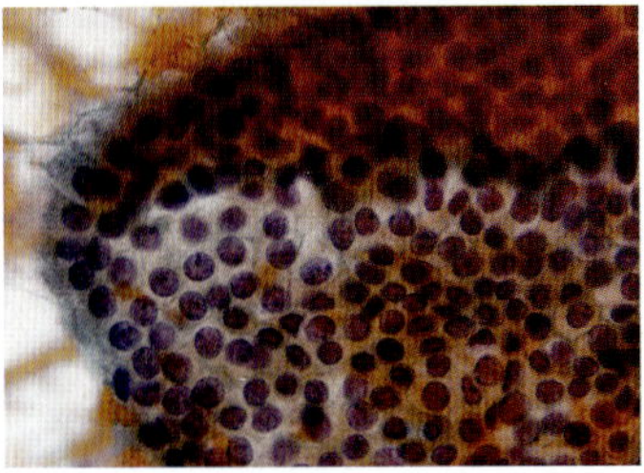

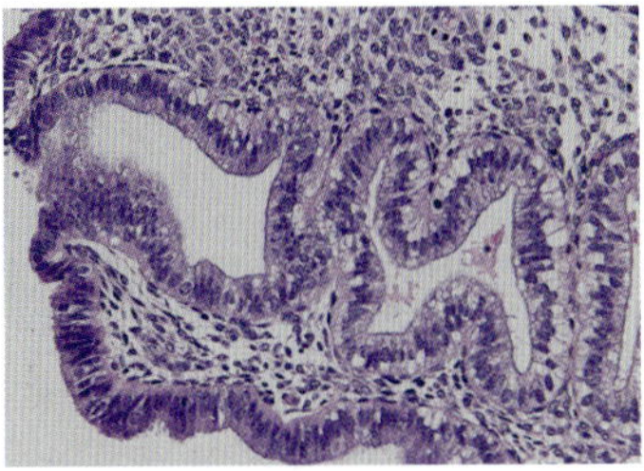

◆②内膜（分泌期）

淡明な細胞質が豊富になり，核と核の間にすきまが見える

蛇行した内膜腺がみられ，核下空胞が認められる

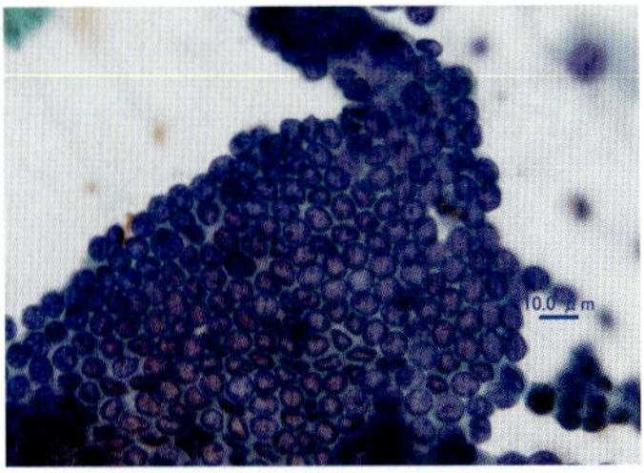
10.0 μm

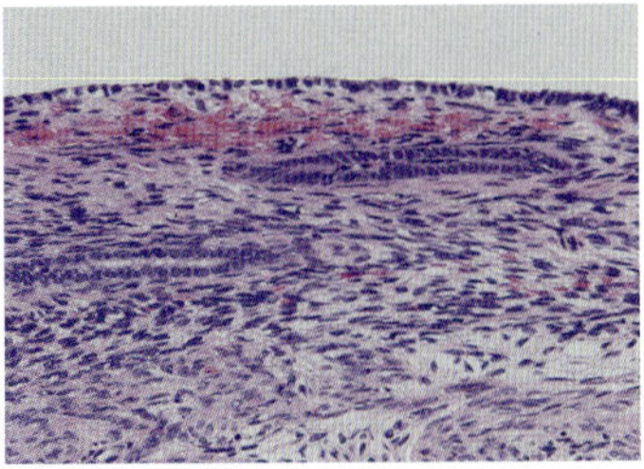

◆③内膜（萎縮期）

裸核状の小型で均一な細胞が密に分布している

内膜腺は疎となり，腺上皮も扁平化し，萎縮している

❺子宮内膜（腫瘍性）

（左：細胞像，右：組織像）

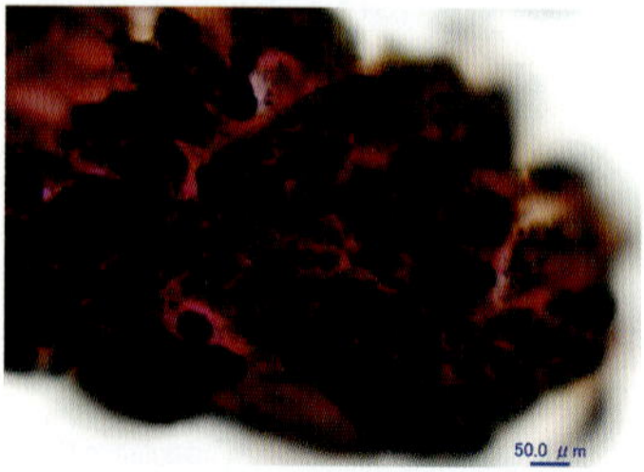
50.0 μm

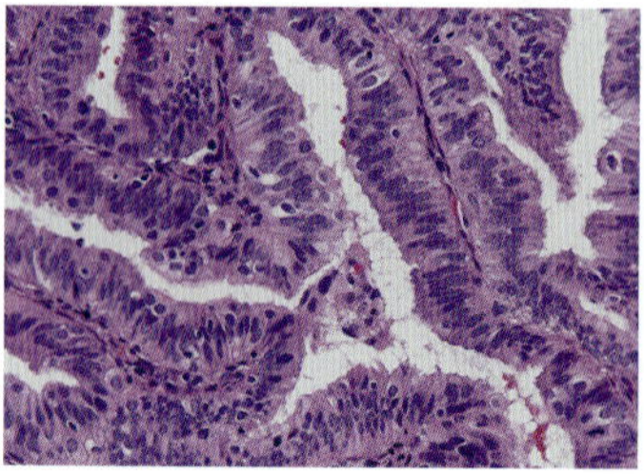

◆ ①単純型子宮内膜増殖症

細胞が重なり合う乳頭状の細胞集塊が出現するが，細胞は均一である

間質の介在がないほど，内膜腺が背中合わせになって増生している

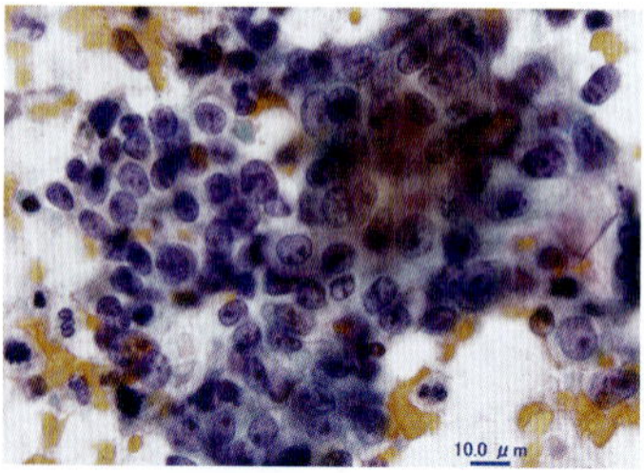
10.0 μm

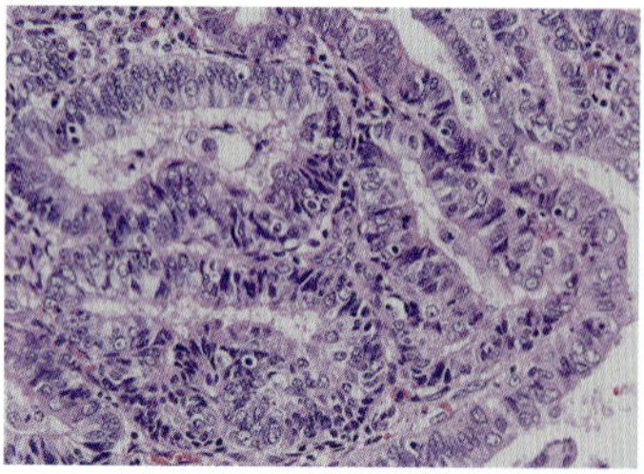

◆ ②類内膜腺癌

大小不同の目立つ異型細胞からなる集塊が出現．細胞が集塊からほつれる

不整な異型内膜腺が壊死や炎症細胞浸潤を伴い増生している

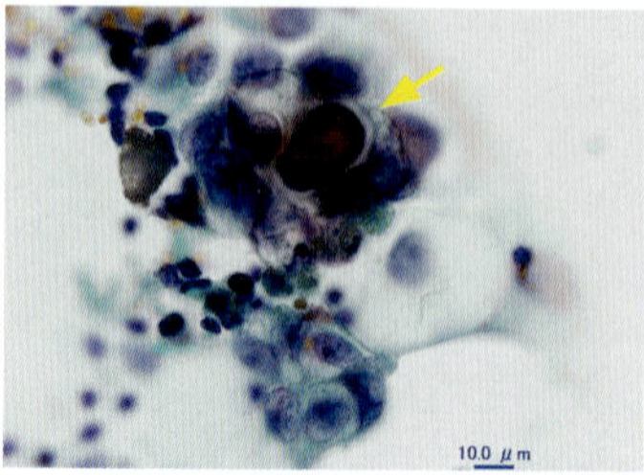
10.0 μm

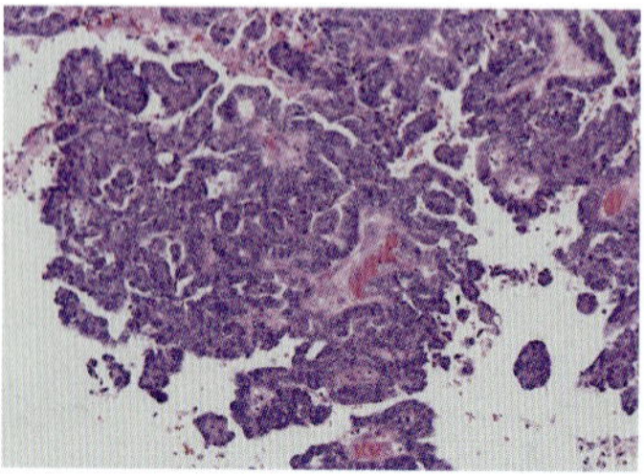

◆ ③漿液性腺癌

異型の強い細胞からなる小型の乳頭状集塊が出現．石灰化（⇨）をみる

N/C比の高い異型細胞が細かな乳頭状構造を形成して増生している

泌尿器（尿細胞診）

正常でみられる上皮細胞は尿道由来の扁平上皮と膀胱由来の尿路上皮である．

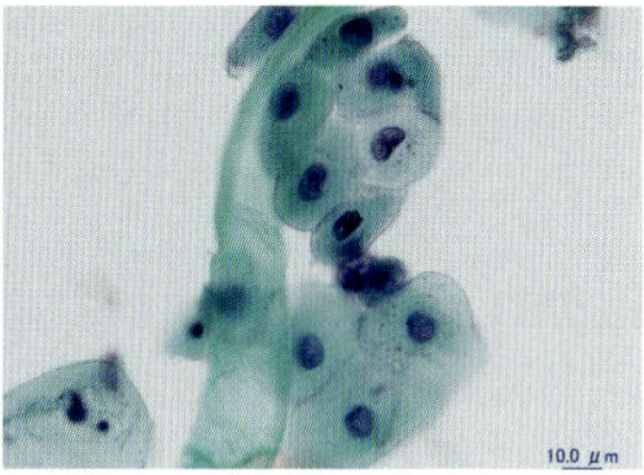
10.0 μm

◆①正常尿路上皮
ライトグリーンの均一な細胞がシート状あるいは散在性に出現

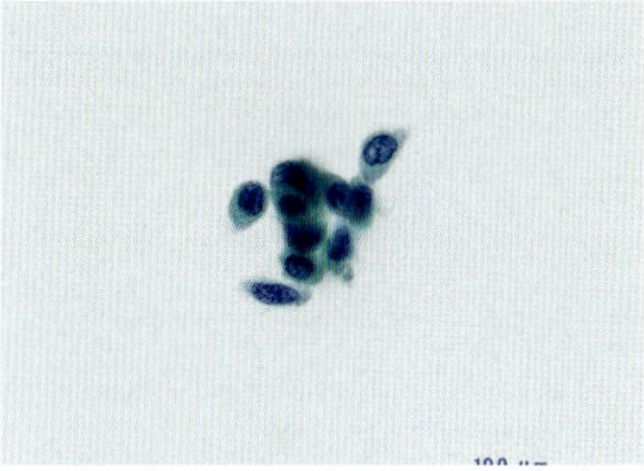

◆②尿路上皮癌（G1）
N/C比の高い均一な異型細胞が重積性集塊を形成して出現

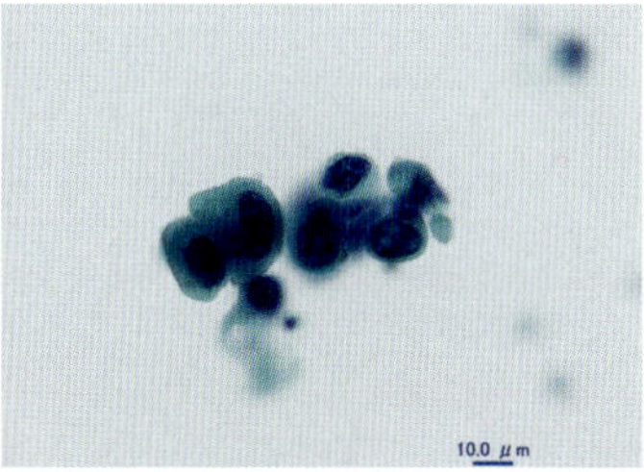
10.0 μm

◆③尿路上皮癌（G2）
G1に比べて核の大小不同が目立ってくる

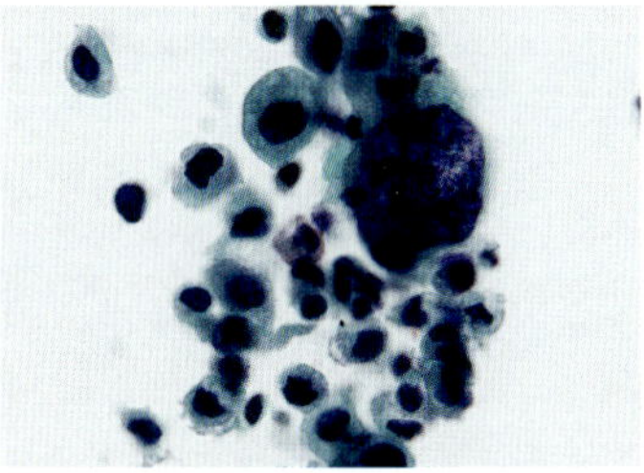

◆④尿路上皮癌（G3）
さらに多形性に富む大型の異型細胞が混在し，壊死も目立つ

呼吸器

喀痰に粉塵細胞が認められない場合，唾液のみの可能性がある．再検を．

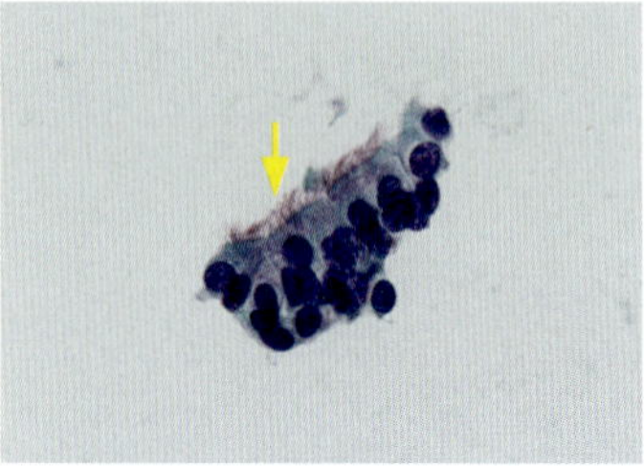

◆ ①**気管支上皮**
線毛を有した円柱上皮である．線毛（→）はピンク色に見える

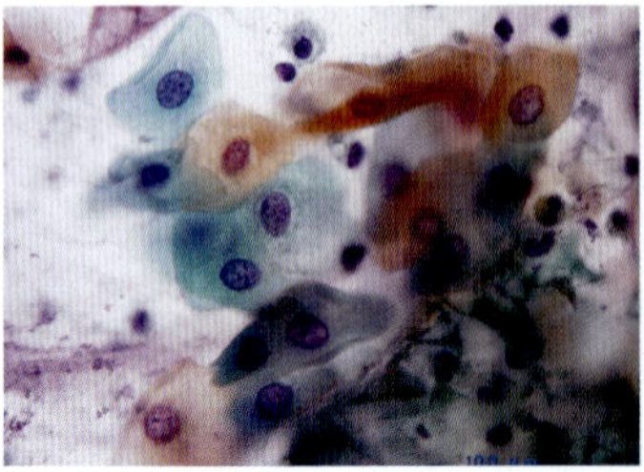

◆ ②**扁平上皮**
オレンジやグリーンに染まる扁平な細胞である．主に口腔粘膜の上皮である

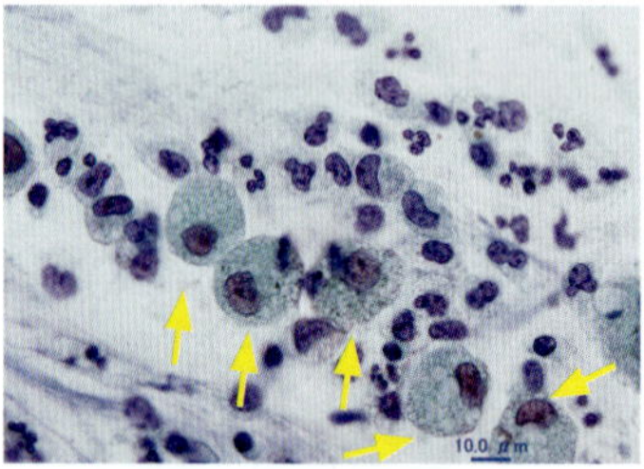

◆ ③**組織球（粉塵細胞）**（→）
粉塵を貪食した細胞が含まれない検体は，唾液のみの可能性がある

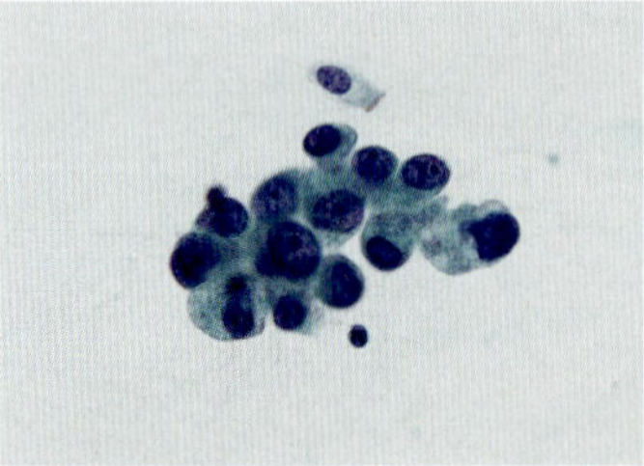

◆ ④**腺癌**
核小体が明瞭な円形異型細胞が乳頭状集塊を形成して出現している

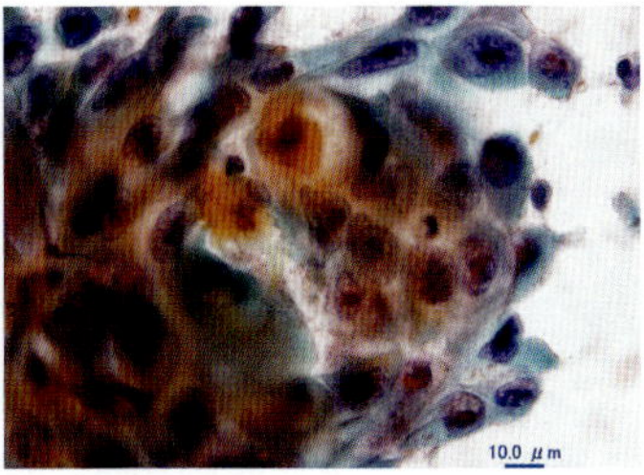
10.0 μm

◆⑤**扁平上皮癌**

大型異型細胞．紡錘状の細胞やオレンジ色の角化細胞が混在する

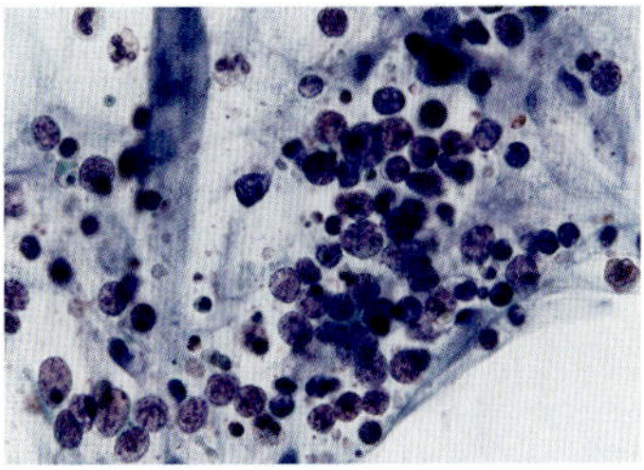

◆⑥**小細胞癌**

壊死を伴い，挫滅した裸核状の異型細胞．納豆をひいた感じ

乳腺

血液の混入が多いと細胞の形態が確認しづらい．穿刺時に注意！

（左：細胞像，右：組織像）

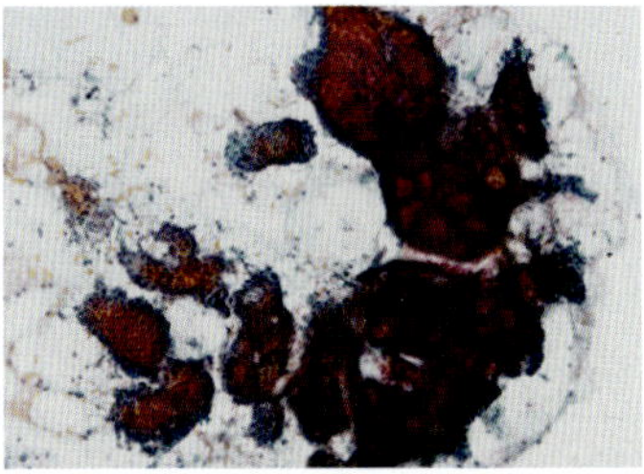

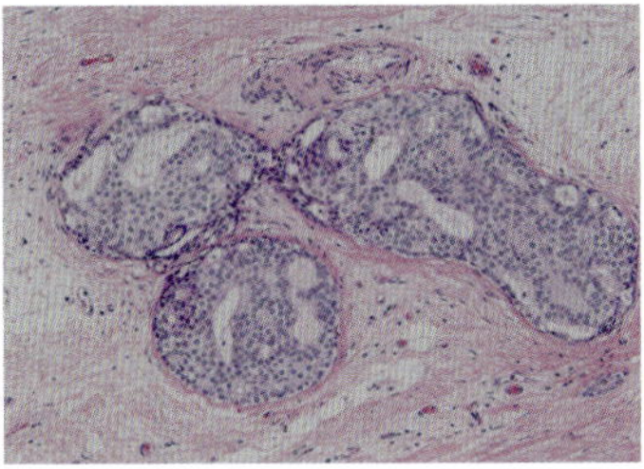

◆①**非浸潤性乳管癌（DCIS）**

乳管ごと採取されたことによる大型の集塊．均一な細胞が密に分布

拡張した乳管内に均一な異型細胞がcribriform状に増生する

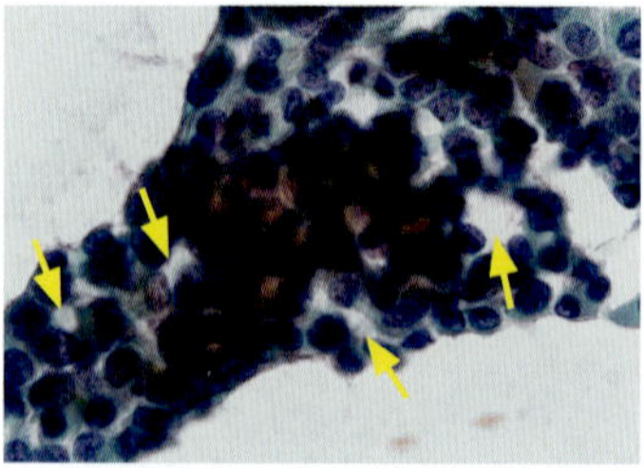

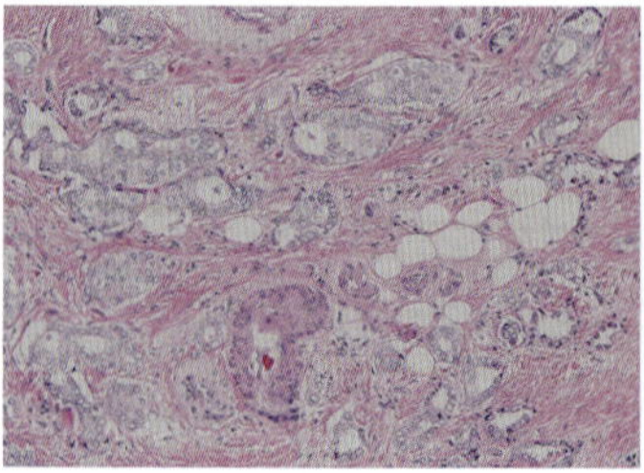

◆②浸潤性乳管癌（IDC）：乳頭腺管癌

腺腔形成（→）を伴う細胞集塊．DCISに比べて細胞結合性が低下

腫瘍細胞は，不整な腺腔構造を形成しながら間質に浸潤している

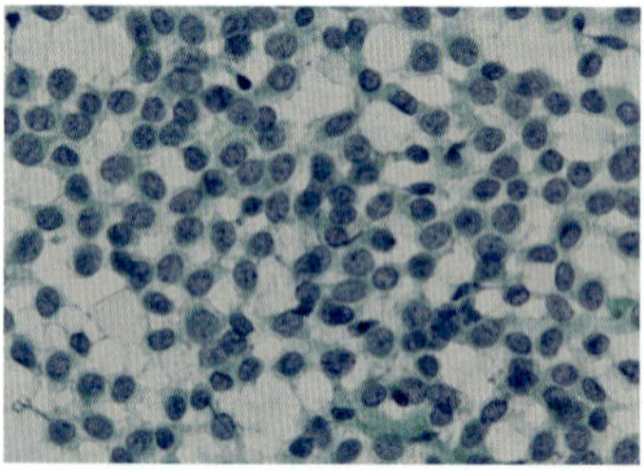

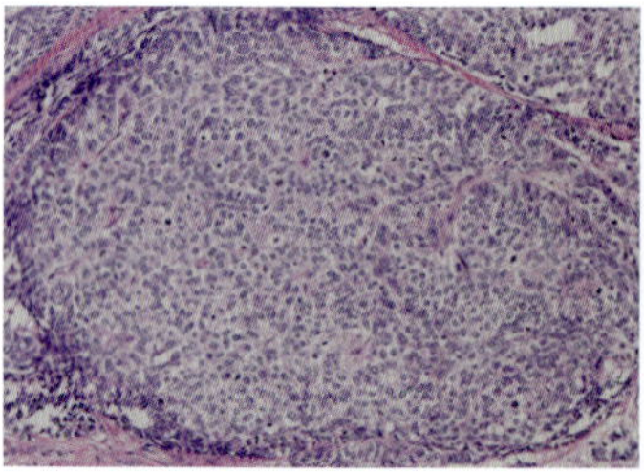

◆③浸潤性乳管癌（IDC）：充実腺管癌

典型例は細胞量が豊富で孤立散在性に異型細胞が多数出現

充実性，圧排性に腫瘍細胞が間質に密に増生している

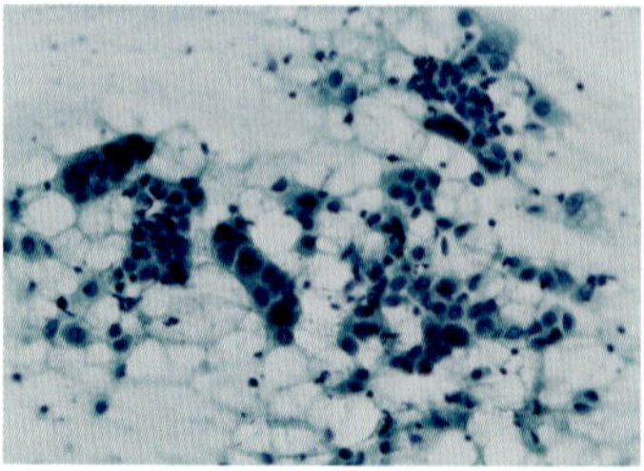

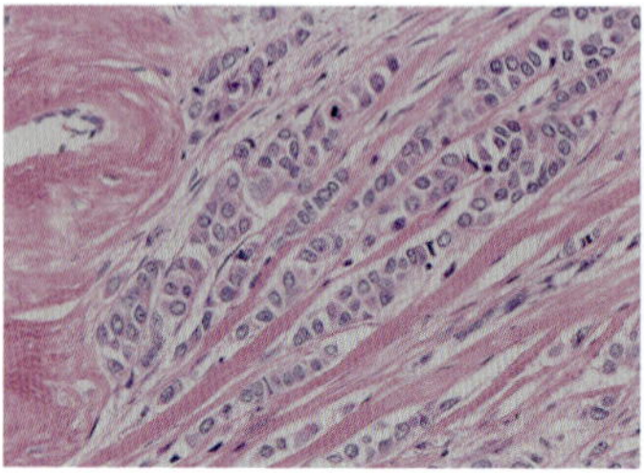

◆④浸潤性乳管癌（IDC）：硬癌

索状あるいは小集塊を形成する異型細胞が認められる

線維化を伴いながら索状構造を形成して浸潤する腫瘍細胞

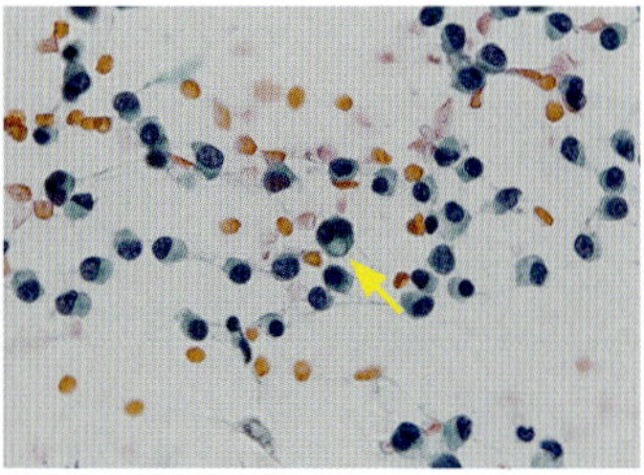

◆⑤小葉癌

索状あるいは孤立散在性の異型細胞．細胞質内小腺腔（⇨）がみられる

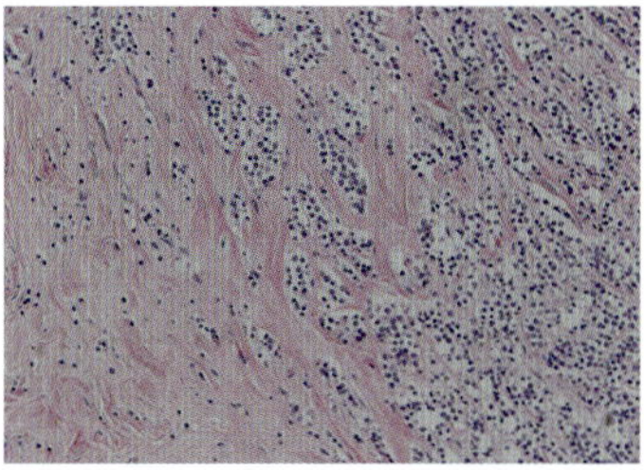

細胞結合性が低下した異型細胞がぱらぱらと浸潤している

体腔液（胸水・腹水）

腹膜に炎症がある場合などは，反応性に中皮細胞が増生し，時に腺癌と鑑別が難しくなる．

代表的な腺癌を掲載するが，同じ臓器由来でも分化度や組織型が異なるので，正確な原発巣の同定には免疫染色が必要なことが多い．

❶良性

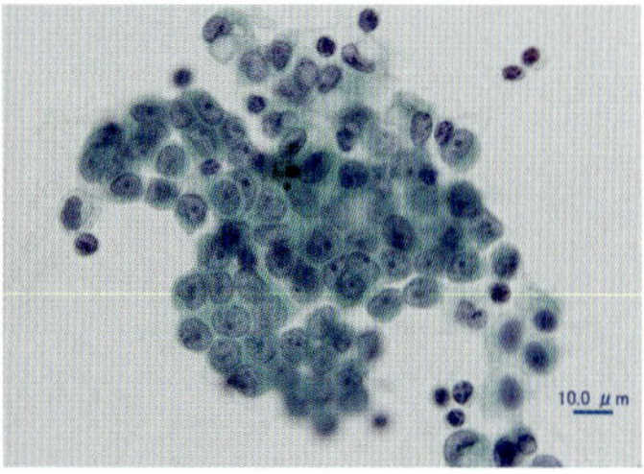
10.0 μm

◆反応性中皮

ライトグリーンの細胞質を有した円形細胞が結合しながら出現

❷悪性

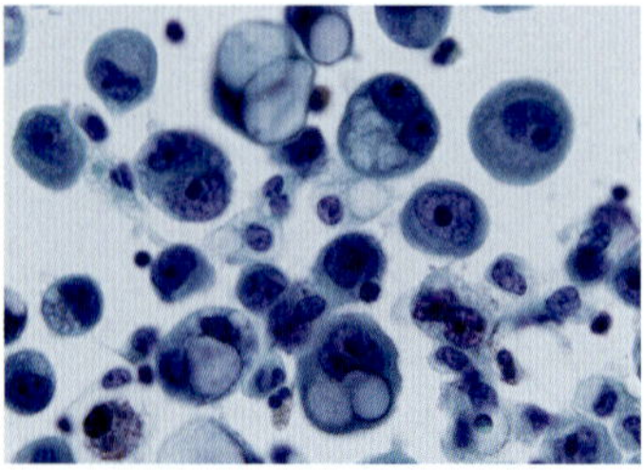

◆ ①胃癌

印環細胞癌が混在．細胞質に粘液を有した異型細胞

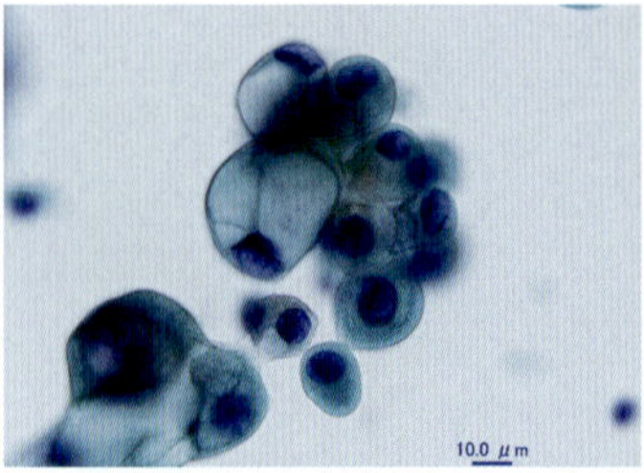
10.0 μm

◆ ②卵巣癌

内部に空胞を有した細胞が小乳頭状構造を形成して出現

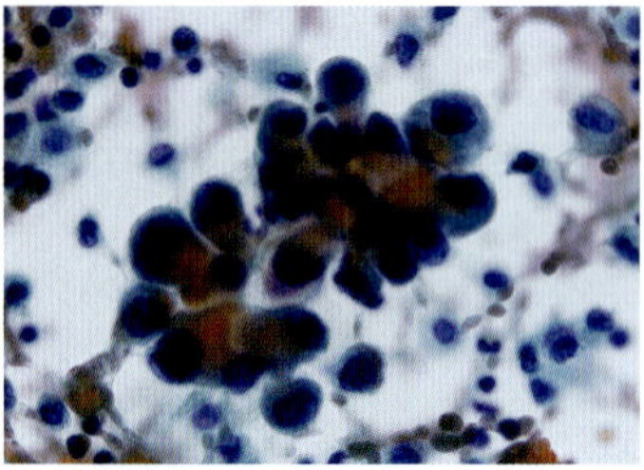

◆ ③肺腺癌

細胞質に粘液を有した異型細胞が小乳頭状構造を形成して出現

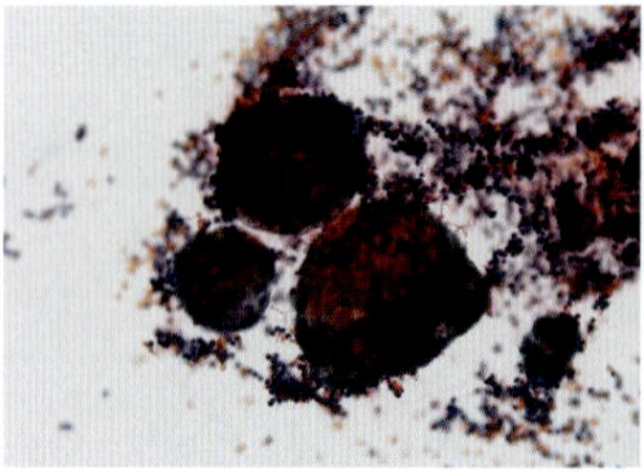

◆ ④乳癌

マリモ状と呼ばれる球状集塊が出現することが多い

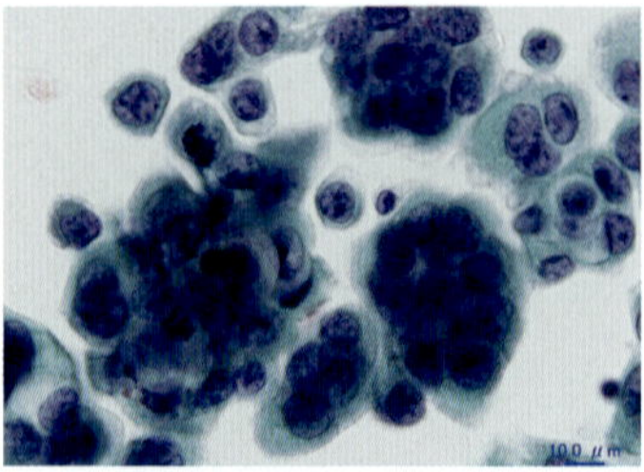

◆ ⑤悪性中皮腫

腺癌に比べて細胞質のグリーンが厚ぼったい異型細胞．多核の細胞も出現

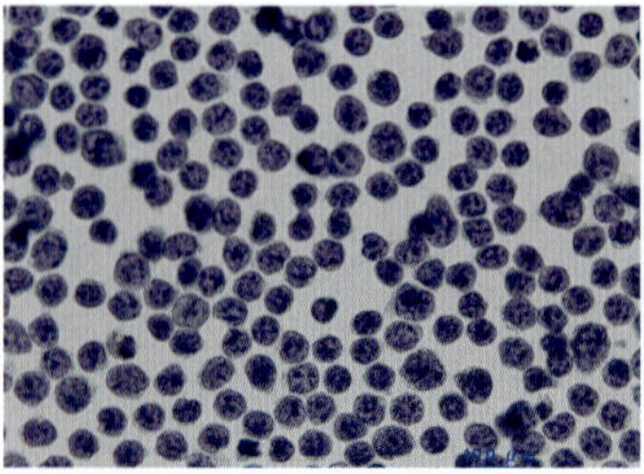

◆ ⑥悪性リンパ腫

細胞質のほとんどないクロマチンがざらざらとした大型の異型細胞

［小倉加奈子］

Coffee Break

医療は，「編集工学」である

私（小倉）は，松岡正剛さんが校長をされているイシス編集学校というユニークな学校で「編集工学」というものを学ぶ機会を得ました．読書好きの私が，松岡さん企画の「松丸本舗（2012年9月で閉店）」というこれまたユニークな本屋を知り，そこにあったパンフレットでこの学校の存在を知ったのがきっかけです．医療関係以外の職種の人と知り合うきっかけが少なく，社会の動向にも疎いということ，それから，大学病院の医師として，診療・教育・研究をやっていくうえで，何かほかのドクターとは違う一面を出せたらと考えていたときで，こわごわとそのユニークな学校に足を踏み入れてみたのです．

編集というとすぐに私たちは雑誌や新聞等，文章を扱う分野の言葉と考えてしまいがちです．しかし，この編集学校では，編集をもっと広く定義し，恋愛，料理，子育て等の日常生活から，勉強やビジネスやスポーツ，芸術にいたるまですべてに「編集が働いている」と，考えています．われわれは，この情報社会のなかで，言語，五感などで受け取るあらゆる情報を収集し，分類し，関係づけ，表現していかなければならないわけで，これはまさに編集なのです．

すると，医療も当然「編集」であるということになります．患者の問診，身体所見，検査や画像所見等々それらの「情報」をさまざまな方法で分類し，整理し，それらから鑑別疾患をあげ，治療方針を選択し，それを患者に施す．

イシス編集学校は，大企業での新人研修等も行い，情報の扱い方をレクチャーしています．医療の分野では，こういった一見医療と関係のなさそうなものには目を向けず，研修もありきたりなものになりがちです．われわれ医療人も世の中の動向に目を向け，さまざまな情報をキャッチする必要があると思いませんか？

追伸：編集工学に興味をもった方は，下記URLへ．
「イシス編集学校」http://es.isis.ne.jp/

1 組織診断の基礎

組織診断の意義

POINT

- “何を目的に病理に検体を出すのか”明確な目的をもつこと.
- 生検と手術検体を用いた組織診断の目的は，異なることを理解する.
- 病理診断は，「腫瘍か非腫瘍か」「良性か悪性か」に大別される.

病理組織診断は，患者の組織の一部を採取し，標本を作製し，顕微鏡下で病理学的知識や手法を用いながら，病変の有無や病気の種類について診断することである．病気，特に腫瘍性疾患の「最終診断」となり，病理診断の結果をもとに治療方針が決定される.

基本的に術中迅速診断は，その診断結果によって術式が変更になる等，**術中に診断がなされなければならない必要性があるものに限って行われることが望ましい**．凍結標本は，ホルマリン固定標本よりどうしても質が悪いために正確性に劣る等，診断に限界があるからである．ホルマリン固定標本による診断が待てる場合は，無理に迅速診断はするべきではない.

病理に提出される頻出疾患検体

順天堂大学練馬病院では，年間6,800件程度の組織診断がなされている．各病院の診療科の種類によって，頻出疾患の内訳は，異なってくるが，胃や大腸などの消化管生検が圧倒的に多い．

まず，病理組織診断に提出される頻度の高い疾患（悪性腫瘍を除く）をまとめる．

Coffee Break

悪い知らせを運ぶオペ室の病理医

術中迅速診断の結果は，通常は病理室からインターホンでオペ室へ伝えることが一般的ですが，順天堂大学練馬病院では，病理医がオペ室へ入り，執刀医へ直接診断結果を伝えています．これは，アメリカでは一般的なスタイルであり，私（小倉）のボスの松本教授のポリシーでもあります．執刀医とディスカッションしながら，細かな診断のニュアンスも的確に伝えられますし，術野の観察もでき，よいことづくしです．

しかし，松本教授よりずぼらな私は，「転移なし」や「断端陰性」といったよい知らせはインターホンで済ませ，執刀医に詳細に伝えなければならないような（たいてい悪い）診断の場合にだけ，オペ室に入っています．すると…私がオペ室に入室すると，そこに居合わせたスタッフ全員の顔色が曇ります．外科医は，「えっ？ 断端陽性！」と肩を落とし，麻酔科医は暗い顔で麻酔薬を調整しはじめ，ナースはため息をついてカルテに向かい…まるで悪魔の使いのような私…「ごめんなさい」と，しょんぼり退室する病理医．歓迎されていないのです，私（涙），がんばっているのになぁ．

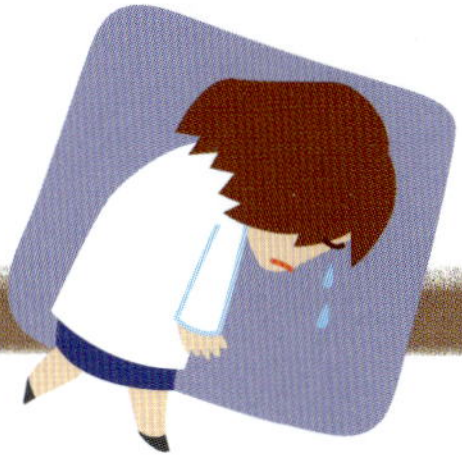

頻出疾患一覧表（良性病変）

臓器	組織型	英語名	特徴
唾液腺	多形腺腫	Pleomorphic adenoma	耳下腺で最も多い腫瘍．悪性化することもあるので，基本的に手術
鼻腔	鼻茸	Nasal polyp	副鼻腔炎を合併していることが多い．好酸球性副鼻腔炎も増加中
咽頭喉頭	慢性扁桃炎	Chronic tonsillitis	小児あるいは睡眠時無呼吸症候群治療で切除されることが多い
	声帯ポリープ	Vocal cord polyp	
食道	扁平上皮乳頭腫	Squamous cell papilloma	口腔から食道まで扁平上皮粘膜に好発する．HPV感染が関与
胃	胃底腺ポリープ	Fundic gland polyp	過形成ポリープの1つ．多発する傾向ある
	胃炎・腸上皮化生	Gastritis, Intestinal metaplasia	ピロリ菌感染が原因となる萎縮性胃炎
大腸	過形成ポリープ・腺腫	Hyperplastic polyp, Adenoma	腺腫は，もちろん癌の前癌状態
	潰瘍性大腸炎	Ulcerative colitis	内視鏡所見と併せて診断する．直腸好発．陰窩膿瘍
	Crohn 病	Crohn's disease	類上皮細胞肉芽腫．回盲部好発疾患は，ほかに腸結核，悪性リンパ腫
肝臓	各種肝炎	Hepatitis	ウイルス性，自己免疫性，アルコール性（NASH）など
胆嚢	慢性胆嚢炎	Chronic cholecystitis	胆石発作を繰り返す症例は胆嚢摘出術が選択される
	腺筋症	Adenomyomatosis	Rokitansky-Aschoff sinusが集簇して壁が肥厚した状態の胆嚢
肺	気腫性嚢胞	Emphysematous bulla	気胸でブラを切除
	間質性肺炎	Interstitial pneumonia	生検では診断困難なことも．VATS検体が望ましい．画像所見も重要
乳腺	線維腺腫	Fibroadenoma	最も多い良性腫瘍
甲状腺	甲状腺腫	Adenoma	細胞診では濾胞癌と腺腫の区別はできない

（次ページに続く）

臓器	組織型	英語名	特徴
副腎	副腎腺腫	Cortical adenoma	たまたまCTを撮ったときなど偶発的に見つかることが多い
子宮体部	平滑筋腫	Leiomyoma	頻度高い
	腺筋症	Adenomyosis	いわゆる子宮筋層内の内膜症
子宮頸部	頸管腺ポリープ	Endocervical polyp	頻度高い
卵巣	成熟嚢胞性奇形腫	Mature cystic teratoma	毛髪や脂肪などを含む腫瘍
	内膜症性嚢胞	Endometrial cyst	チョコレート嚢胞．異所性内膜症である
前立腺	前立腺過形成	Benign prostatic hyperplasia	前立腺肥大症治療はTURが一般的で，細かな組織片として提出される
腎臓	各種糸球体腎炎	Glomerulonephritis	光顕，電顕および蛍光抗体法を合わせて診断が下される
皮膚	粉瘤	Epidermal cyst	嚢胞内に古い角質が貯留しており悪臭が強い
	脂漏性角化症	Seborrheic keratosis	老人性疣贅ともいう
	母斑細胞性母斑	Nevocellular nevus	いわゆるほくろだが，悪性化したものは悪性黒色腫
下垂体	下垂体腺腫	Pituitary adenoma	脳外科領域で頻度の高い良性腫瘍
脳	髄膜腫	Meningioma	脳外科領域で頻度の高い良性腫瘍．さまざまな組織型がある

各臓器における悪性腫瘍頻出組織型

次に各臓器における悪性腫瘍の頻出組織型をまとめる．基本的には，その臓器における上皮細胞に類似した形態の癌が発生する（扁平上皮粘膜なら扁平上皮癌が，腺上皮粘膜なら腺癌）．腺癌は臓器によってさまざまな特徴があり，また，分化度によっても形態は変わってくる．

また，小児の場合，頻出組織型は全く異なることに注意．

各臓器の悪性腫瘍頻出組織型

臓器	組織型	英語名	特徴	特異的抗体
頭頸部	扁平上皮癌	Squamous cell carcinoma（SCC）		
食道	扁平上皮癌	Squamous cell carcinoma（SCC）		
胃	腺癌	Adenocarcinoma	低分化が多い→癌性腹膜炎	
	印環細胞癌	Signet-ring cell carcinoma		
小腸	腺癌	Adenocarcinoma	稀である	
大腸	腺癌	Adenocarcinoma	高分化が多い→肝転移	villin
肝臓	肝細胞癌	Hepatocellular carcinoma（HCC）	中分化が多い	AFP
胆嚢	腺癌	Adenocarcinoma	中分化が多い	
胆管			背景に線維化をきたすことが多い	
膵臓			胆道系の癌はいずれも類似している	
肺	混合型腺癌	Adenocarcinoma, mixed subtype	もともと肺は腺上皮．pureなSCCは案外少ない	TTF-1, SA-A
	細気管支肺胞上皮癌	Bronchioloalveolar carcinoma（BAC）	肺の早期癌（非浸潤腺癌）	
	小細胞癌	Small cell carcinoma	肺門部に好発．腫瘍随伴症候群	ChromograninA, Synaptophysin
乳腺	浸潤性乳管癌	Invasive ductal carcinoma（IDC）	日本ではさらに乳頭腺管癌，充実腺管癌，硬癌に分ける	ER, PR, HER2, Ki-67
	非浸潤性乳管癌	Ductal carcinoma in situ（DCIS）		
甲状腺	乳頭癌	Papillary carcinoma		TTF-1
副腎	転移性腫瘍	Metastatic carcinoma	原発の腺癌より肺癌をはじめとした他臓器からの転移が多い	
子宮体部	類内膜腺癌	Endometrioid adenocarcinoma	分化度に応じて，G1, G2, G3がある	ER, PR

（次ページに続く）

臓器	組織型	英語名	特徴	特異的抗体
子宮頸部	扁平上皮癌	Squamous cell carcinoma（SCC）	HPV感染に伴う異形成病変（dysplasia）から癌に進行する	
卵巣	漿液性腺癌	Serous adenocarcinoma		
卵巣	明細胞腺癌	Clear cell adenocarcinoma	内膜症患者で増加している	
前立腺	腺癌	Adenocarcinoma	分化度により，Gleason scoreで分類される	PSA
精巣	セミノーマ（精上皮腫）	Seminoma		
腎臓	明細胞癌	Clear cell carcinoma	腎細胞癌のなかで最も頻度が高い組織型	
腎盂・尿管／膀胱	尿路上皮癌	Urothelial carcinoma（UC）	分化度に応じて，G1, G2, G3がある	
皮膚	有棘細胞癌	Squamous cell carcinoma（SCC）		
骨軟部	骨肉腫	Osteosarcoma	小児に多い	
骨軟部	悪性線維性組織球腫や各種肉腫	Malignant fibrous histiocytoma（MFH）	高齢者に多い	
血液	急性白血病	Acute leukemia（ALL or AML）	FAB分類，染色体異常による分類（WHO分類）が用いられる	
リンパ節	びまん性大細胞性B細胞リンパ腫	Diffuse large B cell lymphoma（DLBCL）	B細胞リンパ腫が8割以上を占め，全リンパ腫の25％がDLBCL	CD20
脳	星細胞腫	Astrocytoma（glioma）	悪性度によりGrade1～4に分類．4は膠芽腫	Ki-67
脳	転移性腫瘍	Metastatic carcinoma	肺癌からの転移が多い	AE1/AE3
脳	悪性リンパ腫	Diffuse large B cell lymphoma（DLBCL）	ほとんどB細胞リンパ腫，DLBCL	CD20

［小倉加奈子］

2 代表的悪性腫瘍の組織診断

前稿で，各臓器における悪性腫瘍の頻出組織型についてまとめたが，本稿では特に代表的な悪性腫瘍について，詳細に解説していく．

「代表的な悪性腫瘍」を選別するにあたっては，公益財団法人がん研究振興財団の部位別癌死亡数と罹患数のデータを参考にした．

死亡数では，男性では肺癌が1位，女性では結腸と直腸を合わせた大腸癌が1位であり，罹患数の上位5位には含まれていない膵癌が5位にくる．一方罹患数では，男性では胃癌が1位，女性では乳癌が1位であり，また，死亡数には上位5位内に入ってこない前立腺癌が男性3位，子宮癌が女性5位に入る．この5位内に含まれた癌，急性白血病および免疫染色等の理解に必要な悪性リンパ腫を取り上げて，解説する．癌の疫学については，基本的な動向は知っておこう．

2011年の死亡数が多い部位

	1位	2位	3位	4位	5位	備　考
男性	肺	胃	肝臓	結腸	膵臓	結腸と直腸を合わせた大腸は3位
女性	肺	胃	結腸	膵臓	乳房	結腸と直腸を合わせた大腸は1位
男女計	肺	胃	肝臓	結腸	膵臓	結腸と直腸を合わせた大腸は3位

2011年にがんで死亡した人は35万7,305人（男性21万3,190人，女性14万4,115人）

「がんの統計'12（公益財団法人 がん研究振興財団）」より引用

2007年の罹患数が多い部位

	1位	2位	3位	4位	5位	備　考
男性	胃	肺	前立腺	結腸	肝臓	結腸と直腸を合わせた大腸は3位
女性	乳房	胃	結腸	肺	子宮	結腸と直腸を合わせた大腸は2位
男女計	胃	肺	結腸	乳房	前立腺	結腸と直腸を合わせた大腸は2位

2007年に新たに診断されたがんは70万4,090例（男性41万659例，女性29万3,431例）

「がんの統計'12（公益財団法人 がん研究振興財団）」より引用

基本的に，悪性腫瘍の病理診断は，大きく手術前診断（生検診断）と手術後診断（手術材料診断）に分かれる．その目的は全く違うことを理解しよう．

POINT

『悪性腫瘍病理診断のポイント』

- 手術前診断では，病気の最終診断を目的とし，良悪性や組織型を判定する．
- 手術後診断では，病気の広がり診断を目的とし，術前の画像等による広がり診断の確認をする．

では，この原則をもとに代表的な悪性腫瘍について詳細に解説していく．まずは，病理検体のなかでも最も数の多い大腸癌・胃癌について解説する．大腸癌・胃癌を診断するうえでの基礎は，全臓器の悪性腫瘍を学ぶうえで重要であり，消化器内科や消化器外科に進まない研修医も知っておくべきである．

大腸癌と胃癌

❶正常構造のおさらい

◆正常な大腸壁の割面写真（胃壁も同様の層構造をもつ）

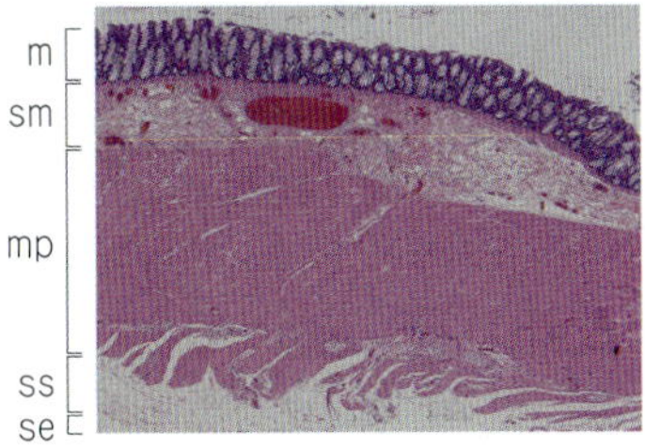
m
sm
mp
ss
se

m ：粘膜
sm：粘膜下層
mp：固有筋層
ss ：漿膜下層
se ：漿膜

◆ **大腸腺管拡大写真**

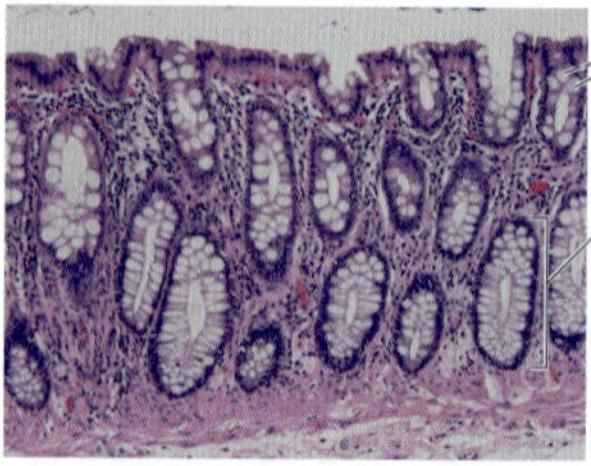
杯細胞
腺管

規則正しく腺管は配列している．腺管は杯細胞を有した腺上皮からなり，その核は行儀よく外側に１列で分布する

◆ **胃粘膜胃底腺領域拡大写真**

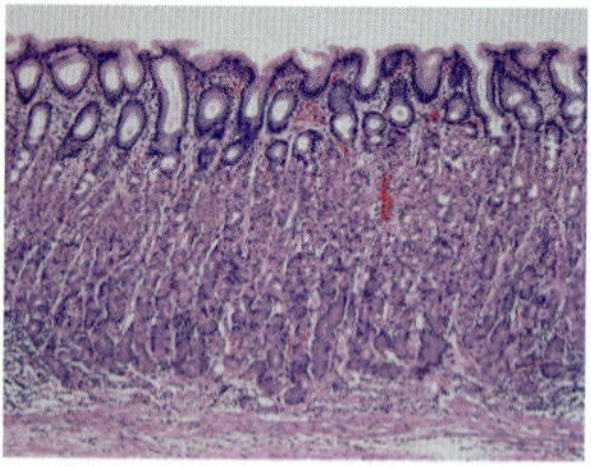
腺窩上皮
胃底腺

※腺窩上皮の部分：胃底腺の領域＝3：7

◆ **胃粘膜幽門腺領域拡大写真**

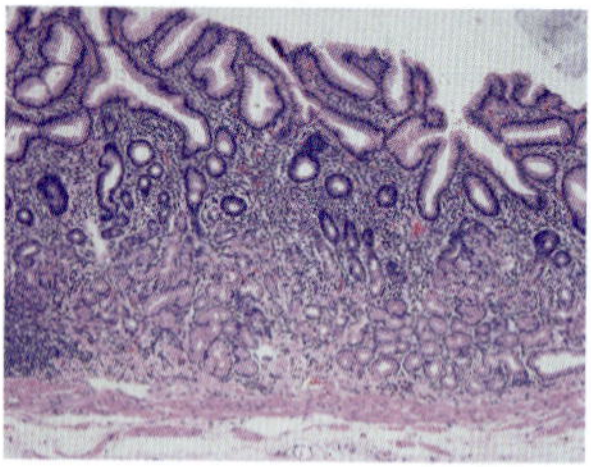
腺窩上皮
幽門腺

※腺窩上皮の部分：幽門腺の領域＝1：1

❷手術前診断（生検）

POINT

- 内視鏡や透視検査において，肉眼型を確認すること．
- 病理診断において，組織型を確認すること．

ⓐ肉眼型の確認

肉眼型は，組織型と密接な関係があり，切除断端の決定に不可欠な要素である．

図1　早期胃癌の肉眼分類

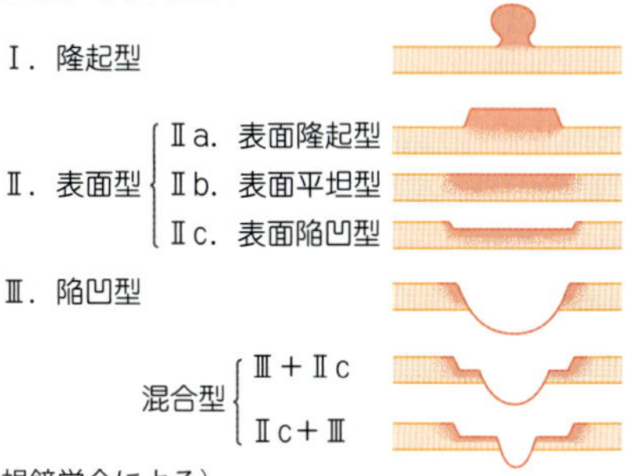
Ⅰ．隆起型
Ⅱ．表面型
Ⅱa．表面隆起型
Ⅱb．表面平坦型
Ⅱc．表面陥凹型
Ⅲ．陥凹型
混合型
Ⅲ＋Ⅱc
Ⅱc＋Ⅲ

（日本消化器内視鏡学会による）

図2　進行胃癌の肉眼分類

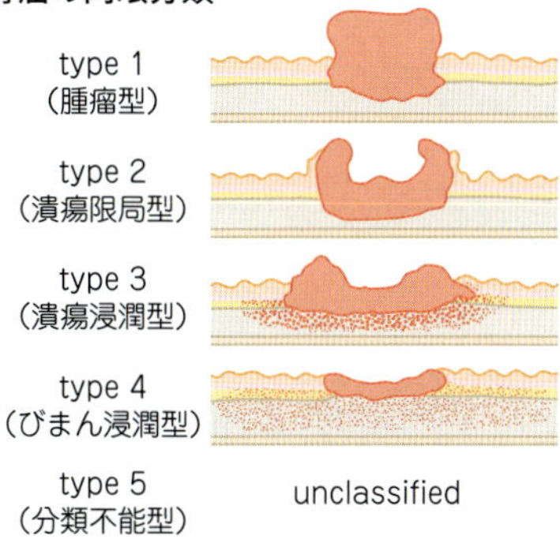
type 1
（腫瘤型）
type 2
（潰瘍限局型）
type 3
（潰瘍浸潤型）
type 4
（びまん浸潤型）
type 5
（分類不能型）
unclassified

図2は「外科病理学 第4版（向井　清，真鍋俊明，深山正久／編），文光堂，2006」より改変して転載

《2型と3型の腫瘍で何が違うのか？》

2型は，潰瘍限局型，3型は潰瘍浸潤型だが，具体的に何が違うのか？ 下記の図で見比べてみよう．

図3　2型と3型の違い

A）

2型＝潰瘍限局型

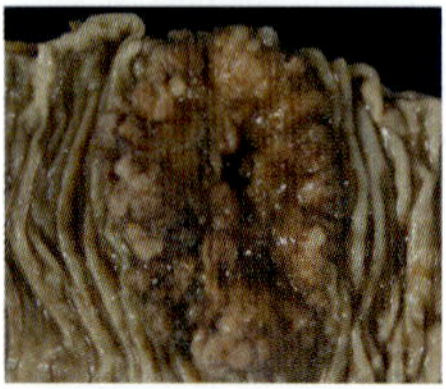

〈割面〉

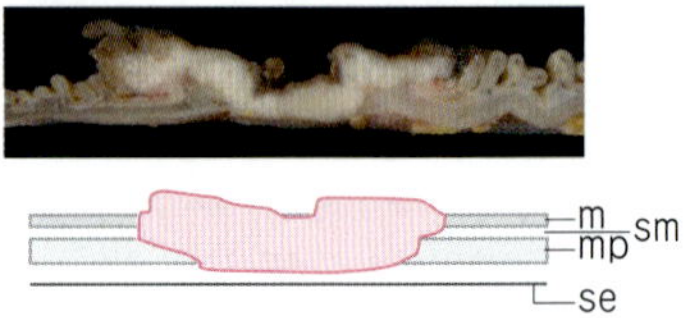
m
sm
mp
se

3型＝潰瘍浸潤型

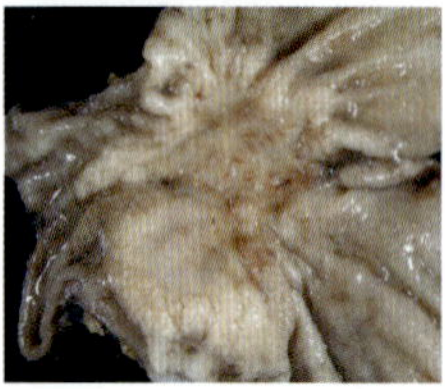

〈割面〉

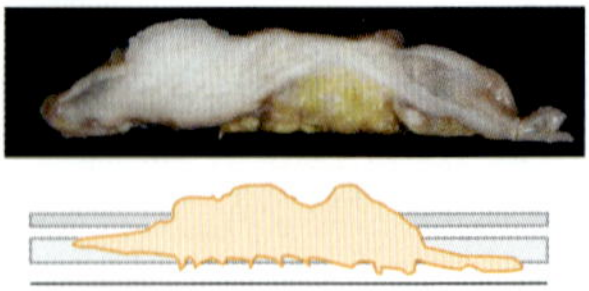

B）

この割面で大きく違うことは何か？

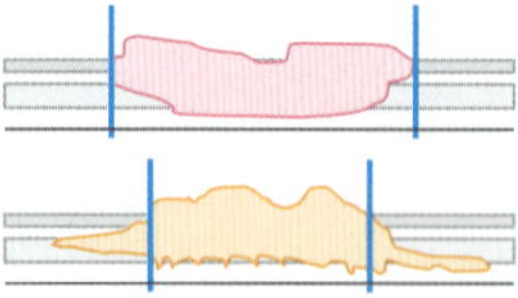

2型は，粘膜に顔を出している癌と壁に浸潤している癌の大きさが同じなのに対し，3型は壁の中で，より広範囲に横にもぐるように広がっており，裾野の広い浸潤を示す

C）

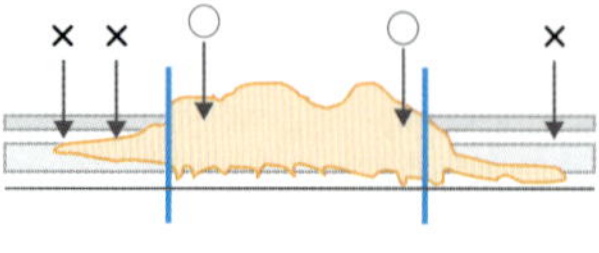
×
×
○
○
×

3型の腫瘍の場合は，切除範囲を決める目的で行われるstep biopsyは意味をなさない．生検は深くてもsm層までしか採取できない．それよりも深部で浸潤する癌は，検出できず偽陰性となる（図の×の部分）．よって，生検の結果をもとに手術での切除範囲を決めてしまうと，断端陽性となる可能性がある

ⓑ組織型の確認

組織型は，予後やその腫瘍の進展様式を予測するうえできわめて重要である．生検は，この確認の目的に尽きると言っても過言でない．**逆を言えば，それ以外の情報（特に深達度）は，画像や内視鏡所見などから臨床医が判断することである．**

《大腸癌の組織型の特徴》

9割程度は，高分化癌である．高分化癌は，圧排性増殖をするので，2型（潰瘍限局型）の腫瘍が多い．高分化癌は，血管を壊し，静脈侵襲をきたすことが多い（つまり，肝転移）．

《胃癌の組織型の特徴》

低分化癌が多い．低分化癌は，浸潤性増殖をきたすので，3型（潰瘍浸潤型）or 4型（びまん浸潤型）の腫瘍が多く，播種をきたしやすい（つまり，癌性腹膜炎）．

《Q. なぜ大腸癌と胃癌でこれだけ分化度が異なるのか？》

A. 癌の発生様式に違いがあるから．

大腸癌は，大部分が腺腫を介して癌になる．いわゆる多段階発癌である．一方，胃癌は，多くは胃炎状態あるいは腸上皮化生を呈し萎縮した胃粘膜の上皮からいきなり癌化する．いわゆる*de novo*発癌である．ちなみに頻度は低いが，*de novo*発癌タイプの大腸癌は，低分化となり予後が悪い．

ちなみに多段階発癌の大腸癌と*de novo*癌の胃癌では早期癌の形態が異なる．前者はポリープ，すなわち隆起型，後者は0-Ⅱc typeすなわち，陥凹型である．

《生検診断の実際：消化管Group分類》

大腸と胃の生検は，いずれもほぼ同じ定義づけがなされている．基本的にはGroup1，3，5のいずれかに分類されることが多い．

●消化管Group分類

分類	定義
Group X	生検組織診断ができない不適材料
Group 1	正常組織および非腫瘍性病変
Group 2	腫瘍性か非腫瘍性か判断の困難な病変
Group 3	腺腫（良性腫瘍）
Group 4	腫瘍と判定される病変のうち，癌が疑われる病変
Group 5	癌

図4　Group 分類の例

【大腸生検】

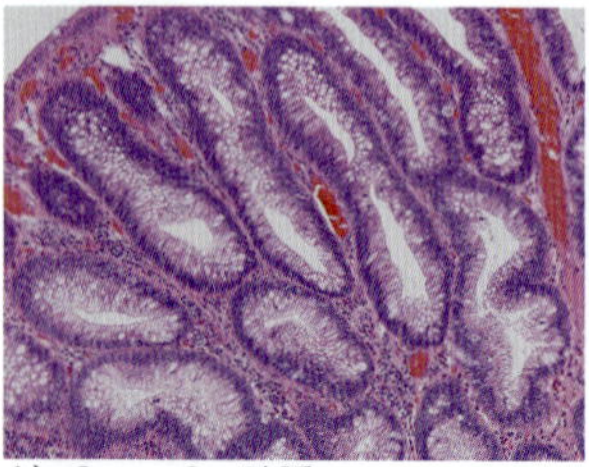

A）Group3：腺腫

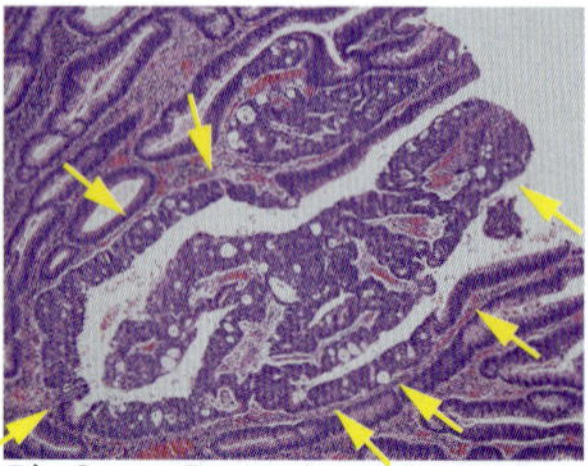

B）Group5：carcinoma in adenoma
（腺腫の一部が癌化：➡）

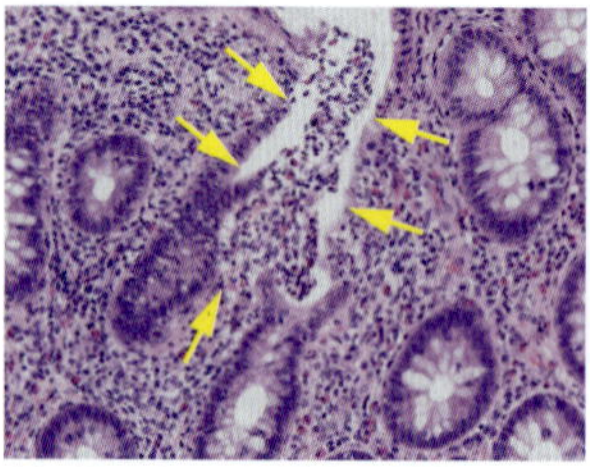

C）Group1：潰瘍性大腸炎
陰窩膿瘍（crypt abscess：➡）

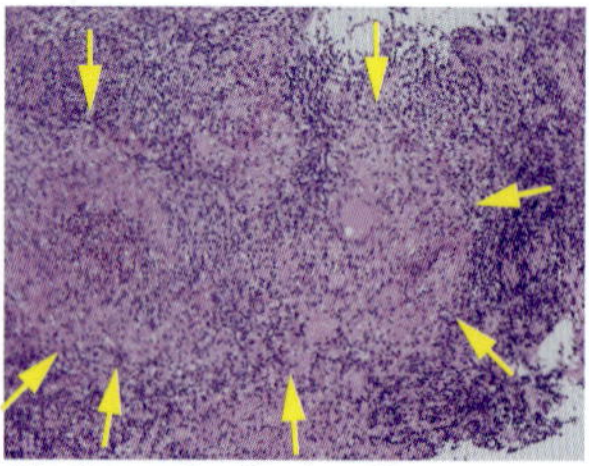

D）Group1：Crohn 病
類上皮細胞肉芽腫（epithelioid cell granuloma：➡）

【胃生検】

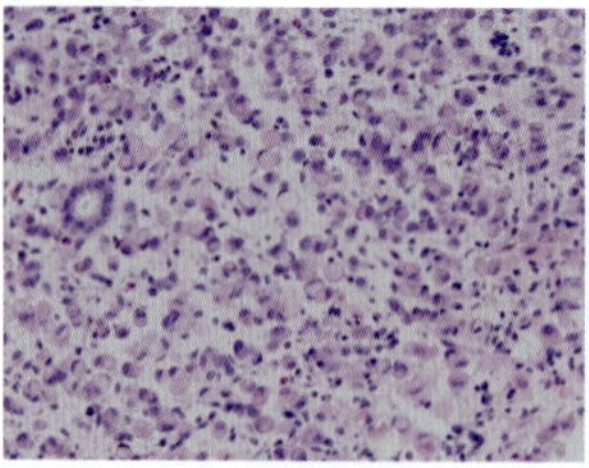

E）Group5：印環細胞癌

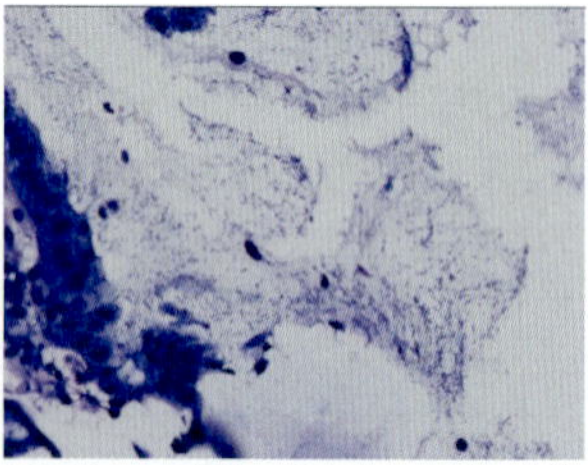

F）Giemsa 染色で確認されるピロリ菌

★Group2の判定をした場合，腫瘍性か再生性の異型なのか判断困難であった理由とともに疑われる診断名を記載し，再生検による診断確定を行うべきである．

★Group3の腺腫の異型性は，軽度～高度まで幅のある病変が含まれる．癌が疑われる場合はGroup4とする．（B）のように腺腫の（➡）が明らかに癌となっていれば，Group5である．

❸手術後診断（手術検体）

POINT

- 取扱い規約の略語を頭に入れる.
- 病理診断を見て，その症例の肉眼と組織所見が頭に思い浮かべられるようにする.
- 予後因子として，リンパ節転移の有無，組織型が重要である.

ⓐ取扱い規約の略語を頭に入れる

消化管略語一覧表

pap		乳頭腺癌
tub	tub1	高分化型管状腺癌
	tub2	中分化型管状腺癌
	(tub3)	低分化型管状腺癌（ただし胆道癌の場合のみ）
por	por1	充実型低分化型腺癌
	por2	非充実型低分化型腺癌
sig		印環細胞癌
muc		粘液癌
med		髄様（腫瘍密度が高い）
int		髄様と硬性の中間
sci		硬性
INF	a	圧排性発育
	b	aとcの中間
	c	浸潤性発育
ly, v	0	リンパ管あるいは静脈侵襲がなし
	1	軽度
	2	中等度
	3	高度
pPM		近位側断端
pDM		遠位側断端
pRM		外科剥離面断端
pHM		水平断端（EMRやESD検体での評価法）
pVM		垂直断端（EMRやESD検体での評価法）

《Q1. med, int, sci って何？》

A. 腫瘍の広がる領域に含まれる腫瘍細胞の密度を表す「間質量」.
med（髄様）＝細胞成分が多くぎゅうぎゅうにつまっているもの
sci（硬性）＝細胞成分が少なく，ばらばらとしているもの
→スキルス癌のこと
int（中間）＝med と sci の中間

med

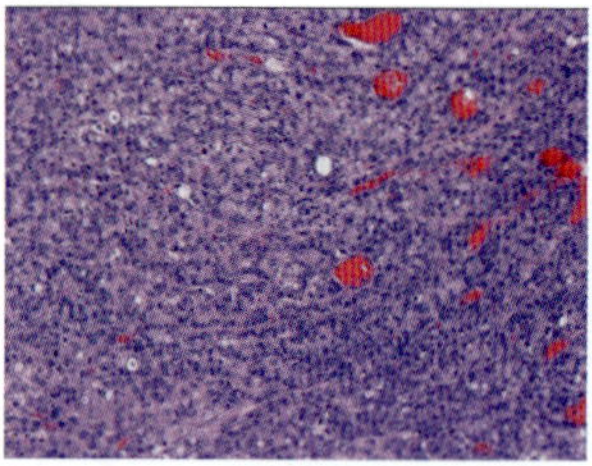

胃癌の por1．腫瘍細胞が充実性に密に増生している

sci

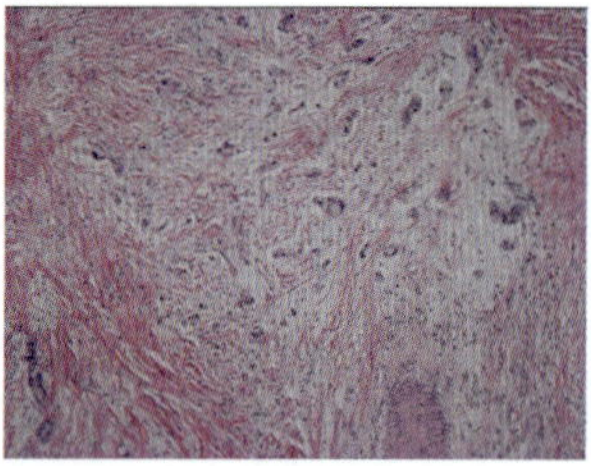

胃癌の por2．腫瘍細胞は少なく，周囲に線維化がみられる

《Q2. INF って何？》

A. 癌の広がり方を表す.
INFa ＝塊をなして圧排性に増生するもの
INFc ＝ばらばらと浸潤性に増生するもの
INFb ＝ INFa と INFc の中間
※つまり，INFa ＝ med，INFc ＝ sci のことが多い.

図5 癌の広がり方による分類

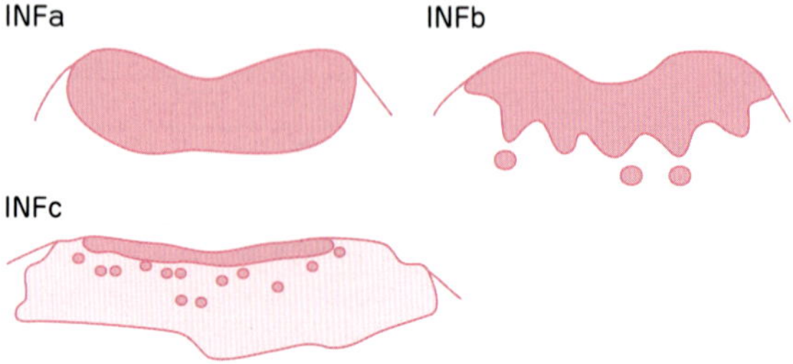
INFa
INFb
INFc

ⓑ病理診断から，肉眼所見と組織所見が想像できるか？

以下の病理診断から肉眼所見と組織所見を頭に思い浮かべよう．

例1

- Rectum, resection. --- Advanced rectal carcinoma, 2 type, 74x54 mm in size.
- 〔tub2, pSS, med, INFa, ly1, v1, pPM0, pDM0, pRM0, n−)＝0/32〕

直腸：肉眼像

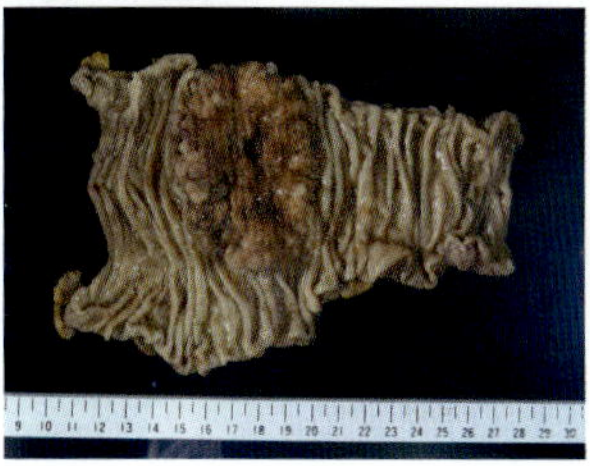

直腸：組織像

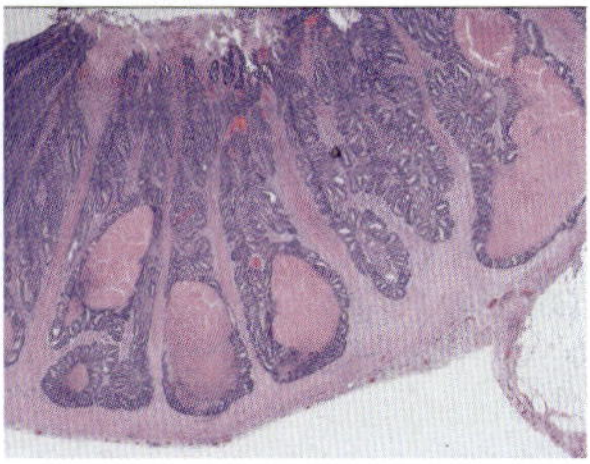

例2

- Stomach, total gastrectomy.　--- Advanced gastric carcinoma, 4 type, 105x94 mm in size.
- 〔sig＋por2, pSE, sci, INFγ, ly1, v1, pPM(−), pDM(−), n(＋)＝1/57〕

胃癌：肉眼像

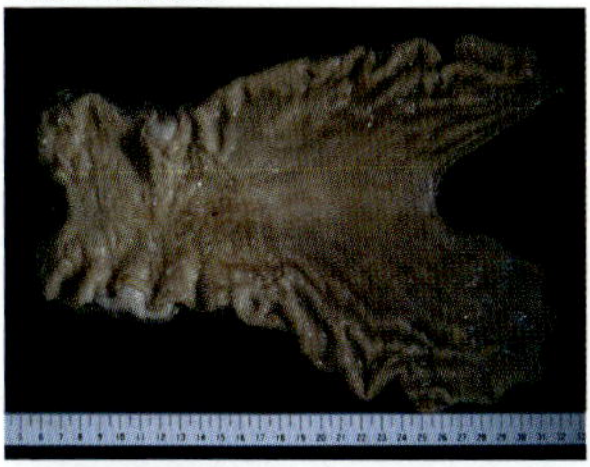

胃癌：組織像

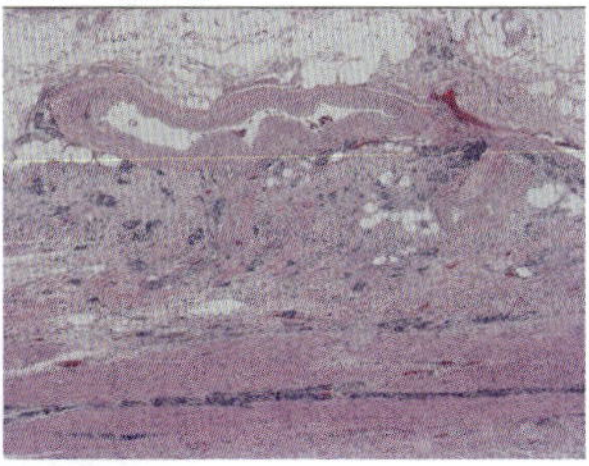

胃癌：肉眼像 2

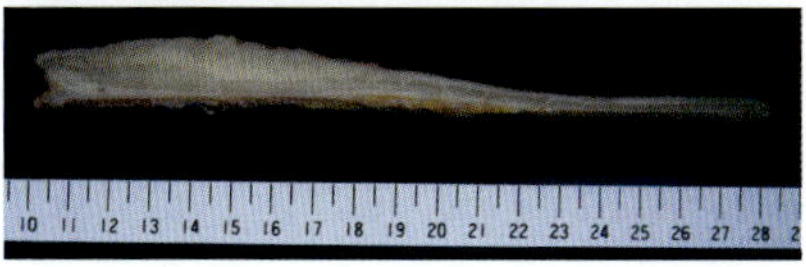

ⓒ予後因子として，リンパ節転移の有無，組織型が重要である

大腸癌の場合，特にリンパ節転移の有無が予後因子として重要である．また，組織型は一般的に低分化であるほど予後不良である．特に大腸癌の低分化腺癌は*de novo*発生で，進行癌の場合，リンパ節転移も多く予後不良である．また，胃癌では非充実型の低分化型腺癌で4型の形態をとる腫瘍は5年生存率は，約5％と非常に予後不良である．

Coffee Break

「上皮」とは何か？

「上皮とは何か？」答えられますか？総論の教科書を開いてみましょう.「上皮の定義＝外界と接している細胞」とあります．端的に定義されていますが，具体的に考えてみましょうか．

消化管も長い内視鏡があれば，口から肛門まで到達できる，すなわち消化管の中はまさに外界．さらに径がウルトラ小さい内視鏡があれば，胆管を通って，肝細胞まで行けちゃう！つまり肝細胞は外界と接しています．尿道からカテーテルを入れていけば行き着く先は，腎臓の尿細管．ここも外界と接しています．さらに男性なら前立腺，女性の場合は，膣から子宮，卵管そして卵巣と….

え，ちょっと待った～！卵管采って腹腔の中にいそぎんちゃくみたいにゆらゆらしているんじゃ…それでは，卵巣とか腹腔は外界と接しているから上皮なのでしょうか？

よいことに気づきましたね！女性の腹腔は，確かに外界と接しています．ここからは非常に微妙な定義づけになってしまうのですが，一応，卵巣の表層細胞は限りなく上皮に近く，腹腔の細胞は「中皮」で上皮とは区別されています．しかし，女性の腹腔の細胞は男性のそれとは違っていることは確かです．現に腹膜「癌」が発生するのはほとんど女性．男性の場合は，腹膜腫瘍は圧倒的に「中皮腫」です．そこには女性ホルモンの関連もいわれていますが，発生学的に何か秘密がありそうですよね．

肺癌

POINT

- 予後因子として，リンパ節転移の有無，組織型が重要である．
- 小細胞癌とそれ以外の癌で治療方針が全く異なるので，まずは小細胞癌か非小細胞癌かに分けて考える．

❶主な組織型

治療の観点から，まず以下のような分類をする．

ⅰ）小細胞癌

ⅱ）非小細胞癌（腺癌・大細胞癌・扁平上皮癌・腺扁平上皮癌）

○腺癌→①非浸潤性腺癌（細気管支肺胞上皮癌）

→**CT ではGGO の形態をとる．**

②浸潤性腺癌→**さまざまな形態の腺癌が1つの病変に混在することが特徴であり，混合型腺癌という．**

○扁平上皮癌

○大細胞癌→低分化の癌で腺癌か扁平上皮癌か判別できないものをいう．基本的にわずかに腺腔構造が確認されれば，低分化の腺癌（あるいは充実型腺癌）として診断されることが多い．また，神経内分泌の特徴を有した特別な大細胞癌は，大細胞神経内分泌癌（LCNEC）と呼ばれるが，基本的に治療方針は手術先行であり，小細胞癌と同じ神経内分泌癌であるが，あくまでの非小細胞癌として分類される．

しばしば転移性か原発かの鑑別が必要になることの多いのが腺癌であるが，鑑別には免疫染色が有用（Ⅱ－3－❹）．

❷小細胞癌

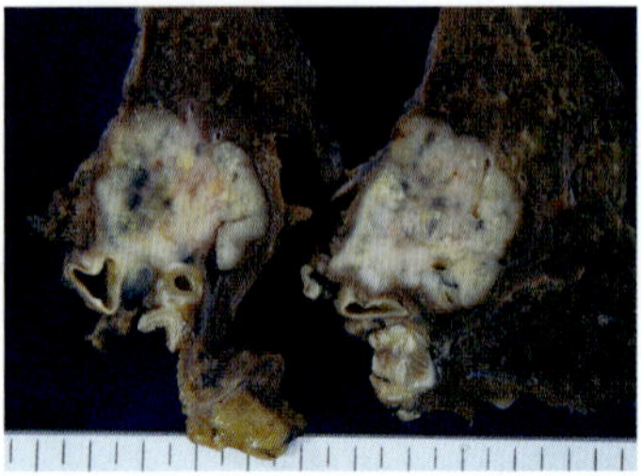

◆小細胞癌：肉眼像

中枢側に多い．この写真と異なり肺実質の腫瘍がはっきりせず，気管周囲間質に浸潤していたり，リンパ節の方が腫大している症例も少なくない

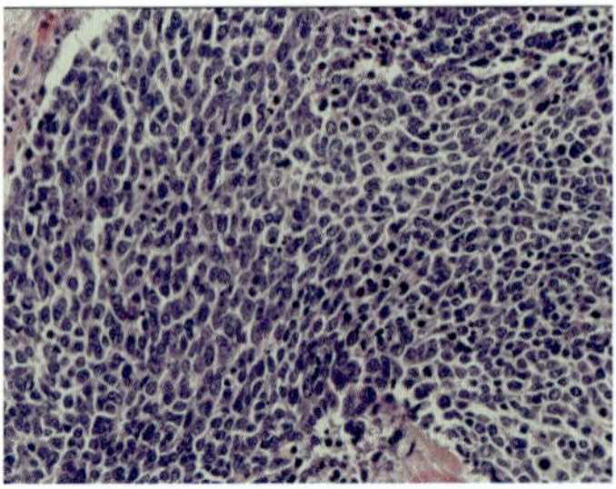

◆小細胞癌：組織像

N/C比が高く，裸核に見える腫瘍細胞がばらばらと浸潤する

❸細気管支肺胞上皮癌

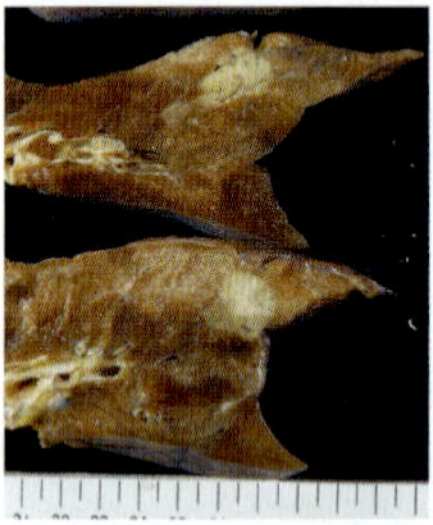

◆細気管支肺胞上皮癌：肉眼像

GGOパターンをとるぼんやりとした結節

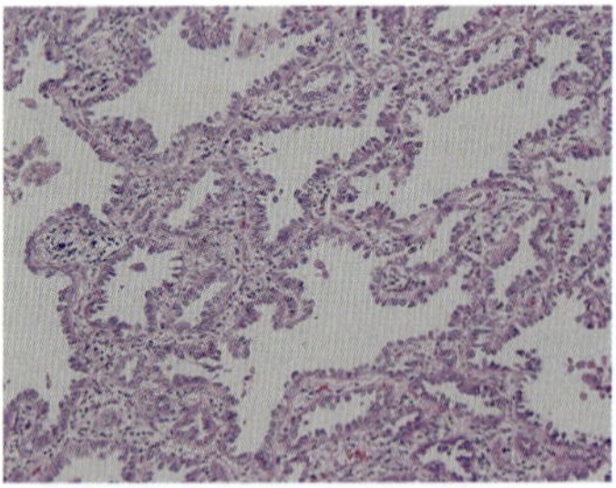

◆細気管支肺胞上皮癌：組織像

肺胞壁に沿って癌細胞が広がっている．壁の中，つまり間質には浸潤していないため，基本的に血管やリンパ管に入ることはないので，転移の可能性はない

❹混合型腺癌

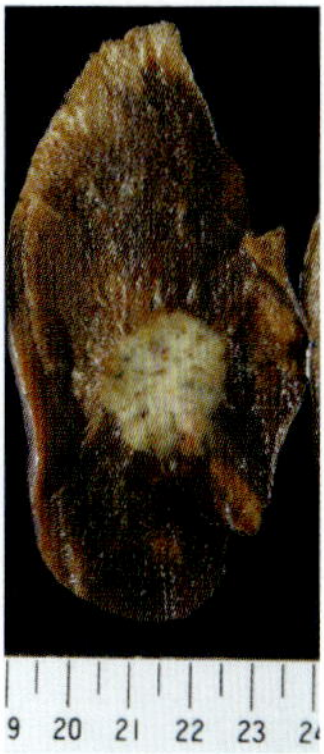
9
20
21
22
23
24

◆混合型腺癌：肉眼像
細気管支肺胞上皮癌に比べてくっきりとした結節

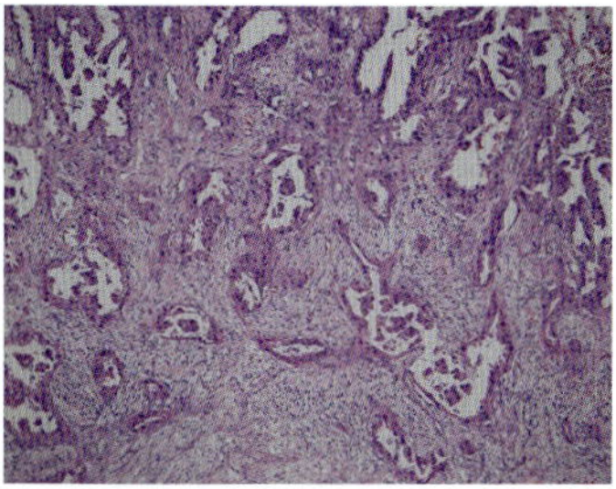

◆混合型腺癌：組織像
ひとたび間質に癌が浸潤すると豊富な血管やリンパ管に癌が侵入し，転移の可能性が出てくる．浸潤した部分の癌の形態によって，腺房型（acinar type）や乳頭型（papillary type）等にさらに分類されるが，さまざまな形態をとることが多く，ほとんどが混合型腺癌の診断になる

❺扁平上皮癌

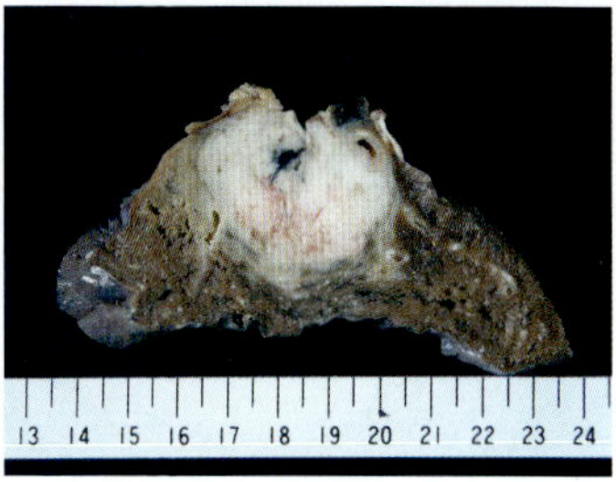
13
14
15
16
17
18
19
20
21
22
23
24

◆扁平上皮癌：肉眼像
中枢側に多く，充実性の境界明瞭な結節．壊死や空洞形成が目立つ

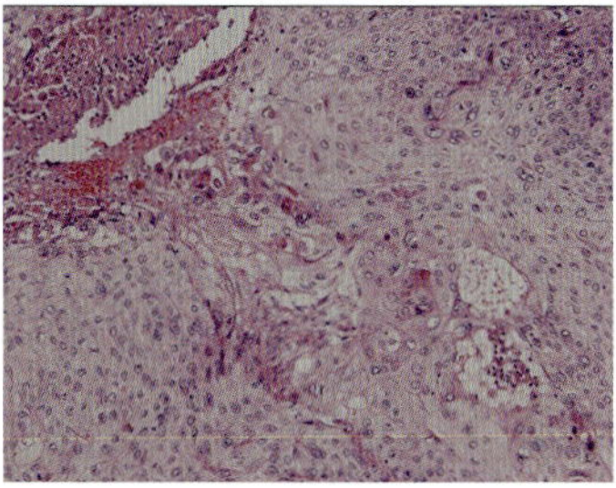

◆扁平上皮癌：組織像
高分化だと角化を伴う腫瘍細胞が敷石状に増生する

《Q：肺の上皮は，腺上皮なのになぜ扁平上皮癌が発生するのか？》

A. 喫煙等による炎症が持続すると，腺上皮は扁平上皮化生を生じる．この扁平上皮化生を発生母地としたものが，扁平上皮癌である．よって中枢側に多いが，近年，女性の末梢側に発生する扁平上皮癌が増加している．

乳癌

POINT

- 予後因子として，リンパ節転移の有無，組織学的異型度が重要である.
- 化学療法のレジメンの選択については，ホルモンレセプター，HER2の免疫染色の結果が重要である.

❶正常乳腺組織と乳癌発生機序

《正常乳腺組織》

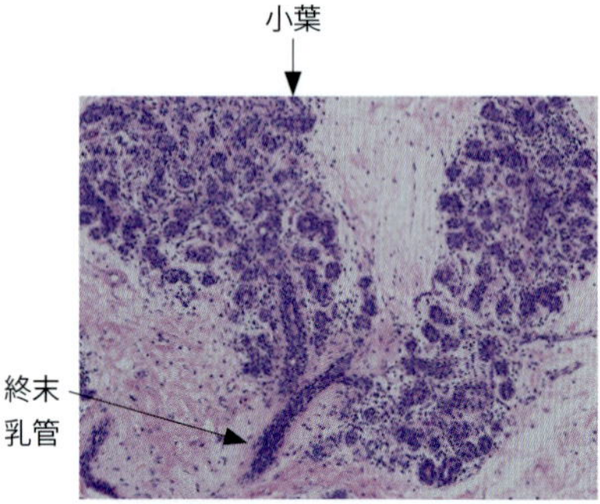

小葉
終末
乳管

◆正常乳腺

●図6 正常乳腺の構造―乳管のミクロ―

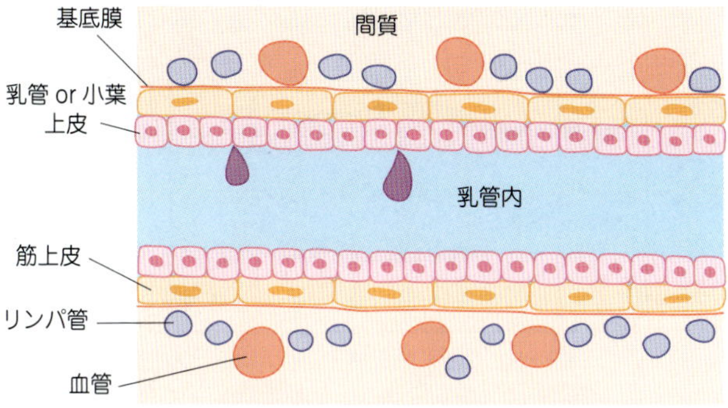
基底膜
間質
乳管 or 小葉
上皮
乳管内
筋上皮
リンパ管
血管

乳管・小葉上皮：乳汁を分泌する役割．ホルモン受容体がある
筋上皮：乳管を収縮させる機能．オキシトシン受容体がある．射乳と深い関係がある
※間質には豊富なリンパ管と血管があり，上皮の栄養と乳汁成分の運搬を行う

乳頭には，太い主乳管が10本ほど開口しているが，それが徐々に分枝し，細くなり末梢乳管からついには小葉となって，盲端に終わる．乳管と小葉は太さに限らず，図6のように乳管上皮とその外側に筋上皮が囲み，2相性の配列を示す．乳管上皮は，エストロゲン受容体（ER）やプロゲステロン受容体（PR）のホルモン受容体を有し，妊娠出産のタイミングで，小葉では母乳を産生する．一方，筋上皮はオキシトシン受容体を有し，赤ちゃんによる吸啜反射によりオキシトシンが分泌されると，一斉に収縮し，乳管内に貯留した母乳を主乳管へと運ぶ働きを有する．

《乳癌発生機序～乳癌はどこから発生し，どのように広がるか？》

ほとんどの癌（乳管癌）は，末梢乳管の上皮で発生する．小葉で発生すれば小葉癌となる．上皮が徐々に異型を増し，乳管内で増生し，ついには乳管内に癌細胞となって充満した状態で，非浸潤性乳管癌（DCIS）となる．そして，乳管の基底膜を壊し，周囲間質に浸潤したものを浸潤性乳管癌（IDC）と呼ぶ．乳管内にとどまったまま広範囲に広がる癌もあれば，すぐに乳管の壁を破って周囲の間質に浸潤する

図7　乳腺の組織—乳癌の機序—

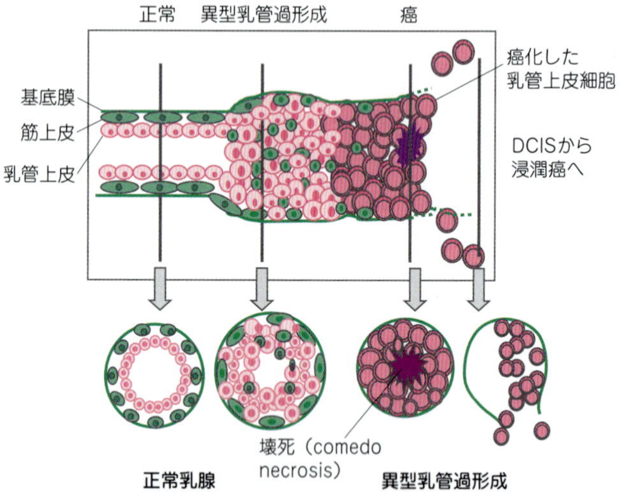
正常
異型乳管過形成
癌
基底膜
筋上皮
乳管上皮
癌化した
乳管上皮細胞
DCISから
浸潤癌へ
壊死（comedo
necrosis）

正常乳腺

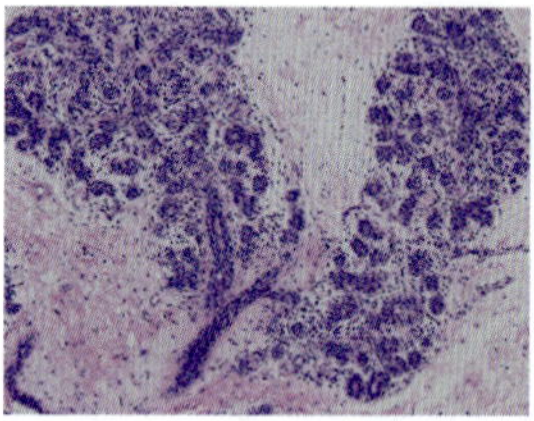

異型乳管過形成

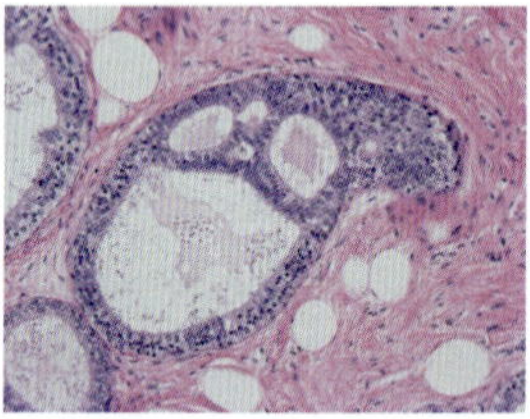

乳管の中で異型細胞が増えてくる

DCIS

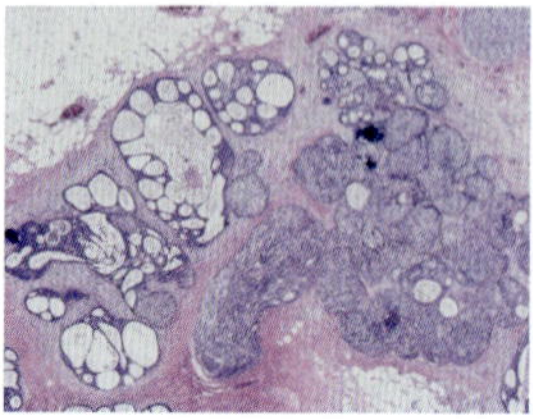

乳管の中で発生した癌細胞が周囲乳管をつたって広がっていく

DCISからIDCへ（今まさに浸潤）

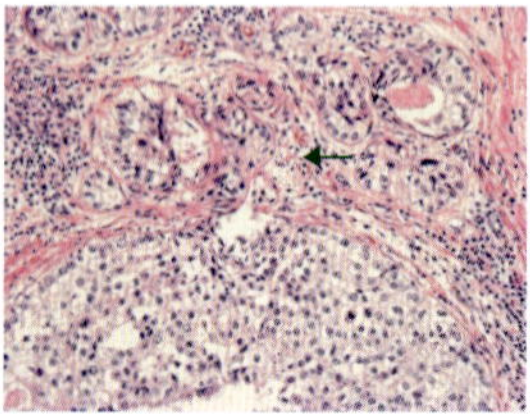

→部は乳管の壁を破っているところ

タイプの癌もある．また，間質浸潤と乳管内進展と両方の特徴を有するものもある．ちなみにたとえ10 cmの広がりがあったとしても，すべて乳管内に癌細胞がとどまっていれば，早期癌（stage0期），1 mmであっても間質に浸潤していれば，血管やリンパ管へ侵襲する可能性が出てくるので，stage1期となる．乳癌の場合，癌の大きさと進行期分類が一致しない症例もあることをよく覚えておこう．

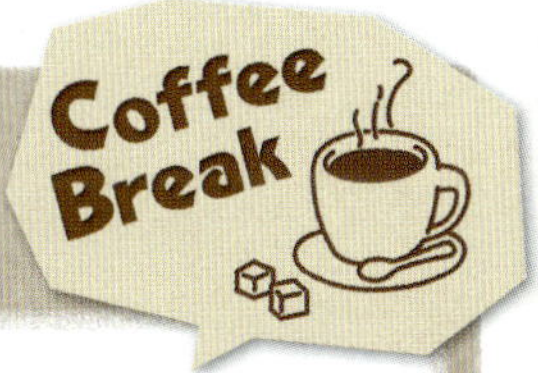
Coffee
Break

オキシトシン万歳！

オキシトシンというと皆さんは，射乳ホルモンとして1対1対応で覚えているでしょうか？ 実は，オキシトシンは，女性に限らず男性にとっても大切な抗ストレスホルモンなのです！「安らぎと結びつき」のホルモンとして，オキシトシンは体をリラックスした状態に導くことで，個体の成長を促すホルモンなのです．母性本能をはじめとした他者との交わりを求める心を促したり，創傷の治癒を促進したりする作用もあり，また血圧に関しては短期的には上昇の効果，長期的には低下させる効果があります．つまり，オキシトシンは，肉体的，精神的，社会的な成長に不可欠なホルモンであり，まさに「幸せ」ホルモンなのです（参考図書：「オキシトシン－私たちのからだがつくる安らぎの物質－」シャスティン・ウヴネース・モベリ/著，瀬尾智子・谷垣暁美/訳，晶文社，2008）．

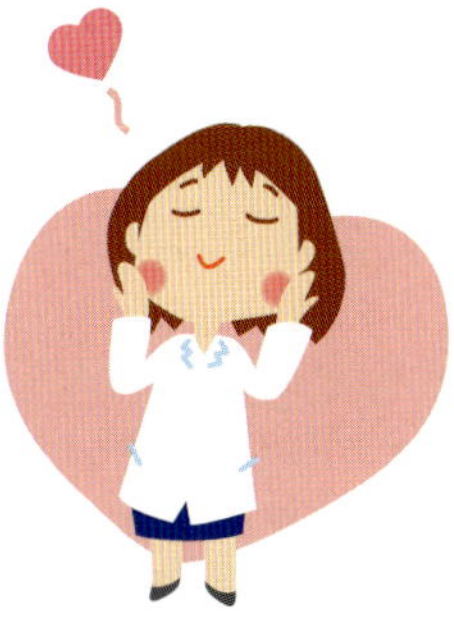

❷主な組織型

研修医のレベルでは，まずこの3つをしっかり分けられることが重要（乳癌発生機序をよく読んで！）.

i）非浸潤性乳管癌（Ductal carcinoma in situ：DCIS）

ii）浸潤性乳管癌（Invasive ductal carcinoma：IDC）

※日本の取扱い規約ではIDCは乳頭腺管癌，充実腺管癌，硬癌の3つにさらに分類.

iii）浸潤性小葉癌（Invasive lobular carcinoma：ILC）

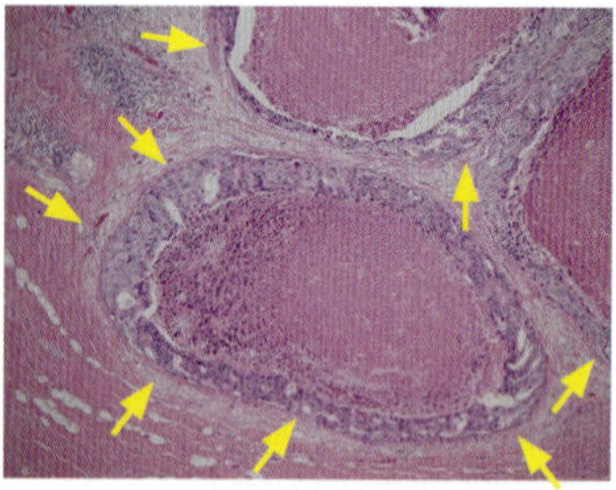

◆**DCIS（非湿潤性乳管癌）**
乳管は拡張し，内部に癌細胞が増生している．中心部は，壊死（comedo necrosis）をきたす（⇨：乳管基底膜）

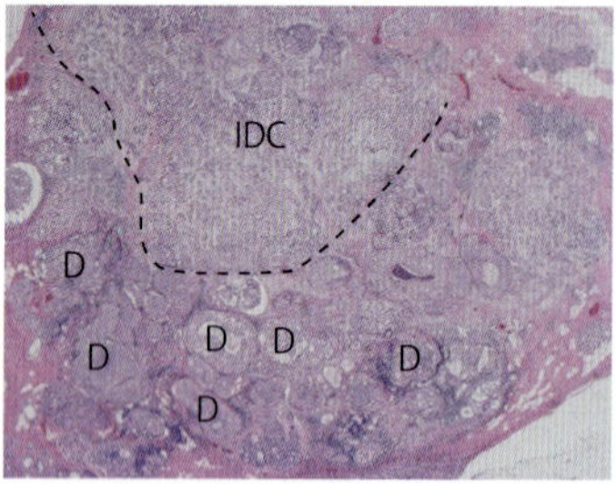
IDC
D
D
D
D
D
D

◆**IDC：乳頭腺管癌**
DCISを豊富に伴いながら，浸潤するタイプのIDCである（D：DCIS）

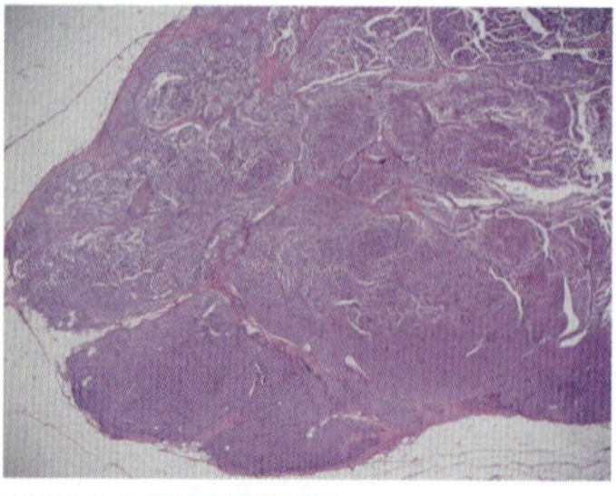

◆**IDC：充実腺管癌**
間質に充実性に癌細胞が浸潤し，周囲との境界明瞭．DCISの量は症例によってさまざま

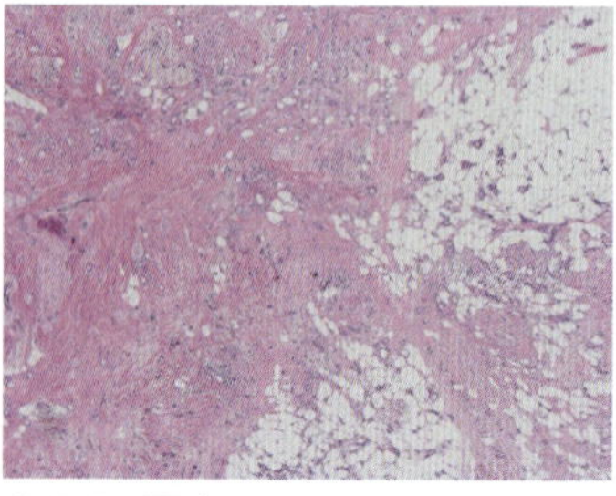

◆**IDC：硬癌**
ほとんどDCISは伴わない．索状に癌細胞が浸潤し，周囲に線維化を伴う

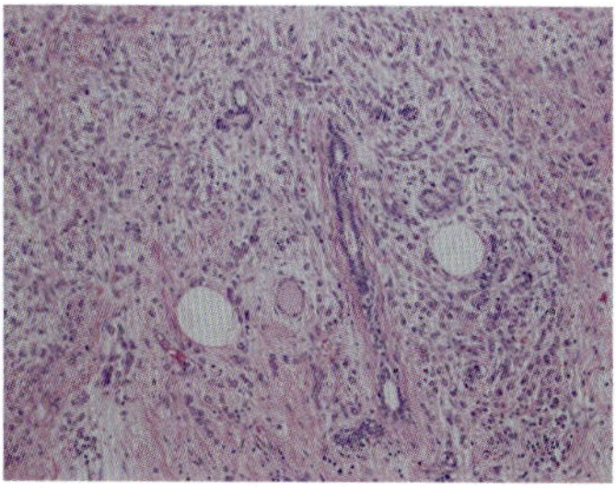

◆ILC：小葉癌

硬癌と一見類似するが，結合性が乏しい腫瘍細胞で間質にぱらぱらと浸潤する特徴がある．小葉上皮は，母乳産生時には小葉が拡張する必要性があり，もともと結合性が緩い性質がある（容易に小葉管を拡張できるように）．よって，腫瘍細胞もその特性を保持している．小葉癌と硬癌の区別には，E-cadherinという接着因子の免疫染色が有用．通常のIDCは陽性となり，接着因子のない小葉癌は陰性となる

❸浸潤癌の生物学的分類

特に術前化学療法の選択の観点から，以下のように分類される．

乳癌IDC分類

	HER2（－）	HER2（＋）
Hormone receptor（ER and/or PR）（＋）	Luminal A	Luminal B〔HER2（＋） or Ki-67 index ≧14%〕
Hormone receptor（ER and/or PR）（－）	Triple negative	HER2

ER：エストロゲンレセプター
PR：プロゲステロンレセプター

Luminal A：最も予後のよい癌．しかし進行すると化学療法が効きにくい欠点がある．

Luminal B：増殖マーカーKi-67 indexが14％以上の場合は，HER2陰性でも，Luminal Bに入る．
ホルモン感受性で，化学療法やハーセプチンも奏効することが多いが，悪性度はLuminal Aより高い．

Triple negative：最も予後不良．化学療法は奏効するが，すぐに耐性をもつことも多い．

HER2：予後不良であるが，ハーセプチンが奏効すれば，長期予後を期待できる．

※非浸潤性乳管癌（DCIS）では上記のような分類はしない．

- 本来の乳管上皮はホルモンレセプターを有している．つまり，ホルモンレセプターが陽性の癌というのは，ある意味「高分化」である．既存の上皮の性質を保持しているということである．

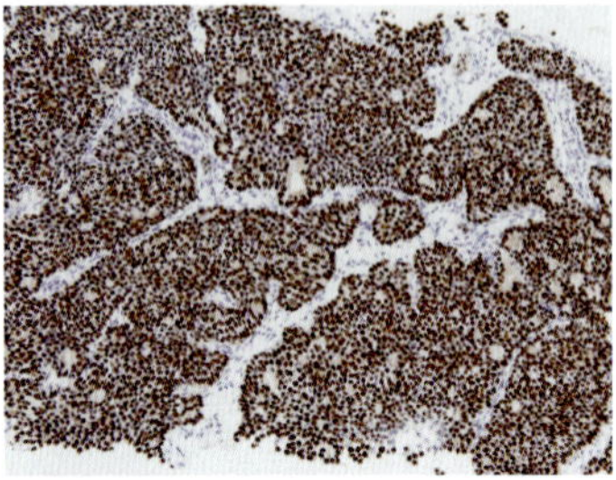

◆ **ホルモンレセプター（ER・PR）染色**
腫瘍細胞の「核」に陽性となる

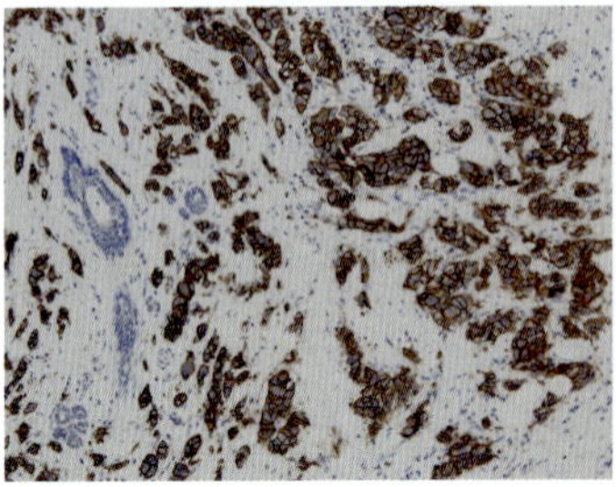

◆ **HER2 染色**
腫瘍細胞の「細胞質」に陽性となる

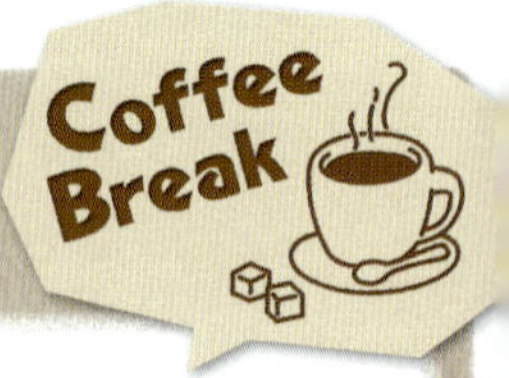
Coffee Break

オキシトシン実感！

オキシトシンは，「幸せ」ホルモンだと，オキシトシンに賞賛の声をあげた後で，補足ですが…ホルモンの作用を感じるという経験ってなかなかないですよね．それがですね，授乳をすると，そのホルモン作用の威力をビンビン実感できるんですよ！ 赤ちゃんが乳首に吸い付いてくると，数秒のうちにおっぱいがぎゅいぃぃ～と痛む．まさに「搾られる」感覚．乳首にはつーんとした感触が！ さらに，出産直後は，このつーんとした感触の数秒後，下腹部に強烈な痛みがっ！ うぅっ！！ そう，これが後産の痛みといわれていますが，オキシトシンの作用は，乳房からさらに一気に子宮へと向かい，乳腺と同様に子宮も収縮しているわけです．授乳が子宮復古を促進するといわれていますが，またまた実感！ ちなみにこの際，お母さんの体表温度は赤ちゃんを抱っこしている部分だけが上昇するそうです．すごいっ！

オキシトシン！ ありがとう！ よいホルモンです！

❹浸潤性乳管癌の異型度分類

基本的に浸潤性乳管癌（IDC）のみで，異型度分類を行い，小葉癌や他の特殊な形態の癌には用いない．

乳癌核グレード分類

特徴		スコア
核異型（nuclear grade）スコア	核の大きさ形態が一様で，クロマチンは目立たない	1
	1と3の中間	2
	核の大小不同，形態不整が目立つ．クロマチンの増量，不均等分布が目立ち，大型の核小体を有することがある	3
核分裂像（mitotic counts）スコア ※分裂像の目立つ部分を選び，高倍（400×）で観察する	10視野で5個未満	1
	10視野で5～10個	2
	10視野で11個以上	3

「乳癌取扱い規約第17版（日本乳癌学会／編），金原出版，2012」より引用

乳癌組織学的グレード分類

Feature（特徴）	Score（スコア）
Tubule and gland formation（腺管構造の形成）	
Majority of tumour (＞75％)（腫瘍の75％以上）	1
Moderate degree (10～75％)（腫瘍の10～75％）	2
Little or none (＜10％)（腫瘍の10％以下）	3
Nuclear pleomorphism（核異型）	
Small, regular uniform cells（均一な腫瘍細胞）	1
Moderate increase in size and variability（1と3の中間）	2
Marked variation（多形性に富む）	3
Mitotic counts（核分裂像）	
Dependent on microscopic filed area	1～3

「WHO Classification of Tumors of the Breast, 4th ed.（Lakhani, S. R., et al.）, World Health Organization，2012」より引用

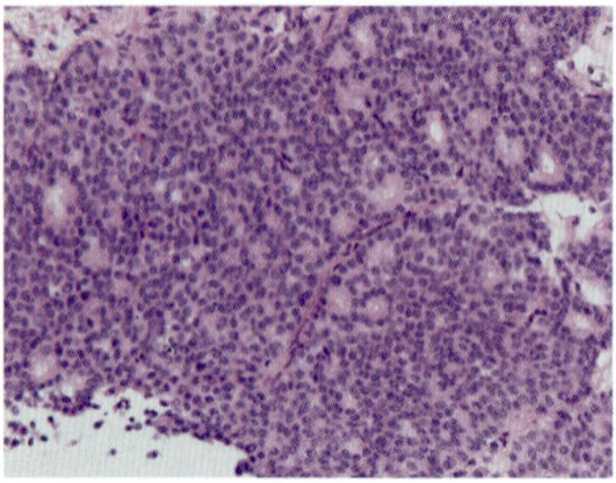

◆核異型度1（NG1）

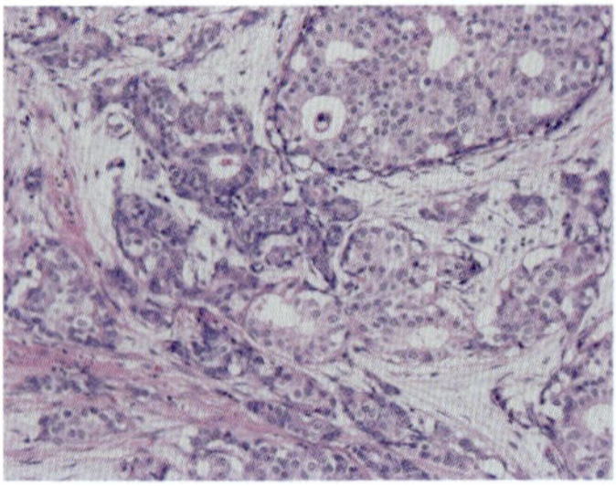

◆核異型度2（NG2）

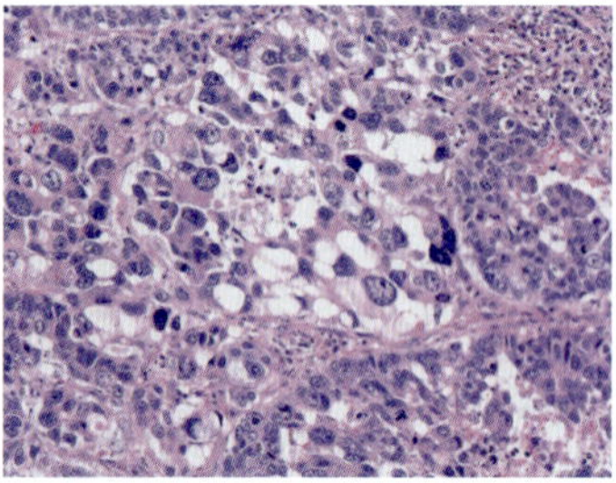

◆核異型度3（NG3）

肝臓癌

POINT

- 肝臓癌の背景要因となる肝炎についても併せて理解しておこう.

❶肝臓癌診断の基礎

日本の肝細胞癌は，約８割がHCVによる慢性肝炎あるいは肝硬変をベースにしている．また，近年ではその他HBVの潜在感染やNASHからの肝細胞癌の発生が増加してきている．診断に関しては，これらの肝細胞癌の発生母地も併せて診断することが重要である.

※肝臓癌の術前診断は，侵襲的な生検による診断を避けるべく，画像診断に頼ることが非常に多く，また画像診断の進歩により，その正診率は高い.

❷主な組織型

代表的な３型（肝細胞癌，胆管細胞癌，細胆管細胞癌）がある.

肝細胞癌は，肝細胞から，胆管細胞癌は，胆管細胞から，細胆管細胞癌は，細胆管細胞から発生する（当たり前だが）．細胆管とは，肝細胞と胆管細胞の移行部である．胆管は，だんだん末梢に行くにしたがって，肝細胞へとなだらかに移行していく．その移行部から発生したものが細胆管細胞癌である．胆管癌（腺癌の形態）と肝細胞癌の中間的な組織像を呈する．稀な腫瘍であるが，近年注目されている．胆管細胞癌は，多くは総胆管発生で，肝内胆管発生は稀．よって，肝臓癌≒肝細胞癌である.

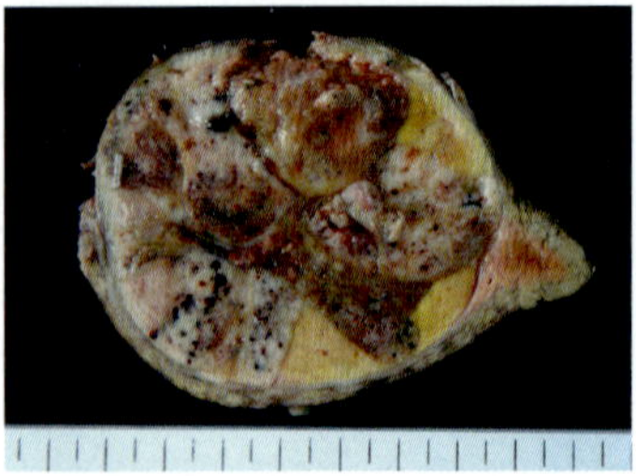

◆ **肝細胞癌：肉眼像**

モザイク状の色調の異なる部位が混在した結節．黄色い部分は脂肪変性の強い癌の部分

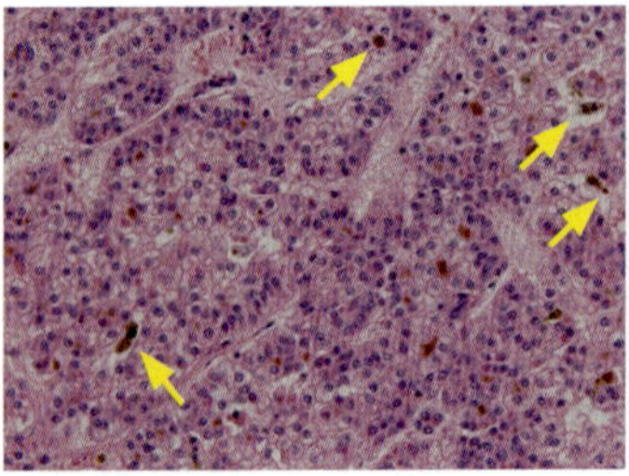

◆ **肝細胞癌高分化（胆汁産生）：組織像**

高分化な癌ほど既存の肝細胞に近い細い索状配列を示す．胆汁の産生を伴う高分化癌もみられる（→：胆汁）

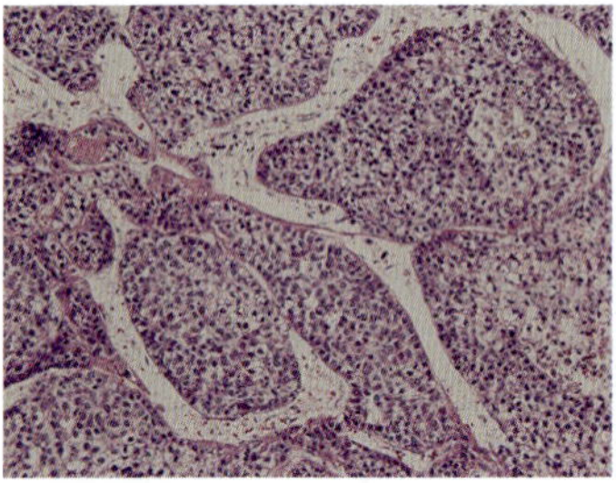

◆ **肝細胞癌中分化：組織像**

中分化になると大型の索状配列を示す

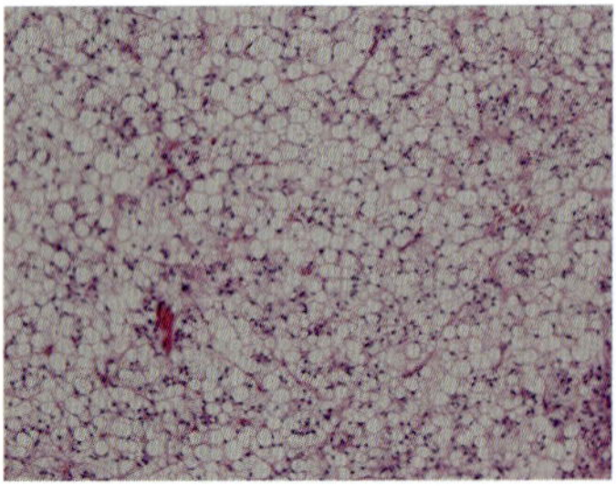

◆ **肝細胞癌中分化（脂肪変性）：組織像**

時に脂肪変性が強い腫瘍もある

膵癌

POINT

- 通常型の膵管癌と膵管内乳頭粘液性腫瘍の２つの病理および画像の特徴をまとめておこう．

❶膵癌診断の基礎

現在も予後が非常に悪い癌．生検で診断されることは少なく，術前診断は画像に頼る部分が多い．胆汁や膵液の細胞診で診断がつくことがある．ERCPやMRCP時に胆汁や膵液を病理に提出することも有用である．また，原発不明癌でトップとなる原発巣である．原発巣よりも転移巣の方が大きくなることもしばしばである．

❷主な組織型

大きく2型．浸潤性膵管癌（通常の膵癌）あるいは，膵管内乳頭粘液性腺癌（IPMC）．

後者の方が予後良好．

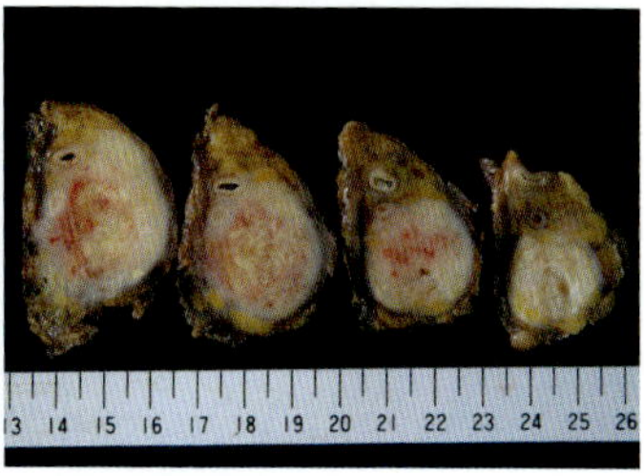
13 14 15 16 17 18 19 20 21 22 23 24 25 26

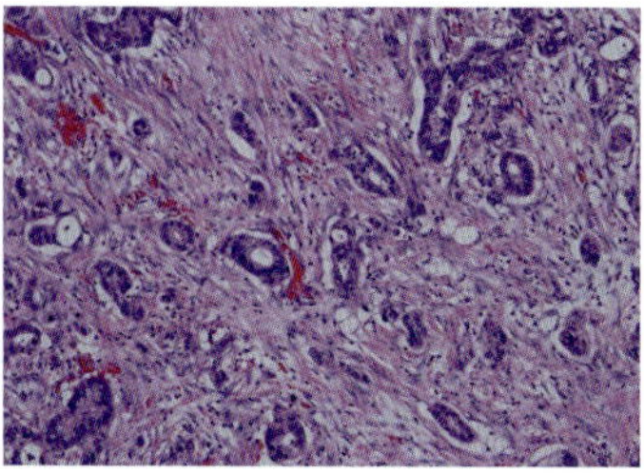

◆浸潤性膵管癌

通常の膵癌は膵管の壁を壊し，周囲実質を破壊しながら浸潤する．腫瘍のまわりに硬い線維性間質をつくるいわゆるスキルス癌の形態を示すものが多い．この線維性間質の増生をdesmoplastic reactionという．膵癌は神経線維に侵襲しやすく，患者の背部痛の原因になる．ちなみに胆管癌も類似した組織像であり，進行症例において，膵臓発生か胆管発生かの鑑別は，組織像のみでは困難

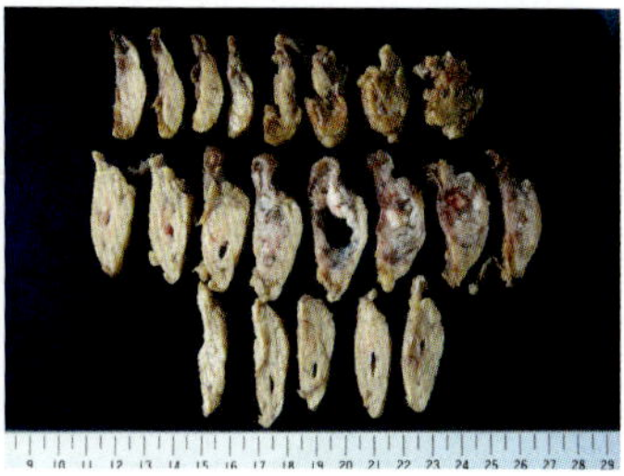

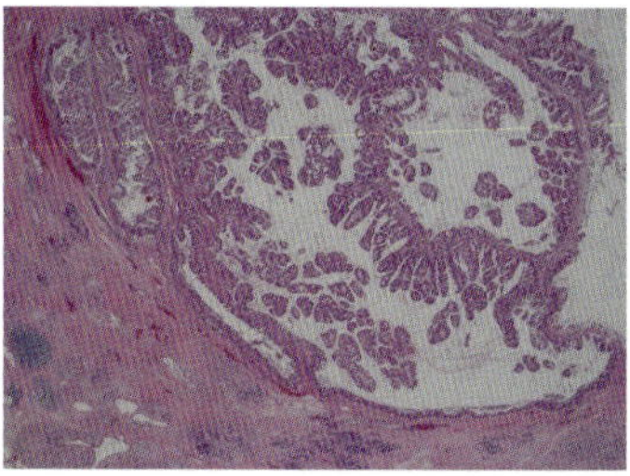

◆膵管内乳頭粘液性腺癌

通常膵癌より予後が良好．多房性の特徴的な画像所見を呈する．基本的に膵管の中に癌がとどまっていれば，脈管侵襲をきたすことはない．拡張した膵管内に乳頭状に腫瘍細胞が増生する

子宮頸癌

POINT

- HPV感染による異形性から癌までの進展過程細胞像と組織像を併せてまとめておこう.

❶子宮頸癌診断の基礎

発癌にHPVが関与していることがほとんど. 近年, ワクチンが開発され, 今後は減少していくことが期待される. 細胞診の7割の検体は子宮頸部細胞診であり, 頸癌スクリーニングに頸部細胞診は不可欠である. 細胞診でclass Ⅲa以上の判定が出ると生検されることが多い.

❷主な組織型

約8割が扁平上皮癌, 約2割が腺癌である.

※異形成から癌への進展についての説明は, 細胞診断の基礎の項（Ⅱ-2-❶）を参照.

子宮体癌

POINT

- 内膜増殖症を経て癌になるタイプと萎縮内膜からいきなり癌化するタイプの2つがあることを知っておこう.

❶子宮体癌診断の基礎

頸癌同様に内膜の細胞診でまず検査が行われる. 増殖症・異型増殖症・癌が疑われるclass Ⅲ以上の結果が出た場合は, 生検あるいは掻爬によって組織診断が行われる.

❷主な組織型と発癌様式

類内膜腺癌，漿液性腺癌，明細胞腺癌が主な組織型であるが，類内膜腺癌が86％ほどを占める.

子宮体癌の主な組織型と発癌様式

	Type Ⅰ	Type Ⅱ
頻度	多（90％近い）	少
年齢	閉経前	閉経後
発癌メカニズム	adenoma-carcinoma sequence	*de novo* 癌
遺伝子異常	PTEN遺伝子変異など	p53遺伝子変異など
エストロゲン依存性	＋	－
内膜増殖症の合併	＋	－
内膜上皮内癌（EIC）の存在	－	＋
組織型	類内膜腺癌（G1やG2）	漿液性腺癌，明細胞腺癌
筋層浸潤	浅い	深い
脈管侵襲	目立たない	目立つ
予後	良好	不良

一部「子宮腫瘍病理アトラス（石倉　浩ほか/編），文光堂，2007」を参考に作成

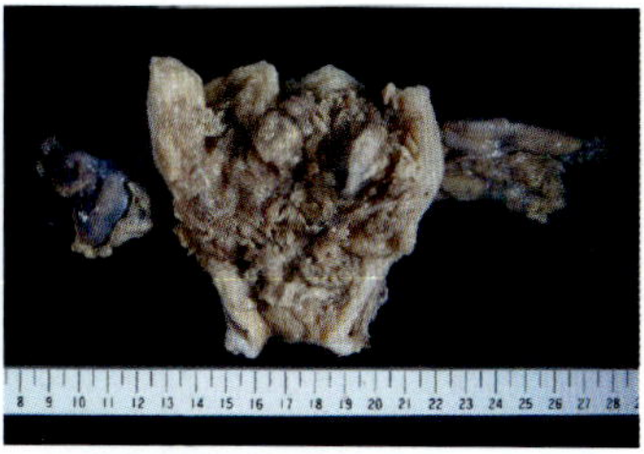

◆子宮体癌：肉眼像

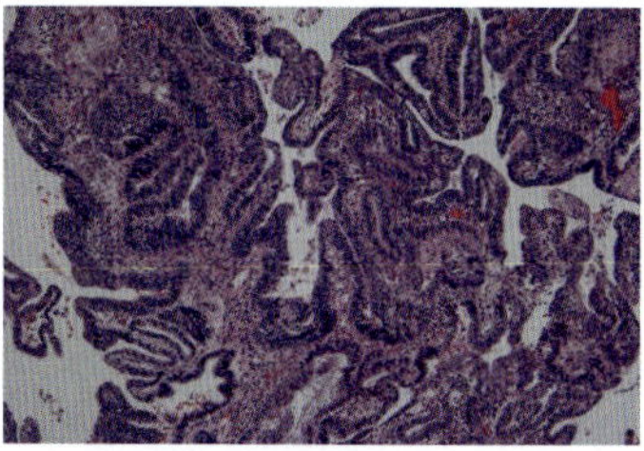

◆子宮体癌：組織像

前立腺癌

POINT

- Gleason分類という独自の組織診断方法があることを知っておこう.

❶前立腺癌診断の基礎

前立腺特異抗原である血清PSA値は，他の腫瘍マーカーに比して非常に優れたマーカーである．唯一癌の「存在診断」に使えるマーカーといえる．ただし，前立腺肥大症や前立腺炎でも高値を示すことがある．値に大きな変動がある場合は炎症性の疾患であることが多いだろう．しかし，正常値をやや超えたあたりでも，変動がなくじりじりと増加していくような場合や，直腸診上，腫瘤を触知するような場合は，前立腺生検が施行される．

❷主な組織型

Gleason分類という独特の分類法を用いて診断する．5段階（Gleason pattern）で悪性度を評価し，優位な組織型と次の組織型とを足し合わせ，Gleason scoreを算出する．Gleason patternは1～5があるが，ほとんどの癌は3以上である．patternあるいはscoreが高くなるほど悪性度が高い．

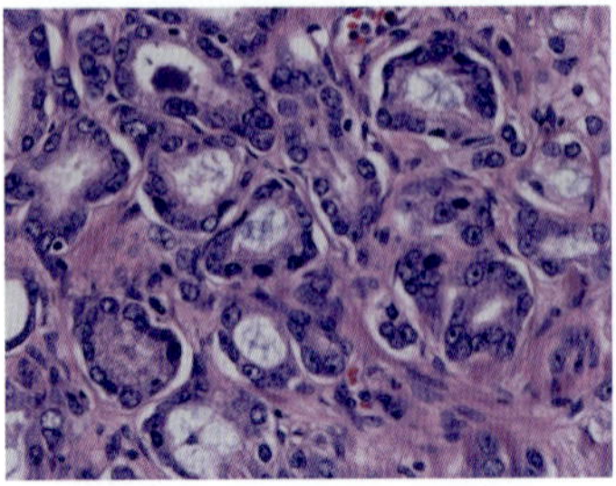

◆**前立腺癌（GS＝3＋3組織）**
腺腔構造が明瞭なほどscoreは低く，予後もよい

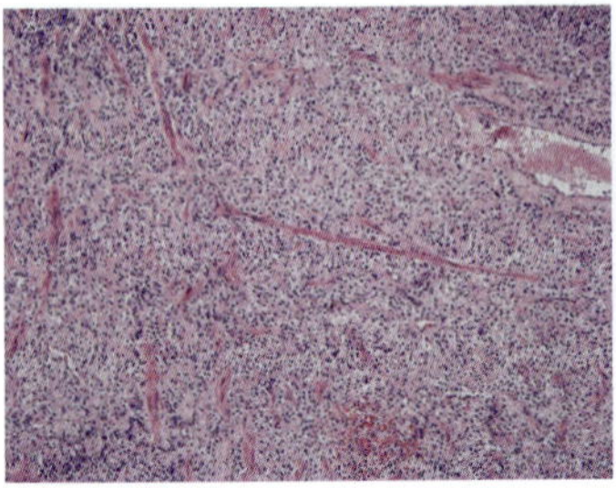

◆**前立腺癌（GS＝4＋4組織）**
腺腔構造が不明瞭になるとscoreは高くなり，予後不良である

急性白血病

POINT

- 白血病診断の「流れ」を押さえておこう.
- 基本的に骨髄中の芽球比率20％以上が，急性白血病の定義である.

❶白血病を含む造血器疾患診断の流れ

血算の項（Ⅰ－1－❷）でも説明があったように，末梢血２系統以上に異常がある場合や末梢血中に芽球がみられた場合等，造血器悪性腫瘍が疑われた時点で，骨髄穿刺が施行される．骨髄穿刺で得られた検体がどのような流れで，診断されるかは図8のごとくである.

図8　造血器疾患診断の流れ

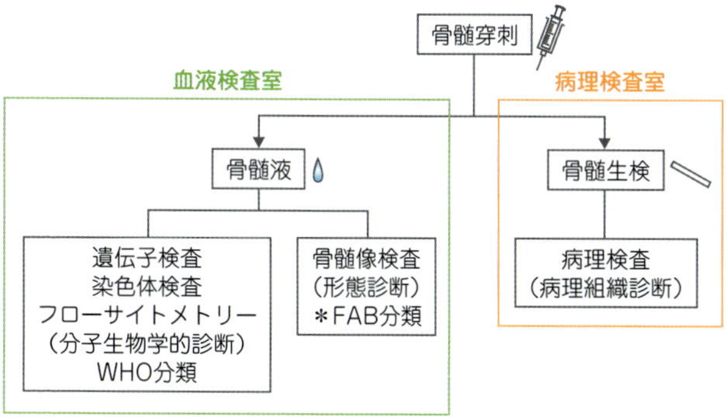
骨髄穿刺
血液検査室
病理検査室
骨髄液
骨髄生検
遺伝子検査
染色体検査
フローサイトメトリー
（分子生物学的診断）
WHO分類
骨髄像検査
（形態診断）
＊FAB分類
病理検査
（病理組織診断）

骨髄像検査と骨髄生検の特徴

	骨髄像	骨髄生検
いわゆる…	細胞診	組織診
標本作製方法と診断に必要な日数	ガラススライドに塗布 数時間で作製可能	ホルマリン固定 脱灰操作が必要で5日間必要
染色	Giemsa，ペルオキシダーゼ，非特異的エステラーゼなど	H-E，銀，Feなど
長所	細胞1個1個の観察	骨髄内の全体像の把握
短所	病変の局在はわからない	細胞1個1個の観察は，不向き
得意な疾患	白血病，骨髄異形成症候群	悪性リンパ腫や癌の骨髄浸潤 線維化を伴う疾患
検査担当部署と医師	血液検査室 臨床検査医	病理検査室 病理医

❷実際の急性白血病の診断

まず，骨髄穿刺後，すぐに確認できるのが骨髄像である．ガラススライドに骨髄液を塗抹し，Giemsa染色を施せば1時間もあれば，確認できる．

この時点で，形態的に芽球と判断できる細胞が骨髄内に20％以上あれば，急性白血病の診断となる．

次に急性白血病のタイプを分ける．基本的にはFAB分類に基づいてまず診断がなされる．ペルオキシダーゼ染色もすぐに施行可能なので，この染色を行い3％以上の芽球に陽性であれば，「骨髄性」となる．ペルオキシダーゼが全く染まらない場合は，非特異的エステラーゼ染色，ズダン黒染色等を加え，さらにタイプ分けが試みられるが，この後，数日遺伝子，染色体あるいはフローサイトメトリー検査といって分子生物学的検査の結果を待つことが普通である．WHO分類では，染色体異常によって白血病がタイプ分けされている．詳細は，成書で確認をしよう．

実際の現場では，骨髄穿刺当日に絶対に確認したいことは，

①芽球比率（20％以上で急性白血病と診断する）

②急性白血病の場合は，急性前骨髄球性白血病（M3）であるか否かである．M3であれば，DICの有無を確認し，早急に治療を開始する必要がある．Auer小体を多数有したFaggot細胞が確認できれば，骨髄像の検査の時点で，M3と診断できる．

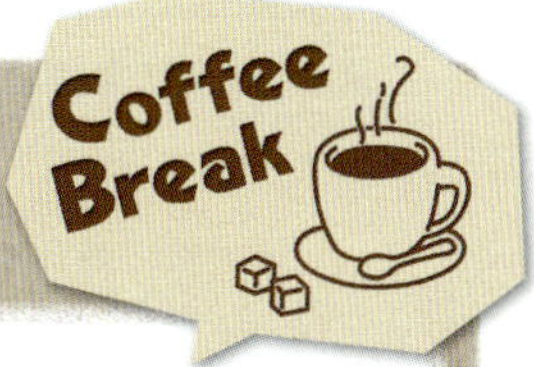
Coffee
Break

骨髄性白血病「急性v.s.慢性」

急性骨髄性白血病と慢性骨髄性白血病．名前はとても似ているが，全く違う疾患です．どうしてこんなにまぎらわしい名前を残したままなのか…前者は，この項で説明しているように芽球から先に血球が分化しないことにより汎血球減少などの病態をきたす疾患．後者は，アポトーシスの阻害によって，造血細胞が多くつくられすぎている病態です．ちなみに慢性骨髄性白血病と逆のアポトーシスしやすくなってしまった疾患って覚えていますか？そうです．骨髄異形成症候群．無効造血といいますね．骨髄ではたくさんの造血がなされているのに成熟する前にアポトーシスしてしまい末梢血には出てこない，あるいはできそこないの血球ばかり産生され，血球機能不全を起こす疾患です．

慢性骨髄性白血病と骨髄異形成症候群はいずれも白血化，つまり急性転化することがあることも知られていますね．

実際の急性白血病の診断では，この慢性骨髄性白血病や骨髄異形成症候群からの急性転化も鑑別に入れなくてはいけません．それには血球の形態の特徴をよく見極める訓練とさらに臨床経過の情報も欠かせません．

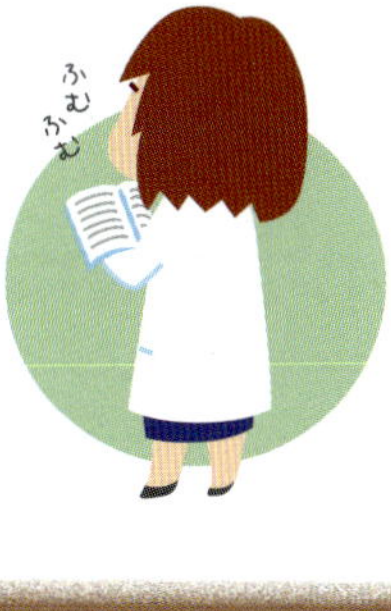
ふむ
ふむ

●図9　実際の急性白血病の診断

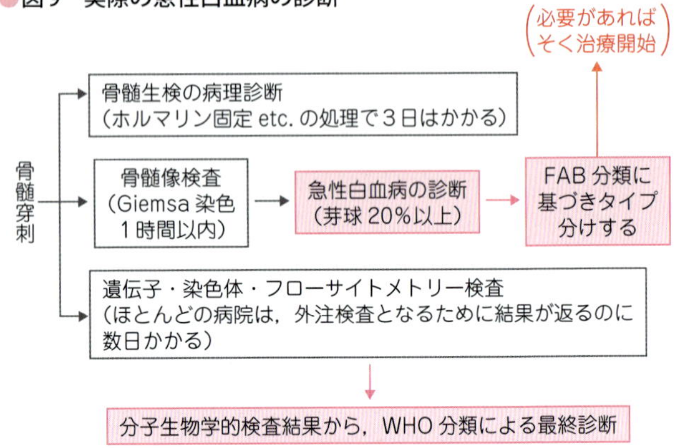
必要があれば
そく治療開始
骨髄生検の病理診断
（ホルマリン固定 etc. の処理で３日はかかる）
骨髄穿刺
骨髄像検査
（Giemsa 染色
１時間以内）
急性白血病の診断
（芽球 20％以上）
FAB 分類に
基づきタイプ
分けする
遺伝子・染色体・フローサイトメトリー検査
（ほとんどの病院は，外注検査となるために結果が返るのに
数日かかる）
分子生物学的検査結果から，WHO 分類による最終診断

悪性リンパ腫

POINT

- 悪性リンパ腫の診断には，免疫染色が不可欠であることを知り，代表的なマーカーについてもまとめておこう．

❶悪性リンパ腫診断の基礎

血液腫瘍の診断は，染色体検査・フローサイトメトリーなど，日常の病理検査の形態診断だけでは最終診断を下せないほどに進歩してきている．それらの検査は，免疫組織化学染色を除き，通常の病院内の病理検査室で行うことは困難であるため，大手の検査センターが，遺伝子検査，染色体検査あるいはフローサイトメトリー等を含めた血液腫瘍検査を行い，診断に重要な役割を担っているのが実情である．

❷主な組織型

《ホジキンリンパ腫》

本邦では，頻度は低い

《非ホジキンリンパ腫》

- B細胞リンパ腫：びまん性大細胞リンパ腫，濾胞性リンパ腫，MALTリンパ腫など
- T細胞リンパ腫：成人T細胞性白血病，末梢型T細胞リンパ腫
- NK細胞リンパ腫：副鼻腔発生が多い．EBウイルスが関与している

悪性リンパ腫の場合は，多くがB細胞性リンパ腫であり，予後のよいものではMALTリンパ腫，予後不良のものではびまん性大細胞性B細胞リンパ腫（DLBCL）があり，このDLBCLが最も頻度が高く，全体のリンパ腫の25％ほどを占める．一方，T細胞リンパ腫での代表例は，成人T細胞性白血病であり，HTLV-1との関連を押さえておこう．

※リンパ腫の通常の免疫組織化学染色を用いた病理診断フローチャートは免疫染色の項（Ⅱ-3-❹）を参照

［小倉加奈子］

Coffee Break

B細胞の試練
－その過酷な運命と暴走の物語

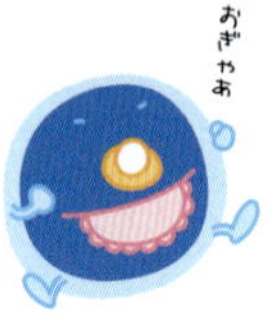
おぎゃぁ

骨髄で赤ちゃんB細胞が生まれました（「おぎゃぁ～」）．赤ちゃんB細胞は免疫グロブリンの再構成というさまざまな「教育」を母なる骨髄で受けた後，細胞表面にIgMを発現した「おとな」のB細胞となってリンパ節へ旅立ちます（「母さん，行ってくるよ（涙）」「行ってらっしゃい．たまには顔を見せるのよ（涙）」）．リンパ節はウイルスをはじめとした外界からの攻撃を監視する前線のB細胞集合所です．濾胞の間にいるマクロファージつまり，抗原提示細胞から「こんな敵がいました～」と報告を受けると，一部の「おとな」B細胞は，「とりあえずお前，敵を見てこい」と，リンパ濾胞外へ放り出され，そこで特攻隊としての形質細胞に分化しますが，多くが短命です（お母さん，ごめんよ，ぼくはだめだ…）．他の一部は集合所内の過酷なB細胞養成所である胚中心に送り込まれます．ここで，徹底的な訓練を受け，一定の抗原に対して，強力な抗体を産生する優秀なB細胞のみが生き残ります．でき損ないの抗体しか産生できない劣等生や自己反応性を有するような謀反をくわだてるB細胞たちは自殺させられるのです（胚中心では常にアポトーシスが生じ，多くのB細胞が死んでいる）．この自殺には，恐怖の教官である濾胞樹状細胞やT細胞が関与しているといわれています．このように非常に優秀な選ばれしB細胞たちは，偵察隊としての形質細胞や記憶B細胞となり，前者はIgGをはじめとした各種グロブリンの産生，後者は予防接種や罹患した際の

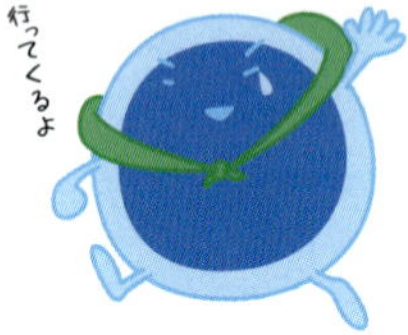
行ってくるよ

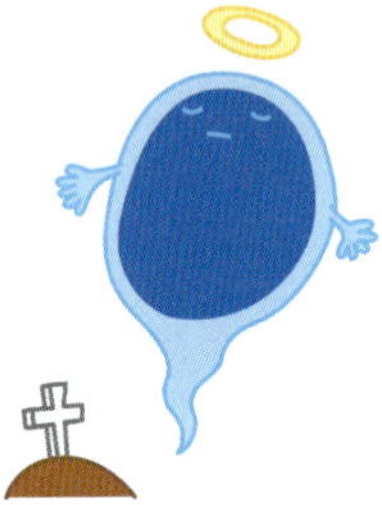

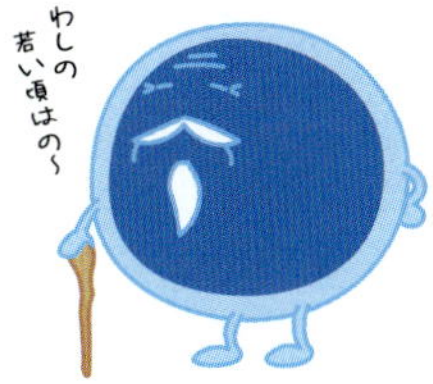
わしの若い頃はの〜

抗原をまさに「記憶」し，抗体をすぐにつくる準備を有しながら，免疫現象の維持としての役割を担っていきます（記憶B細胞は非常に長命であり，細胞によっては人の一生に近い細胞も存在するといわれています「昔，こんな性質をもった敵がおってなぁ〜（遠い目）」）．

さて，B細胞のリンパ腫は，どの成熟段階のB細胞が腫瘍化したかによって，組織型が決まります．

例えば，

①骨髄でB細胞として分化することが決定しただけの赤ちゃんB細胞の腫瘍化
→B細胞リンパ芽球リンパ腫/白血病

②養成所の胚中心で「こんな訓練やってられねぇ！」と暴走したおとなB細胞
→びまん性大細胞性B細胞リンパ腫，バーキットリンパ腫

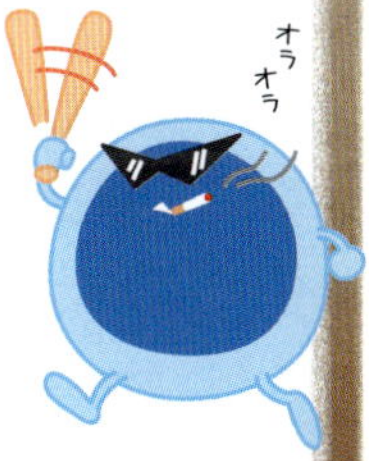
オラ
オラ

③養成所でようやく訓練が終わりこれから偵察隊になるのを待っているB細胞の暴走
→濾胞性リンパ腫

④偵察していたはずのB細胞が脱走して暴走
→多発性骨髄腫（特に故郷である骨髄に戻って家を壊したりしながらグレる），マントル細胞リンパ腫

さて，これら暴走してしまったB細胞たちを特定するためのものがフローサイトメトリー．細胞表面に発現するCD抗原によって，どの成熟段階のB細胞なのかを判別します．フローサイトメトリーを組織標本上で確認できるのがCD抗原の免疫染色です．免疫染色については後述するので確認してください．CD抗原はいわばB細胞のモンタージュなのです．

③ 肝炎・腎炎の組織診断

肝生検

POINT
- まずは，正常肝臓の組織像を理解する．
- 肝炎・肝硬変は，2パターンで分類して理解する．

❶肝生検の目的

- 肝機能異常の原因を検索すること．
- 線維化の進行程度を把握すること．
- 腫瘍性病変の病理組織学的診断．

❷肝炎病理を理解するポイント

- 正常肝臓の組織像を大まかに理解しておく．
- 炎症の首座を疾患別に分類し，理解しておく．
- 炎症のなれの果てが線維化（肝硬変）であることを理解しておく．

図1　正常肝臓

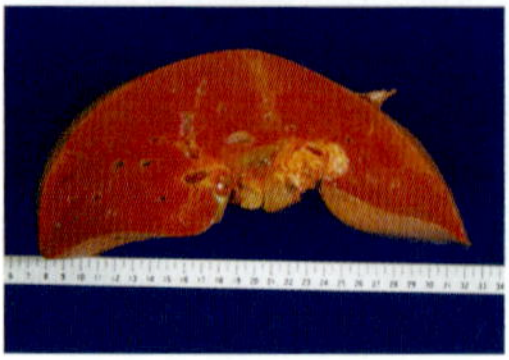

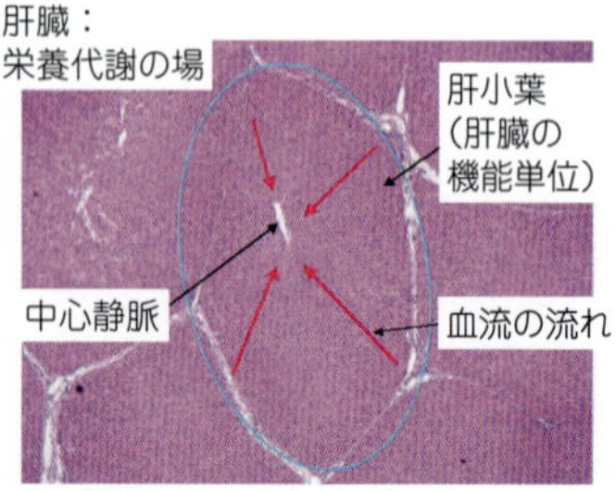
肝臓：
栄養代謝の場
肝小葉
（肝臓の
機能単位）
中心静脈
血流の流れ

右の写真は「東北大学大学院 農学研究科 応用生命科学専攻 動物機能科学講座 機能形態学分野のホームページ：http//www.agri.tohoku.ac.jp/keitai/index-j.html」より転載

❸肝炎のタイプは2つ

《門脈域が主体の肝炎》

ウイルス性肝炎（主にBとC），原発性胆汁性肝硬変（PBC）．

《小葉が主体の肝炎》

アルコール性肝炎，非アルコール性脂肪性肝炎（NASH），自己免疫性肝炎．

図2　慢性肝炎の2つのタイプ

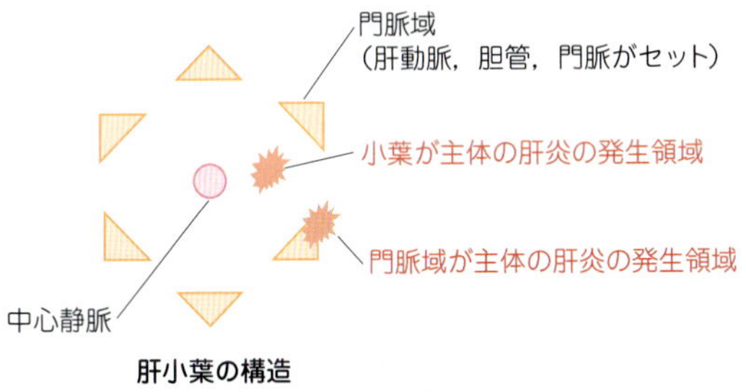
門脈域
（肝動脈，胆管，門脈がセット）
小葉が主体の肝炎の発生領域
門脈域が主体の肝炎の発生領域
中心静脈
肝小葉の構造

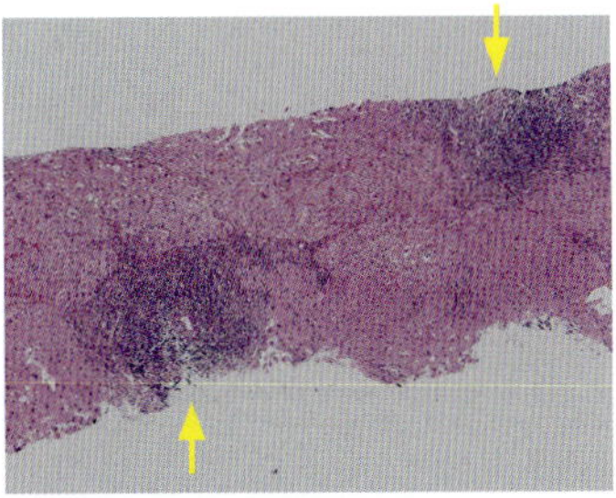

◆原発性胆汁性肝硬変（PBC：stage1）

原発性単純性肝硬変の初期（stage1）の組織像である．

弱拡大：門脈域主体に炎症が強くみられることがわかる（⇨）

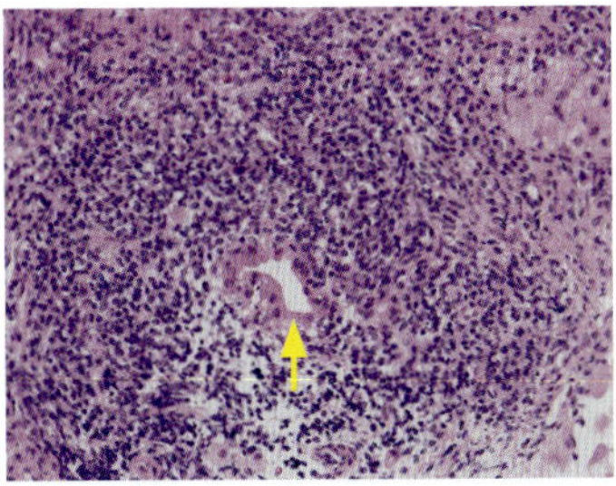

強拡大：非化膿性破壊性胆管炎（CNSDC）．リンパ球の胆管への浸潤がみられる．PBCの初期にみられる組織像である．進行するとウイルス肝炎に類似した形態の肝硬変に移行する（後述）（⇨：胆管）

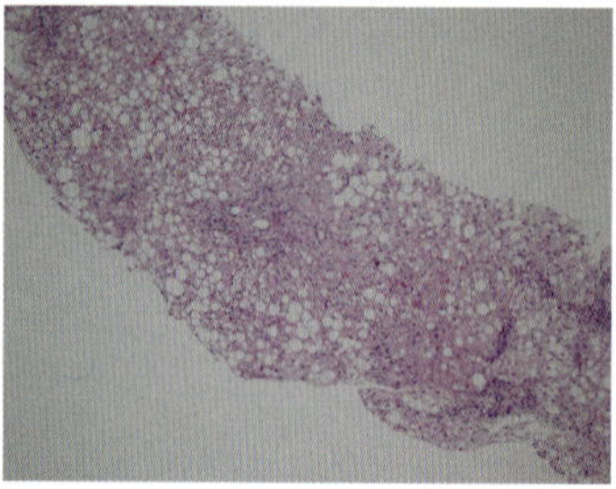

◆ **非アルコール性脂肪性肝炎（NASH）**
小葉全体に脂肪変性が認められ，リンパ球の浸潤がびまん性にみられる

❹ 3つの肝硬変

どのような原因の慢性肝炎であっても，炎症が持続すると肝線維症からついには肝硬変にいたる．肝硬変の再生結節のパターンは，炎症がどのようなパターンで生じるかによって，異なってくる．すなわち，炎症細胞浸潤が肝硬変にいたるまで持続的に強い場合は，線維化も高度となり，再生結節の線維性隔壁は肥厚する．また，アルコール性肝炎やNASHのようにびまん性に炎症細胞浸潤がみられるパターンでは再生結節は細かくなる．

代表的な3つの肝硬変を呈示する．

ⓐアルコール性肝硬変

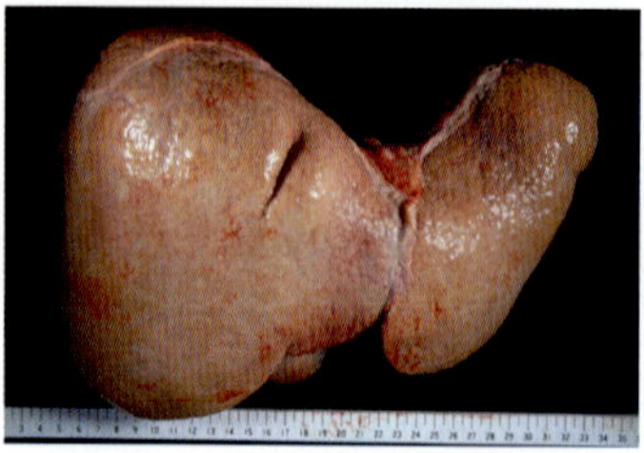

◆ **アルコール性肝硬変：肉眼像**
脂肪沈着のために黄色味を帯びて腫大し，萎縮はみられない．辺縁も比較的平滑であるため，一見肝硬変に見えない

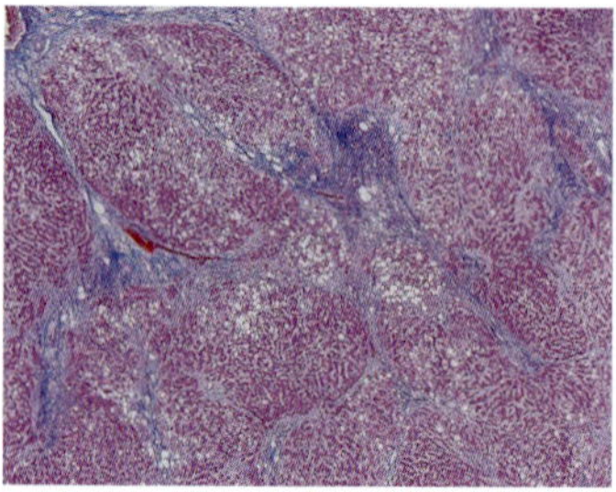

◆ **アルコール性肝硬変：組織像（AZAN染色）**
青色に染まる線維の増生は軽度であり，網目状の細かな線維化が肝細胞の間にびまん性に広がる

ⓑウイルス性肝硬変

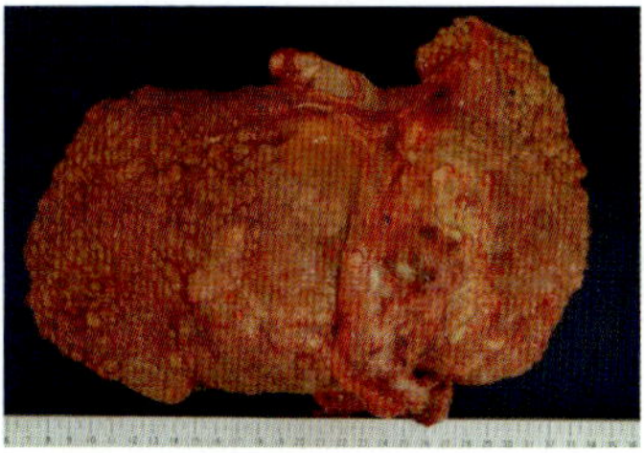

◆ウイルス性肝硬変：肉眼像

萎縮し，左葉がやや腫大．表面の凹凸が目立つ

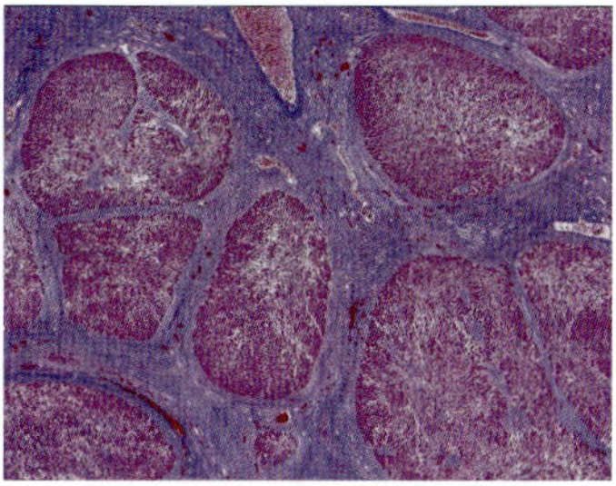

◆ウイルス性肝硬変：組織像（AZAN染色）

しっかりとした膠原線維によって再生結節が形成されている．門脈域を中心に慢性持続性の強い炎症が認められた証拠である

ⓒ原発性胆汁性肝硬変

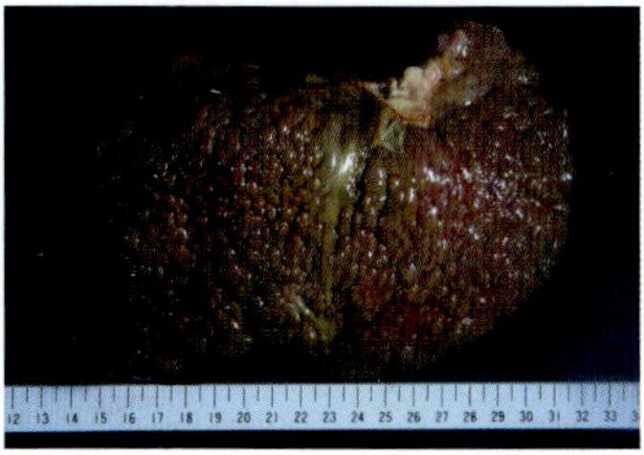

◆原発性胆汁性肝硬変：肉眼像

ウイルス性肝炎と類似するが胆汁鬱滞が高度なため全体に緑色調である

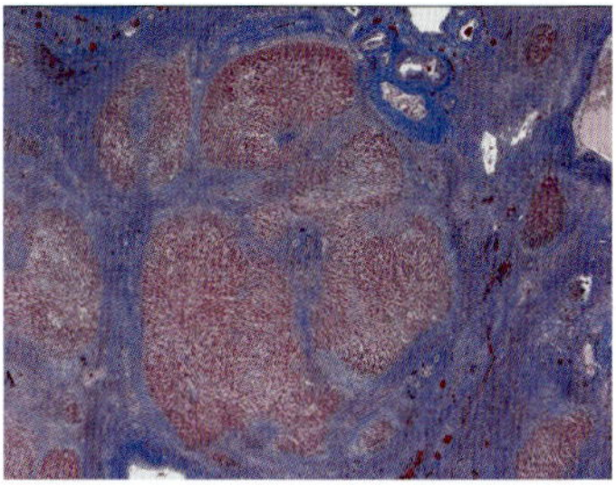

◆原発性胆汁性肝硬変：組織像（AZAN染色）

基本的にウイルス性肝硬変と類似する．パズル状と表現されるようにややウイルス肝炎に比べて棍棒状にまるみを帯びた緻密な線維性隔壁で囲まれたいびつな再生結節が形成されている

❺新犬山分類

肝炎の炎症および線維化の程度の評価はこの新犬山分類が基本！

国際肝臓学会，新犬山分類

病　因	壊死炎症の程度 （活動度：grading, activity）	線維化の程度 （病期：staging, fibrosis）
・ウィルス性（B，C，D型） ・自己免疫性 ・薬剤性 ・原因不明	A0（minimal）壊死炎症所見なし A1（mild）軽度の壊死炎症所見 A2（moderate）中等度の壊死炎症所見 A3（severe）高度の壊死炎症所見	F0（no）線維化なし F1（mild）門脈域の線維性拡大 F2（moderate）架橋性線維化 F3（severe）小葉の歪みを伴う線維化 F4（cirrhosis）肝硬変

「外科病理学 第4版（向井　清，真鍋俊明，深山正久/編），文光堂，2006」より改変して転載

腎生検

POINT

- 基本用語を頭に入れる．
- 腎炎の名称は，臨床経過，病理組織所見および原因による分類で整理．

❶腎生検の目的

- 腎機能異常の原因を検索すること．
- 腎の荒廃程度を把握すること．←腎不全になりうる病態なのか．
  ※肝生検と異なり，腎生検で腫瘍の診断をすることはない．

❷腎生検の病理を理解する基本用語

《“global（全節性）” と “segmental（分節性）”》

1個の糸球体を見たときの表現方法

- global（全節性）：糸球体「全体におよぶ」
  例）global sclerosis（全節性硬化）
- segmental（分節性）：糸球体「一部をしめる」

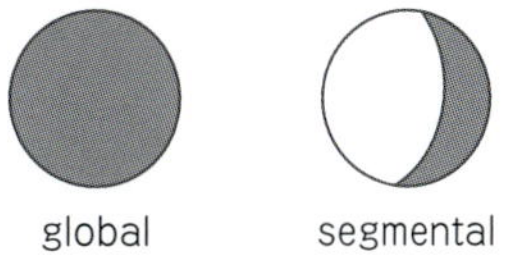
global
segmental

《“diffuse（びまん性）” と “focal（巣状）”》

生検材料の中の糸球体全部を見たときの表現方法

- diffuse（びまん性）：糸球体の80％以上
- focal（巣状）：糸球体の80％未満

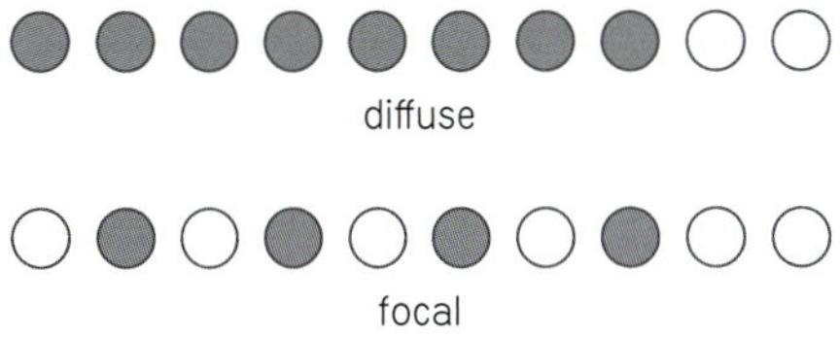
diffuse
focal

《その他の基本用語》

- sclerosis（硬化）：糸球体がつぶれて線維化に置換されたもの
- crescent（半月体）：糸球体の一部がボウマン嚢と癒着したもの．Cellular, fibrocellular, fibrousの3つがあり，後者になるほど古い病変

❸腎生検の病理を「大まかに」理解するパターン

1）腎生検では，原則，最低10個以上の糸球体が採取されなければ，正しい病理診断は行えない．

例）巣状糸球体硬化症は，focalに病変が生じるために，例えば5個の糸球体しか採取されていない生検検体では，たとえその5個の糸球体に全く変化がなかった場合も，微小変化群とは安易に判断できない．

2）sclerosisやcrescentの数は，そのまま腎機能予後と相関する．

3）diffuseな病変は，globalに，focalな病変は，segmentalであることが多い．

例）同じ蛋白尿が主訴の症例でも…
diffuseかつglobal→膜性腎症，focalかつsegmental→巣状糸球体硬化症

4）メサンギウムに病変が生じる場合は，血尿を主訴とする場合が多い．

5）基底膜に病変が生じる場合は，蛋白尿を主訴とする場合が多い．

6）低補体血症をきたす腎炎は，急性糸球体腎炎（溶連菌感染後糸球体腎炎），膜性増殖性糸球体腎炎（MPGN）およびループス腎炎である．

❹腎炎診断の分類方法

以下の3つに分類することで頭を整理しよう．

《臨床経過による分類》

急性・急速進行性・慢性

《病理組織所見による分類》

管内増殖性・メサンギウム増殖性・膜性・半月体形成性・膜性増殖性（メサンギウム性毛細血管性）など

《原因による分類》

IgA腎症・ANCA関連腎炎・ループス腎炎・糖尿病性腎炎・溶連菌感染後糸球体腎炎

例）臨床経過→病理組織所見→原因による分類の順で並べると…

・急性腎炎→管内増殖性糸球体腎炎→溶連菌感染後糸球体腎炎
・慢性腎炎→メサンギウム増殖性糸球体腎炎→IgA腎症
・急速進行性糸球体腎炎→びまん性半月体形成性糸球体腎炎→ANCA関連腎炎

❺腎生検に用いる特殊染色

PAS反応，PAM染色，AZAN染色

- PAS反応：糖蛋白が赤紫色に染まる．メサンギウムの基質やグロブリンが染まる．次ページのPAS反応の写真では，メサンギウム基質が拡大し，IgAと考えられるPAS陽性の半球状沈着物がみられる（IgA腎症）．
- PAM染色：基底膜を染める．基底膜の二重化やspike lesion等を判定しやすい．次ページのPAM染色の写真では，膜性腎症で基底膜のspike lesionが認められる（膜性腎症）．
- AZAN染色（写真なし）：膠原線維を青色に染める．糸球体の硬化や間質の線維化を判定しやすい．

Coffee Break

「中皮」とは何か？

「中皮」は，上皮と非上皮の両方の定義や性質を合わせもった細胞です．中皮は，「くも膜」「胸膜」「腹膜」を構成する細胞が主なものですが，この三者に何か共通点はありますか？ そうです！上皮同様に何かの表面を覆う性質があるということ，すなわち結合性をもった細胞達です．しかし，女性の腹膜を除いてどの細胞も外界には接していません．というわけで，非上皮の性質も併せもっているわけです．ですから，腫瘍化したときも上皮と非上皮の両方の性質をもっています．悪性中皮腫には「上皮型」と「肉腫型」という分類もありますし，くも膜細胞が腫瘍化する「髄膜腫」には，より上皮の性質が前面に出た「分泌型髄膜腫」，非上皮の性質が前面に出た「線維性髄膜腫」，その他両方の性質をもった髄膜腫もあり，非常に多彩な像を示します．

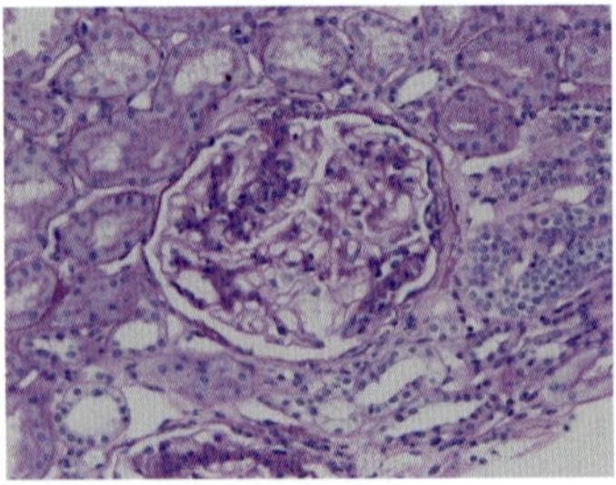

◆PAS 反応（IgA 腎症）

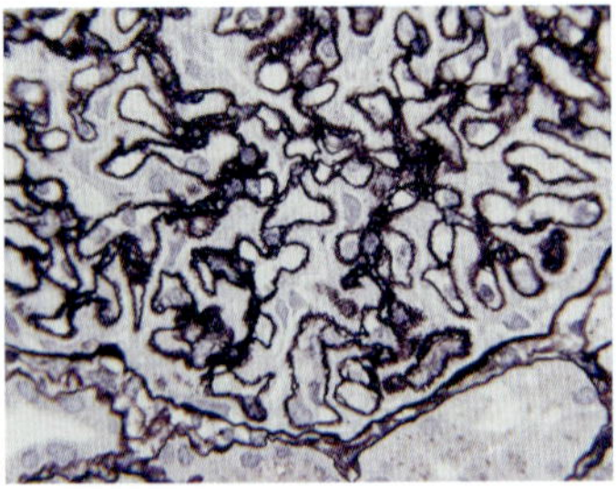

◆PAM 染色 1,000 倍（膜性腎症）

❻腎生検に用いる蛍光抗体

IgA，IgG，C3，IgM，C1q，fibrinogen の抗体を染色する．
その際に，陽性部位がメサンギウムなのか基底膜なのかが重要．

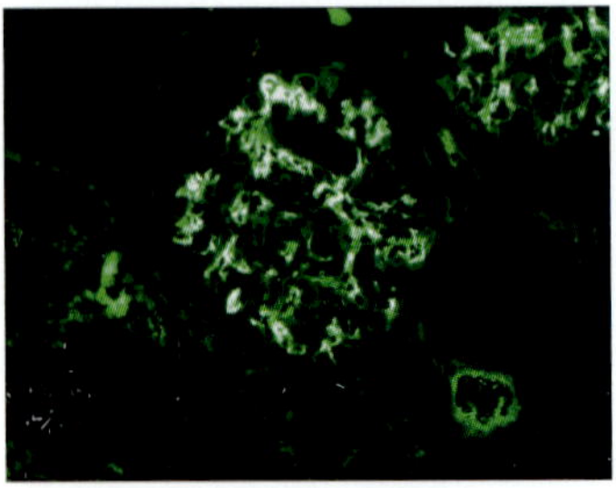

◆IgA 腎症の蛍光抗体染色
IgA：これが染まれば，IgA 腎症．メサンギウムに IgA の沈着が認められる

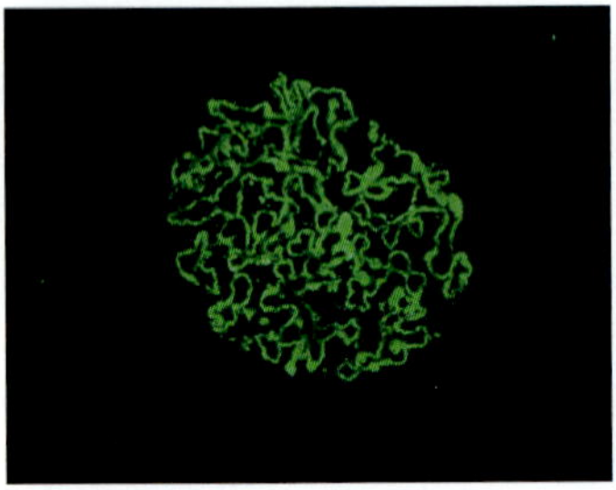

◆膜性腎症の蛍光抗体染色
IgG：膜性腎症等で陽性となる．基底膜に IgG の沈着がみられる

❼電顕用検体を提出する際の注意

固定液はグルタルアルデヒドである．鋭利なメスで 1 mm くらいの組織片にして，検査室に提出する．

［小倉加奈子］

4 免疫組織化学染色の種類と意義

POINT

- 疾患別に頻度の高い免疫染色をまとめておこう.
- 化学療法の選択に必要な免疫染色を押さえておこう.

近年，病理診断において免疫組織化学染色を行う機会が増えている. 免疫組織化学染色（免疫染色）とは，組織標本中の抗原を検出する染色方法である. 抗原抗体反応を可視化させることで，組織のどの部分に抗原があるのかを観察できる.

免疫染色の主な目的

- ⅰ）細胞の由来の決定（腫瘍の最終診断，原発不明癌の原発部位同定など）
- ⅱ）腫瘍の予後判定（増殖活性の程度，悪性度の判定など）
- ⅲ）化学療法（特に分子標的治療薬）の効果予測（HER2，EGFR，CD20など）
- ⅳ）既存の組織構築をわかりやすく描出（リンパ管など）

《免疫組織化学染色を用いた診断のピットフォール》

やみくもに免疫染色を行うことはタブー. お金もかかるし，間違った診断に導かれることもある.

《練馬病院における主な免疫染色一覧とその意義》

次ページ表を参照.

練馬病院における主な免疫染色一覧とその意義

分類	抗体名	略号	正常陽性細胞
上皮系	Cytokeratin（wide spectrum）	CK W	上皮細胞の幅広いマーカー
	Cytokeratin（high molecular）	34βE12	高分子ケラチンマーカー（扁平上皮，基底細胞）
	Cytokeratin（Type1 and 2）	AE1/AE3	優秀な汎上皮性マーカー
	Cytokeratin（CK8,18,19）	CAM5.2	低分子量サイトケラチンマーカー（扁平上皮以外）
	Cytokeratin7	CK7	CK7/CK20の染色特性による腫瘍細胞鑑別
	Cytokeratin20	CK20	CK7/CK20の染色特性による腫瘍細胞鑑別
	Cytokeratin5/6	CK5/6	CK5は重層上皮，移行上皮，中皮細胞
	calretinin	calretinin	中皮細胞
	laminin	laminin	基底膜
	EMA（上皮細胞の高分子量膜糖蛋白）	EMA	上皮細胞，髄膜細胞，形質細胞，神経鞘膜
	TTF-1	TTF-1	肺胞上皮，甲状腺濾胞上皮
	SA-A	SA-A	
	villin	villin	消化管刷子縁
	PSA	PSA	前立腺
	GCDFP15	GCDFP15	乳腺アポクリン化生上皮，皮膚アポクリン腺
	p63	p63	基底細胞，筋上皮
	mammaglobin	mammaglobin	乳管上皮
間葉系	vimentin	vimentin	間葉系細胞全般
	desmin（筋細胞の細胞骨格蛋白）	desmin	骨格筋細胞，平滑筋細胞，筋線維芽細胞
	α-smooth muscle actin	α-SMA	平滑筋細胞
	S-100蛋白	S-100	神経，脂肪細胞，軟骨細胞，ランゲルハンス細胞，メラノサイト
	CD117	c-kit	膜受容体型チロシンキナーゼ，正常のカハール細胞
	GFAP	GFAP	グリア細胞，上衣細胞

代表疾患と用途	染色パターン
癌	細胞質
扁平上皮癌	細胞質
癌（ただし肝細胞癌は陰性，胆管細胞癌は陽性）	細胞質
腺癌（肝細胞癌も陽性）	細胞質
癌（扁平上皮癌，肝細胞癌，腎癌，前立腺癌，大腸癌は通常陰性）	細胞質
癌（特に大腸癌，胃癌や膵胆道系癌も陽性になることも）	細胞質
悪性中皮腫，扁平上皮癌（腺癌は陰性）	細胞質
悪性中皮腫，扁平上皮癌（腺癌は陰性）	細胞質
上皮内癌における間質浸潤有無の評価に	基底膜
腺癌，末梢神経鞘腫瘍，未分化大細胞型リンパ腫（L & H細胞）	細胞膜 or 細胞質
肺腺癌，肺小細胞癌，甲状腺乳頭癌，濾胞癌，髄様癌	
大腸癌	
前立腺癌	
乳癌，乳房外Paget病	
乳腺，前立腺の腫瘍における良悪性の診断に	
乳癌	
肉腫，リンパ腫，一部の癌（類内膜腺癌）	細胞質
平滑筋腫，平滑筋肉腫，横紋筋肉腫，粘膜筋板の確認に	細胞質
平滑筋腫，乳腺における良悪性の診断に	細胞質
神経腫瘍，悪性黒色腫	核 and 細胞質
GIST	細胞膜 and 細胞質
星状膠腫，膠芽腫，上衣腫	

（次ページに続く）

分類	抗体名	略号	正常陽性細胞
脈管系	CD31（細胞膜糖蛋白，血小板由来細胞接着分子）	CD31	血管内皮，骨髄巨核球
	CD34（細胞膜貫通型シアル化糖蛋白）	CD34	造血前駆細胞，血管内皮細胞，ある種の間葉系細胞
	Factor Ⅷ（凝固因子）	Factor Ⅷ	骨髄巨核球，血管内皮
	D2-40（抗podoplanin抗体）	D2-40	リンパ管内皮細胞
リンパ球	CD45	LCA	ほぼすべての白血球
	CD45RO	UCHL-1	T細胞，組織球，骨髄球系に陽性
	CD20	L26	B細胞
	CD79a	CD79a	B細胞（CD20よりも広い範囲のマーカー）
	CD3	CD3	T細胞
	CD5	Leu-1	T細胞，胸腺上皮，正常のB細胞の一部
	CD10	CD10	胚中心細胞，前駆リンパ球，乳腺間質線維芽細胞，内膜間質
内分泌	Chromogranin A	Chromogranin A	神経内分泌細胞，島細胞，副甲状腺，下垂体，甲状腺C細胞
	Synaptophysin	Synaptophysin	神経ないし神経内分泌細胞
	CD56	NCAM, Leu-19	NK細胞，T細胞一部，形質細胞，神経細胞，シュワン細胞
	エストロゲン受容体	ER	乳腺導管上皮，生殖器等
	プロゲステロン受容体	PR	乳腺導管上皮，生殖器等
増殖活性	MIB-1	Ki-67	リンパ濾胞胚中心，上皮基底層等に陽性
	HER2	HER2	
	EGFR	HER1	
	p53（変異型p53の遺伝子産物）	p53	
	bcl-2（アポトーシス阻害蛋白）	bcl-2	胚中心を除くB細胞，T細胞
細胞接着	E-cadherin	E-cadherin	上皮細胞
その他	CD99	MIC2	胸腺皮質，卵巣顆粒膜細胞，精巣セルトリ細胞
	CD68（ライソゾームにある糖蛋白）	CD68	マクロファージ，単球，破骨細胞等

	代表疾患と用途	染色パターン
	血管腫，血管肉腫	細胞膜 and 細胞質
	GIST，solitary fibrous tumor，隆起性皮膚線維肉腫	細胞膜 and 細胞質
		細胞質
	リンパ管侵襲の評価	細胞膜
	低分化型腺癌とリンパ腫の鑑別に	細胞膜
	T細胞リンパ腫（ただし特異度低い）	細胞膜
	B細胞リンパ腫（リツキサン）	細胞膜
	B細胞リンパ腫	細胞膜
	T細胞リンパ腫	細胞膜
	T細胞リンパ腫，一部のB細胞リンパ腫（マントル細胞リンパ腫）	細胞膜
	濾胞性リンパ腫，Burkitt リンパ腫，内膜間質肉腫	細胞膜
	最も基本的な神経内分泌マーカー	細胞質
	Chromogranin A よりも感度が高い	細胞質顆粒状
	NK細胞リンパ腫，T細胞性リンパ腫の一部	細胞膜
	乳癌，子宮体癌（類内膜腺癌）	核
	乳癌，子宮体癌（類内膜腺癌）	核
	悪性度の評価に（特にリンパ腫，脳腫瘍）	核
	乳癌一部，胃癌一部（ハーセプチン適応癌）	細胞膜
	乳癌，大腸癌（アービタックス適応癌）等	細胞膜
	子宮頸癌，体癌（漿液性腺癌），胆管・胆嚢癌，大腸癌	
	濾胞性リンパ腫	細胞膜 and 細胞質
	小葉癌と乳管癌の鑑別に（小葉癌で陰性）	細胞膜
	PNET/Ewing 肉腫	細胞膜
	組織球系腫瘍	細胞膜 or 細胞質

免疫染色を読み切る！

❶分化のわからない悪性腫瘍の鑑別

分化が低くなると腫瘍の形態は，「らしさ」がなくなっていく．つまり癌なのか肉腫なのかリンパ腫なのか区別のつかない細胞になっていく．その際の頼みの綱！ 免疫染色セット．

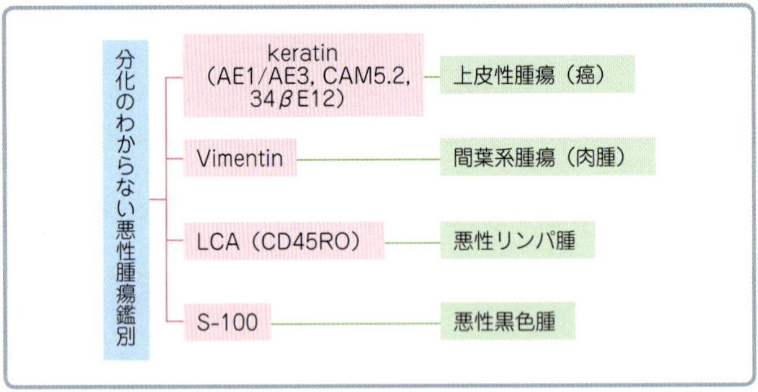
分化のわからない悪性腫瘍鑑別
keratin (AE1/AE3, CAM5.2, 34βE12)
上皮性腫瘍（癌）
Vimentin
間葉系腫瘍（肉腫）
LCA（CD45RO）
悪性リンパ腫
S-100
悪性黒色腫

例：87歳男性．脾臓膿瘍疑いだが，最近急速に増大した．2年前に肺癌の既往あり．経皮的に生検．

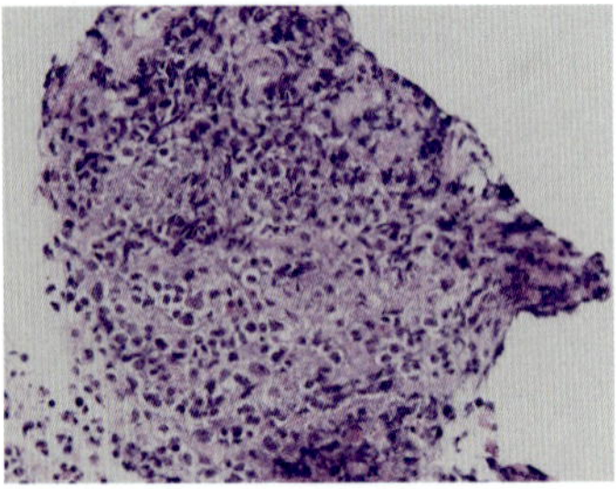

HE染色．悪性リンパ腫疑うが低分化型腺癌の鑑別が必要

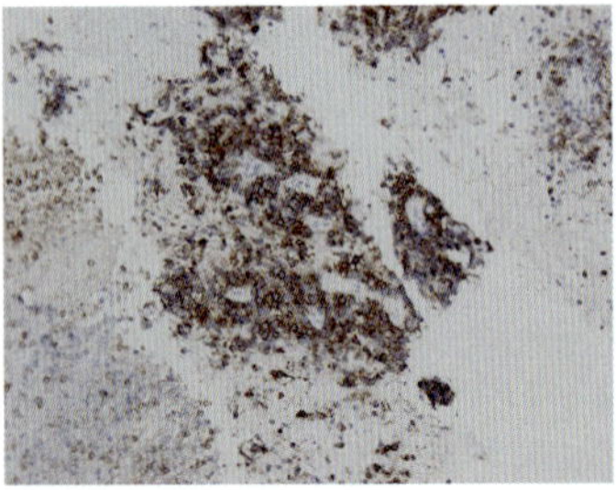

LCA染色．リンパ球マーカーが陽性となり悪性リンパ腫が疑われた
→悪性リンパ腫の詳細な診断へ

❷原発不明癌（腺癌）の鑑別

癌性腹膜炎や胸膜炎なのに原発がわからない…そのようなときの免疫染色セット〔細胞診断の基礎の項（Ⅱ-2-❶）も参照〕.

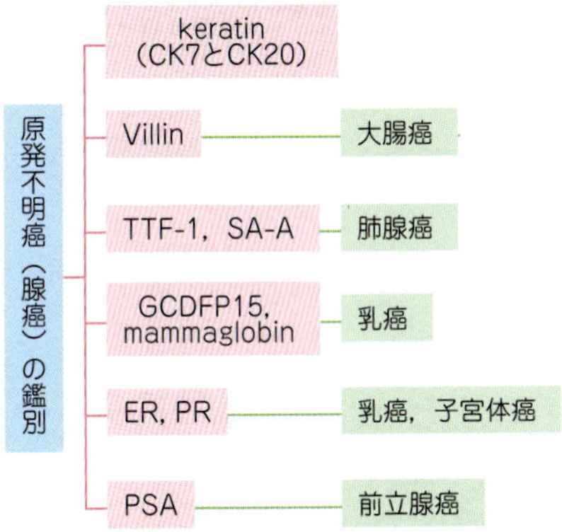
原発不明癌（腺癌）の鑑別
keratin
（CK7とCK20）
Villin
大腸癌
TTF-1，SA-A
肺腺癌
GCDFP15,
mammaglobin
乳癌
ER, PR
乳癌，子宮体癌
PSA
前立腺癌

	CK20（−）	CK20（＋）
CK7（＋）	乳腺，肺，卵巣，子宮	卵巣
CK7（−）	副腎，腎臓，肝臓，前立腺	大腸

❸消化管内視鏡切除検体における免疫染色

脈管侵襲や深達度の確認に威力を発揮する免疫染色セット.

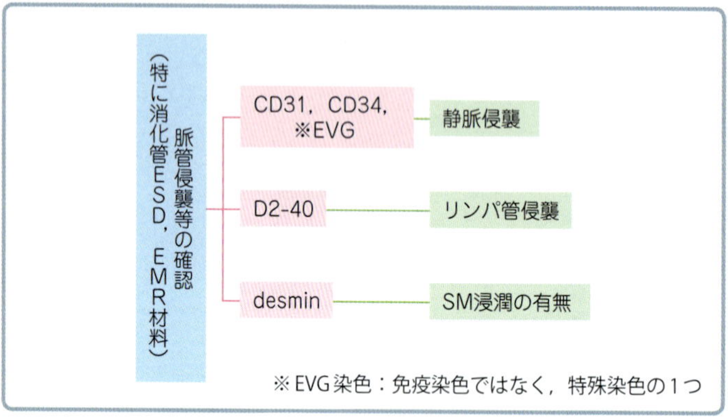

脈管侵襲等の確認
（特に消化管ESD，EMR材料）
CD31，CD34，※EVG
静脈侵襲
D2-40
リンパ管侵襲
desmin
SM浸潤の有無
※ EVG染色：免疫染色ではなく，特殊染色の1つ

❹神経内分泌腫瘍（NET）の診断

NETは化学療法のレジメンも他の腫瘍と異なる．正しく診断するための免疫染色セット.

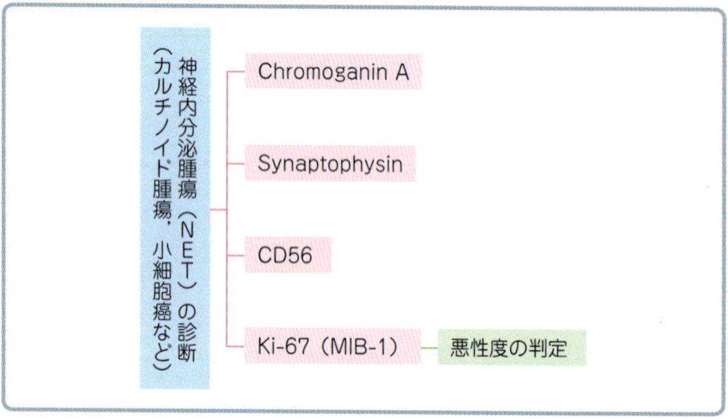

神経内分泌腫瘍（NET）の診断
（カルチノイド腫瘍，小細胞癌など）
Chromoganin A
Synaptophysin
CD56
Ki-67（MIB-1）
悪性度の判定

❺悪性脳腫瘍の鑑別

Ring enhancementされる脳腫瘍．さて，診断は…．

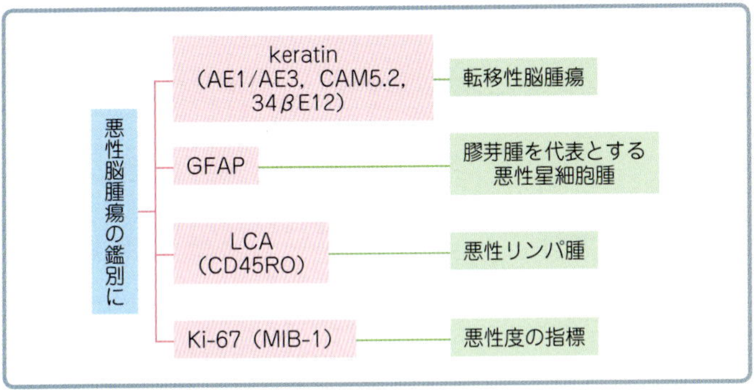
悪性脳腫瘍の鑑別に
keratin
（AE1/AE3，CAM5.2，
34βE12）
転移性脳腫瘍
GFAP
膠芽腫を代表とする
悪性星細胞腫
LCA
（CD45RO）
悪性リンパ腫
Ki-67（MIB-1）
悪性度の指標

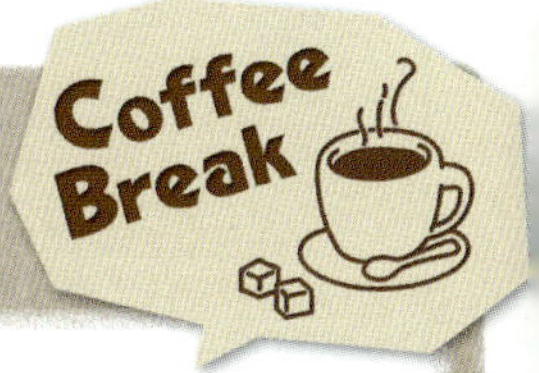
Coffee
Break

Reversed CPCとは？

皆さんの研修病院でも剖検症例を検討するCPCが行われていると思いますが，reversed CPCはいかがでしょうか？ これは，特に臨床検査医学講座がある大学病院を中心に行われているカンファレンスで，日本臨床検査医学会の総会のなかでも恒例で行われている魅力的なカンファレンスです．通常のCPCは，臨床経過や画像所見から検討が始まり，最後に答え合わせのように病理解剖所見を病理医が説明しますが，reversed CPCは，最初に「血液あるいは尿検査所見のみ」で，病態や臨床経過を類推していくカンファレンスです．検査のオーダーにいかに無駄が多いか，あるいは検査結果をいかに読み切れていないかを痛切に感じられるCPCです．順天堂大学練馬病院でも年1回ですが行われ，検査所見だけでぴたりと病態を言い切る先輩医師のかっこよさは，研修医の憧れです．

❻非ホジキンリンパ腫の診断

免疫染色がなければ，今はリンパ腫の診断はできないといっても過言でない！ 必須の免疫染色セット．

非ホジキンリンパ腫の分類

CD3	T-cell marker	T細胞リンパ腫
CD20	B-cell marker	B細胞リンパ腫
CD79a	B-cell marker	B細胞リンパ腫
CD10	濾胞部のB-cell	濾胞性リンパ腫 Burkittリンパ腫
CD56	NK-cell marker	NK細胞リンパ腫
bcl-2	アポトーシス阻害蛋白	反応性濾胞過形成と濾胞性リンパ腫の鑑別に
Ki-67（MIB-1）	細胞増殖マーカー	悪性度の判定

※：Ki-67 index（1,000細胞カウント中）
- ～20%　low risk
- 30～40%　intermediate risk
- 80%～　high risk

例：81歳女性．頸部リンパ節腫大．

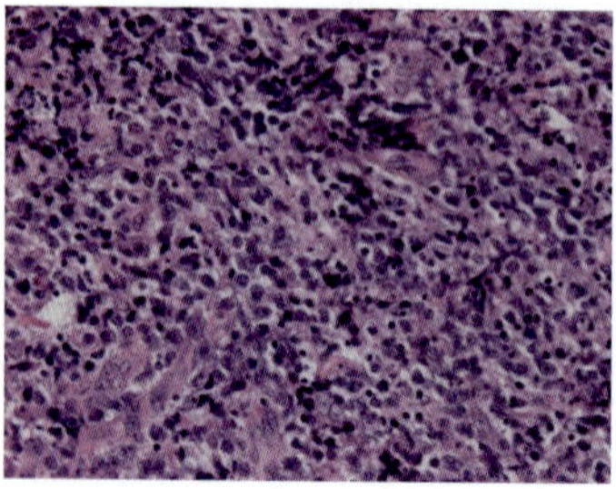

HE染色．大型の異型の強い細胞で壊死が目立つ

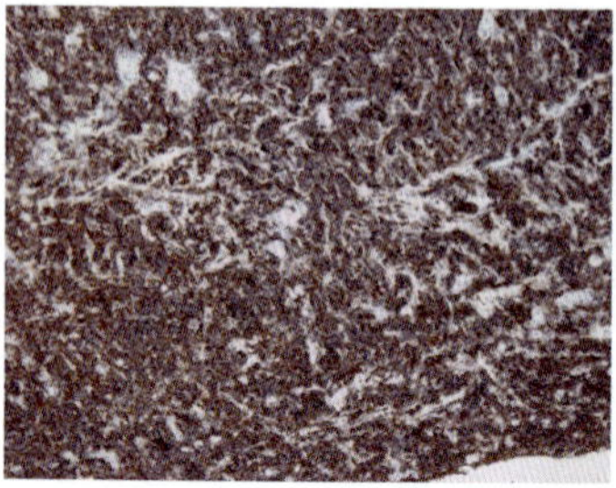

CD20染色．腫瘍細胞にびまん性に陽性であり，B細胞性のリンパ腫を疑う

❼ GIST の診断

GIST（消化管間質腫瘍）の診断アルゴリズムに入っている免疫染色セット．

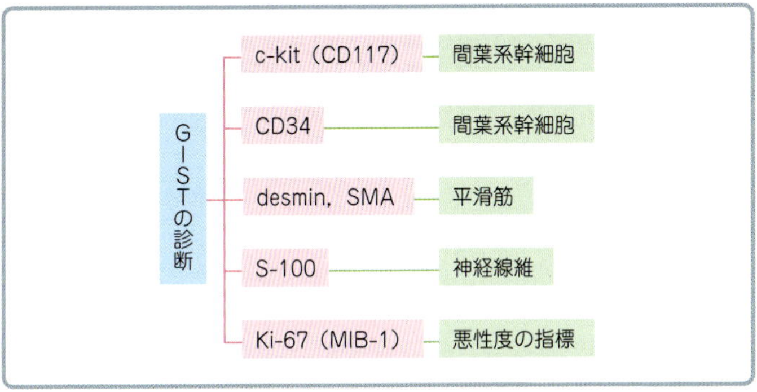
GISTの診断
c-kit（CD117）
間葉系幹細胞
CD34
間葉系幹細胞
desmin，SMA
平滑筋
S-100
神経線維
Ki-67（MIB-1）
悪性度の指標

例：78歳女性．主訴は吐血．胃SMT巨大腫瘍．

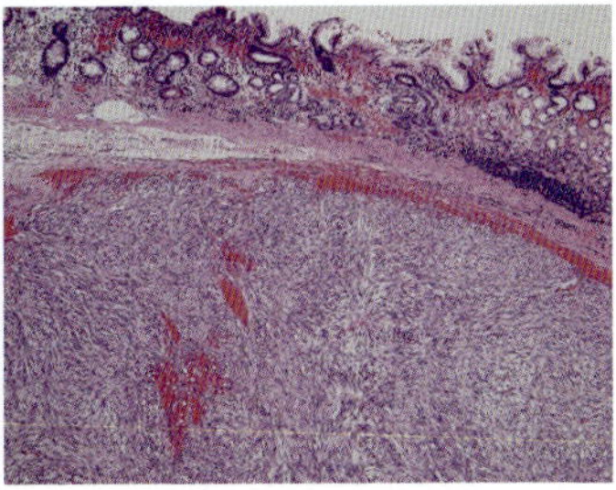

HE染色．胃の固有筋層から発生する間葉系腫瘍．紡錘形細胞が密に増生する

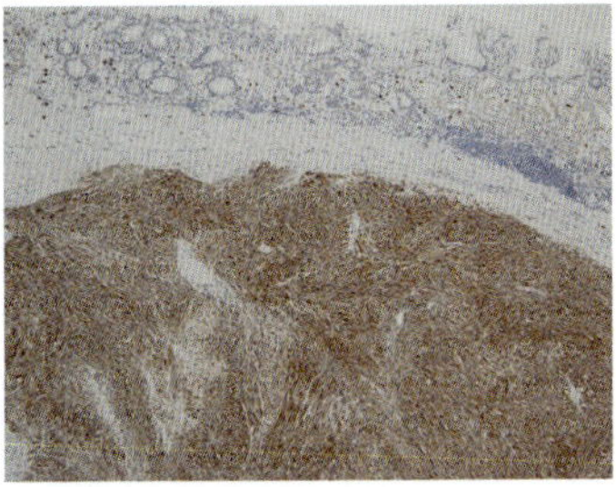

c-kit染色．腫瘍細胞の細胞質にびまん性に陽性．腫瘍径，壊死の存在から悪性のGISTと診断

［小倉加奈子］

Coffee Break

臨床検査と病理の２つの専門医であること

現在，臨床検査専門医は，全国で約630名，病理専門医も約2,150名，いずれも絶滅危惧種かといわれるほど数が少ないのが現状です．両者の専門医の少なさは，今後の医療に深刻な影響を与えることが危惧されています．米国では整形外科医数と同じ数ほどの病理専門医がいます．現に英会話を習っていたとき，欧米の講師の方々は，「pathologist（病理医）」という言葉，ほぼ全員知っていました．日本においては病理医を知らない人もまだまだ多く，それも専門医が少ないことの一因かもしれませんね．

私（小倉）は，この臨床検査専門医と病理専門医の両方をもつさらにレアな医師です．どちらの学会に行っても，変わった人種と見なされてしまうのですが…まぁ，気を取り直して．この２つの専門医をもつメリットをここでは思いっきり宣伝したいと思います．

臨床検査専門医の場合は，検査全体の精度管理を含めた臨床検査の幅広い知識が要求されます．一方で，病理専門医は，全身臓器の病理診断がくだせる能力が問われ，検査医同様，generalistであることが求められます．また，解剖診断にいたっては臨床経過から病態を知り，それを病理所見と合せていくための知識，経験も必要不可欠です．病理と臨床検査の両方の知識があることは，より病態を知る手がかりが増え，大きな力となります．

一例をあげてみます．血液疾患の診断ですが，骨髄像（マルク）を含めた血液検査は臨床検査の分野に位置づけられていますが，同じ血液疾患でもリンパ腫となるとリンパ節の提出される先は病理検査室，すなわち病理専門医の分野となります．しかし，リンパ腫も白血化して骨髄にも浸潤することがあるわけで，同じ患者さんの検体なら末梢血，骨髄そしてリンパ節，すべて同じ医師が診断する方がずっと病態を早く正確に知ることができるわけです．これが，私の力の見せどころです！

診療応用編 Q&A

～どんな検査をオーダーするか？～

［三宅紀子］

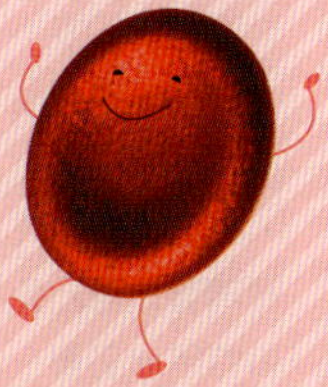

Q1 健診で血尿を指摘された患者が来院した．さて，どうする？

A まず，新鮮尿で再検査を行う．

❶尿潜血陽性なら

尿中への血液混入の可能性を除外する．

血液が混入するのは①月経血の混入，②性的行為後，③尿道付近の粘膜・皮膚の感染症など．

生理中（直前・直後数日は混入する可能性がある）かどうか，局所の疼痛・瘙痒感，違和感などについて問診する．

❶採尿時の血液混入がないことが確認できたら

以下の２項目をチェック

a．尿沈渣は？　b．尿蛋白は？

1）沈渣でRBC≦5/HPFの場合
＝ヘモグロビン尿あるいはミオグロビン尿による潜血陽性

- ヘモグロビン尿＝「溶血」
  T-Bil，D-Bil，ハプトグロビンを測定する．
- ミオグロビン尿＝「筋障害」
  CK，AST，LD，ミオグロビンなどを測定．
  ※通常，ミオグロビン尿が出現するような筋障害は広範囲の筋挫滅の可能性が高く，障害筋部位を特定できることが多い．

2）沈渣でRBC＞5/HPFの場合＝赤血球による潜血陽性

- 尿路感染症や尿路結石など尿路からの出血
- 赤血球円柱や変形赤血球があれば糸球体からの出血
  →腎超音波検査を実施し，専門科へコンサルト

尿潜血に加えて，尿蛋白も陽性の場合には，CKD，血管病変による腎障害，自己免疫性疾患や多嚢胞性腎など腎病変の存在が疑われ，その特定が必要．専門科にコンサルトするのがよい．

Q2 健診で尿蛋白陽性を指摘された患者が来院した．さて，どうする？

A まず，新鮮尿で再検査を行う．

再検査で，尿蛋白陰性で，他の定性にも異常がなければ，一過性の生理的蛋白尿の可能性が高いため，定期健診での経過観察で可とできる．

1）再検査でも尿蛋白陽性なら
- 尿蛋白定量を行う．
  ※腎臓病学会ガイドラインではスルホサリチル酸法で再検査を行うことを推奨しているが，尿蛋白定量を行うのが一般的，かつ現実的．

2）定量法において随時尿蛋白が20～30 mg/dL以上なら
- 尿沈渣を行う．異常所見（変形赤血球，硝子円柱以外の各種円柱など）があれば，腎病変の存在が疑われるため，腎超音波を実施したうえで専門科へコンサルト．

Q1とQ2のまとめ：腎臓内科へコンサルトする場合の作法

1）対象患者

尿潜血または尿蛋白の定性検査が2回以上陽性であること．あるいは沈渣に異常があること．

2）専門科へ提出する検査結果

①血圧など臨床所見
②定性検査（＋蛋白定量検査），尿沈査
③血清クレアチニン，尿NAGまたは尿β_2ミクログロブリン
④腎超音波検査

診療に役立つフローチャートが日本腎臓学会のホームページにあるので，参考にしてほしい．

Q3 メタボリック症候群が疑われる患者が来院した．さて，どうする？

A インスリン，脂質(総コレステロール，HDL)，肝機能(AST，ALT)および腹部超音波検査を行う．

❶メタボリック症候群とは何か

内臓脂肪肥満に引き続いて出現する高血圧，糖・脂質代謝障害をいう．内臓脂肪肥満によりインスリン抵抗性となる．インスリン抵抗性では①インスリン作用が障害されるため，膵からのインスリン分泌量が増加する．②肝でのインスリン感受性が低下するため，食事開始～食後の肝での糖新生とVLDL産生抑制が障害され，食後高血糖と食後高脂血症の原因となる．また，インスリン分泌量の増加により血中ナトリウムが増加し高血圧の誘因となる．

❷メタボリック症候群の検査は

1．インスリン分泌量とインスリン作用を知る検査

《インスリン抵抗性の検査》

- 空腹時インスリンが15 μU/mL以上ならインスリン抵抗性
- HOMA指数(HOMA-R)＝空腹時インスリン(μU/mL)×空腹時血糖(mg/dL)/405

HOMA-Rの評価：正常1.6未満，インスリン抵抗性2.5以上

HOMA-Rは空腹時血糖140 mg/dL以下の場合に有効な評価法

《インスリン分泌能の検査》

- HOMA-β：インスリン分泌能の指標

HOMA-β＝空腹時インスリン(μU/mL)×360/(空腹時血糖－63)(mg/dL)

HOMA-βの評価：正常40～60

HOMA-βはインスリン抵抗性があるときに有効な指標（糖代謝が正常な場合，インスリン分泌量が少なくともグルコース利用が可能であるため）

欧米人の場合の正常値はHOMA-R＝1，HOMA-β＝100

2. 脂質異常の検査

総コレステロール(T-Cho)，TG，HDL-C，LDL-C，非HDL-C

非HDL-CとはVLDL，IDL，LDLコレステロールの総量，すなわち動脈硬化に関連するコレステロールを評価することになる．

3. 内臓脂肪増加の一部としての脂肪肝の検査

AST/ALT比は脂肪肝の場合ALT＞ASTとなるのが一般的．NASHによる肝線維化・肝硬変が疑われるときは線維化マーカーの血小板数，PIVKA-Ⅱ，ヒアルロン酸を測定する．また，腹部超音波検査を行う．

以上，1～3の結果からインスリン抵抗性やインスリン分泌過剰，脂質代謝障害（特にTGの産生過剰と代謝障害によりみられる脂質異常），脂肪肝についての評価を行う．

Q4 メタボリックにならないか心配する患者が来院した．さて，どうする？

A ごく初期のメタボリック症候群を見つけるには，ずばり「食後」の検査．

食後脂質・食後血糖の検査は，食事から採血までの時間，食事内容によって変動するため絶対的な評価が難しい．そのため，敬遠されがち．しかし，脂質・糖代謝異常の初期段階であるインスリン抵抗性の可能性を知るためには有効．

ぜひ，食後脂質（T-Cho，TG，HDL-C）と食後血糖を測定してみよう．

❶食後脂質

脂質検査のうちT-Choは食後わずかに低下することが多く，HDL-Cは空腹時とほぼ同等の結果．脂質異常のない場合は食後TGが150 mg/dLを超えることは少ない．食後TGが150 mg/dLを超える場合は初期の脂質異常を疑う．

❷食後血糖

食後160 mg/dLを超える場合は糖代謝異常を疑う．家族歴で糖尿病がある場合，肥満傾向で食後血糖が160 mg/dLを超える場合，そのまま放置すれば真の糖尿病になる危険性が高い．栄養指導や運動療法を勧める必要がある．

❸低HDL-C血症

低HDL-C血症は単独でも動脈硬化性疾患の危険因子である．HDL-C＜40 mg/dLの場合，他の脂質データが基準範囲にあっても油断せずに脂質異常症として管理していく必要がある．HDL粒子にさまざまな機能があることが次第にわかってきている．単に，末梢からコレステロールを引き抜く作用や，TGに富むリポ蛋白粒子との間でのCETPを介するコレステロールとTGの交換だけでなく，抗炎症作用などがあることが注目されている．

Q5 「朝のこわばりがある」と訴える患者が来院した．さて，どうする？

A 分類基準にあるリウマチ因子，抗CCP抗体，CRP，赤沈を検査してあげよう．

1987年の関節リウマチの分類基準では7項目のうち4項目があれば関節リウマチと診断される．7項目のなかに「1時間以上続く朝のこわばり」がある．このため，「朝のこわばり」は関節リウマチの主要症状として一般にも浸透し，関節リウマチを心配する患者さんは「朝のこわばり」を訴えることが少なくない．ちなみに最新（2010年）の関節リウマチ分類基準には「朝のこわばり」は含まれない．しかし，関節痛や関節腫脹とともに「朝のこわばり」を訴え，関節リウマチの検査を希望する場合はどのように対応したらよいだろうか．

2010年の関節リウマチ分類基準には少なくとも1つ以上の明らかな腫脹関節（滑膜炎）があり，他の疾患では説明できない患者がこの分類基準の使用対象となる，と記載されている．また，明らかな関節リウマチと診断するための4項目として，①腫脹または圧痛のある関節数，②自己抗体，③炎症反応，④罹病期間，がある．臨床検査としては②自己抗体（リウマチ因子，抗CCP抗体），③炎症反応（CRP，赤沈）があげられており，この4項目（リウマチ因子，抗CCP抗体，CRP，赤沈）を第一選択項目とするのがよいと思われる．なお，関節リウマチの検査にMMP-3があるが，MMP-3はCRPや赤沈とともに関節リウマチの活動性指標となる検査ではあるものの，関節リウマチと診断された症例が適応なので注意しよう．

参考文献：
Funovits, J., Aletaha, D., Bykerk, V., et al.：Ann Rheum Dis, 69（9）：1589-1595, 2010

Q6 高血圧症の患者が来院した．さて，どうする？

A まず，CKD，糖尿病，内分泌疾患など二次性高血圧症の可能性をチェックする．

二次性高血圧症を予測するためにスクリーニング検査として尿定性，血糖，電解質（Na，K，Cl）検査を行う．これらに異常所見があった場合，高血圧症と関連のある疾患についての精査を行う．

① 尿定性で尿蛋白・尿潜血反応が陽性であった場合は尿沈渣や尿蛋白定量，尿蛋白成分を調べることによりCKDなどの腎疾患について精査する．

② 血糖が基準値を超えた場合には糖尿病，二次性糖尿病の検索を行う．

③ 内分泌疾患による高血圧症について検索する．

❶内分泌疾患が疑われる場合の手順

電解質異常，高血糖，これまでコントロール不良の高血圧がある場合

↓

・血漿レニン活性（PRA），アルドステロン濃度（PAC），コルチゾール，カテコラミン３分画の測定
・腹部超音波検査

理想的にはこれらの検査は高血圧症の一次スクリーニング全例に実施すべきである．しかし，ホルモン測定には30分の安静後の採血が必要なため，実施が困難な場合が多い．そこで電解質異常，高血糖，これまでコントロール不良の高血圧症がある場合には必ず実施する．

測定値	PAC≧120 ng/dL かつ PRA<1.0 ng/mL/時	PAC≧120 ng/dL かつ PRA>3.0 ng/mL/時	コルチゾール>20 μg/dL	カテコラミン3分画：正常の3倍以上
精査すべき疾患	原発性アルドステロン症	腎血管性高血圧	Cushing症候群	褐色細胞腫

❷高血圧症の経過観察検査

① 生活習慣，特に塩分摂取量は適切か，を知るためには蓄尿による1日ナトリウム排泄量を測定する．しかし，外来で行うのは非現実的．

② 随時尿ナトリウム測定を定期的に実施するのは有効な方法．以下の簡易算出法で食塩摂取量を推定し，食事指導に生かす．

・摂取食塩量(g/日)≒尿中Na(mEq/日)× 0.0585

・摂取Na量(g/日)≒尿中Na(mEq/日)× 0.0523

③ 腎機能検査は定期的に行う．

④ BNP，NT-proBNPは高血圧症による心筋への負担を反映するため，これらを測定することは高血圧症のコントロールを推定するためには有効．

※高血圧はあまりに一般的な疾患だが，コントロール不良の高血圧症や極端な高血圧症では必ず二次性高血圧症の鑑別を行おう．

Q7 「風邪みたいです」と話す患者が来院した．さて，どうする？

A 長く続いているあるいは症状が強い場合は，CRPと血算を測定．

風邪症状は上気道症状，発熱，倦怠感，筋肉痛，関節痛など多彩である．軽症の感冒であれば臨床症状と理学的所見で診断が可能であるかもしれないが，症状が数日以上の場合や，局所症状が強い，全身症状が強い，高熱，などの場合は炎症マーカーのCRPや血算を測定する．また，重症化することがある，伝染力が強い感染症が疑われる場合には病原体の検出を行うのがよい．

① CRP

発熱がなく，局所の炎症症状の場合や炎症症状出現時からほぼ半日以内の場合，CRPは正常か軽度高値にとどまるのが一般的．局所炎症の場合は炎症の場での炎症性サイトカイン，特にIL-6産生が軽度のためである．また，炎症性サイトカイン産生が亢進した場合，炎症性サイトカイン刺激により肝でCRPが産生され血中濃度の有意な上昇がみられるようになるまではほぼ半日かかるためである．

②血算

炎症所見のある場合に限らず，ストレス下で好中球は増加する．

また，ウイルス感染症では感染時期やウイルスの種類などによりリンパ球数が増減する．リンパ球は血中から感染部位に向けて移動中なら増加し，リンパ節に多く集積されれば低下すると考えられる．

白血球数が基準値にある場合でも白血球5分画はチェックすべき．白血球の形態に明らかな異常がない場合，白血球分画を顕微鏡でカウントしなくても自動血球分析機の5分画で十分．

つまり，血算とCRPをよく理解していれば，どの程度の炎症なのかを推測することができる大変有用性の高いツールとなりうる．風邪のような症状であっても発熱がある場合には積極的に検査する．

❶感染症簡易検査キット

そのほとんどがイムノクロマトグラフィーという検査．抗原を検査するキットには抗体，抗体を検査するキットには抗原を塗布した反応部位が含まれる．目的とする抗原または抗体があれば反応部位に陽性ラインが出現する．注意すべきは検査のタイミングと検体採取条件のみ．

●主な感染症簡易測定キット

検出する病原体	検体採取部位	目的
インフルエンザ抗原	鼻腔吸引液・鼻腔拭い液・咽頭拭い液・鼻汁鼻かみ液	感染部位の抗原を検出
RSウイルス抗原	鼻腔吸引液，鼻腔拭い液および鼻汁鼻かみ液	感染部位の抗原を検出
アデノウイルス抗原	咽頭粘膜上皮細胞または角結膜上皮細胞	感染部位の抗原を検出
A群β溶血連鎖球菌抗原	咽頭・扁桃の炎症・潰瘍部位または滲出物	感染部位の抗原を検出
マイコプラズマ抗体	血清	マイコプラズマIgM抗体を検出

Q8 漠然とした主訴の患者が来院した．さて，どうする？

A 守備範囲が広く，主訴の原因を推定できる検査を行う．まずは基本のスクリーニング検査から．検査のやりすぎは禁物．

発熱，頭痛，全身倦怠感，むかつき，めまい感，などを主訴に来院する患者さんは多くいることと思う．このような場合，自分の専門分野の疾患のみを想定して検査され，本来の病態とは全く違う方向の治療をされた，ということは珍しくない．正しく診断された後にカンファレンスなどで紹介される症例でしばしばみられる．これは選択した検査項目について十分な知識がないことから始まる大きな過ち，であることが少なくない．

さまざまな領域の疾患にあてはまるような主訴に対しては守備範囲の広い検査のうち主訴の原因を推定するために有用性が高いと考えられる検査をまず行ってほしい．その結果からわずかな異常を見つけ出す能力をつける必要がある．肝臓が元気いっぱいの人はAST，ALTが30 IU/Lを超えることはまずない．これは参考書には書いていないことだが，多くの症例の検査データを1つずつ丹念にみていく習慣をつければ自ずとわかることである．

集団の基準値をそのまますべての症例にあてはめてしまうのも危険である．スクリーニング検査で何となくバランスが悪いという感覚を身につけよう．バランスの悪さを感じたら患者さんの症状や臨床所見に立ち返り，次に行うべき検査を慎重に選択してほしい．

付　録

1）順天堂大学練馬病院パニック値報告一覧

2）主要な検査項目基準値一覧

順天堂大学練馬病院パニック値報告一覧

[小倉加奈子]

★パニック値報告の条件

・前回値がない場合

・前回値が規定の範囲以内の場合（設定値なしは直ちに報告）

※1　UN・CREについては透析患者を除外する.

※2　WBC下限・PLTについては，化学療法・インターフェロン治療患者を除外する.

※3　上記以外の報告については，担当者に委ねる.

●パニック値一覧

項目	単位	パニック値	前回値
CRP	mg/dL	20.00以上	1.00以下
UN	mg/dL	50以上	25以下
CRE	mg/dL	5.00以上	1.50以下
UA	mg/dL	15.0以上	8.0以下
GLU	mg/dL	500以上	
GLU下限	mg/dL	40以下	
LDH	U/L	1,200以上	300以下
GOT	U/L	500以上	60以下
GPT	U/L	500以上	60以下
CPK	U/L	1,000以上	300以下
AMY	U/L	400以上	150以下
NH_3	μg/dL	200以上	80以下
Na	mmoL/L	155以上	150以下
Na下限	mmoL/L	125以下	130以上
K	mmoL/L	6.0以上	
K下限	mmoL/L	2.5以下	3.0以上
Ca	mg/dL	12.0以上	11.0以下
Ca下限	mg/dL	7.0以下	8.0以上
CEA	ng/mL	30.0以上	3倍以上の増加時
AFP	ng/mL	200.0以上	3倍以上の増加時
PSA	ng/mL	40.0以上	3倍以上の増加時
CA19-9	U/mL	400.0以上	3倍以上の増加時

項目	単位	パニック値	前回値
WBC	/μL	2万以上	2万未満
WBC下限	/μL	2千以下	2.1千以上
Hb	g/dL	5.0以下	5.1以上
MCV	fL		±10％以上変動時
PLT	/μL	5万以下	5.1万以上
PT（％）	%	5.0以下	
APTT	秒	150.0以上	
FDP	μg/mL	80.0以上	
Dダイマー	μg/mL	40.0以上	
血液像（Blast）		初回出現時	3倍以上の増加時
尿沈渣（異常細胞）		初回出現時	3倍以上の増加時
テオフィリン	μg/mL	25.0以上	
ジゴキシン	ng/mL	2.5以上	
バルプロ酸	μg/mL	100以上	
フェニトイン	μg/mL	20.0以上	
カルバマゼピン	μg/mL	12.0以上	
フェノバルビタール	μg/mL	40.0以上	

●運用フロー図

再検し，同データであることを確認

↓

責任者（代行）に報告　※日当直帯は事後報告

↓

パニック報告シート作成

↓

検査依頼医師へパニック値報告
　連絡先不在時連絡順番
　　①検査依頼医師，②同科科長医師，③担当看護師

↓

責任者（代行）による報告漏れチェック実施 <イレギュラーチェック>

↓

電子カルテ掲示板にメッセージ記載
例）12/15生化学項目にパニック報告あり，検査データの確認をお願いします．

付録 2

主要な検査項目基準値一覧

［小倉加奈子］

基準値一覧

分類	表示項目名称	名称	単位	基準値下限	基準値上限
生化学	TP	総蛋白量	g/dL	6.5	8.5
	ALB	アルブミン	g/dL	4.0	5.2
	A/G	アルブミン／グロブリン比		1.4	2.0
	T-Bil	総ビリルビン	mg/dL	0.4	1.2
	D-Bil	直接ビリルビン	mg/dL	0.1	0.3
	AST（GOT）	アスパラギン酸アミノトランスフェラーゼ	IU/L	5	37
	ALT（GPT）	アラニンアミノトランスフェラーゼ	IU/L	6	43
	LDH	乳酸脱水素酵素	IU/L	119	221
	ALP	アルカリホスファターゼ	IU/L	110	348
	G-GTP	γ-グルタミルトランスフェラーゼ	IU/L	0	75
	CHE（Ch-E）	コリンエステラーゼ	IU/L	男 900 女 700	男 1,800 女 1,700
	LAP	ロイシンアミノペプチダーゼ	GRU	120	240
	CK	クレアチンキナーゼ	IU/L	男 57 女 47	男 240 女 200
	AMY	アミラーゼ（α）	IU/L	43	124
	UN	尿素窒素	mg/dL	9	21
	CRE	クレアチニン	mg/dL	男 0.6 女 0.5	男 1.0 女 0.8
	UA	尿酸	mg/dL	男 3.5 女 2.3	男 6.9 女 6.0
	Na	ナトリウム	mmoL/L	135	145
	Cl	クロール	mmoL/L	96	107
	K	カリウム	mmoL/L	3.5	5.0
	Ca	カルシウム	mg/dL	8.8	10.6
	IP	IP（無機リン）	mg/dL	2.0	4.5
	Fe	血清鉄	μg/dL	80	170

分類	表示項目名称	名称	単位	基準値下限	基準値上限
生化学	TIBC	総鉄結合能	μg/dL	290	390
	CRP	C反応性蛋白	mg/dL	0.00	0.29
	TG	中性脂肪	mg/dL	30	149
	T-CHO	総コレステロール	mg/dL	150	219
	HDL-C	HDL-コレステロール	mg/dL	男 40 女 45	男 70 女 75
	LDL-C	LDL-コレステロール	mg/dL	70	139
	血糖	血糖	mg/dL	65	109
	糖化アルブミン	糖化アルブミン	%	12	16
	BTR	分岐鎖アミノ酸／チロシン比	%	4.41	10.05
	BCAA	分岐鎖アミノ酸	μmoL/L	344	713
	チロシン	チロシン	μmoL/L	51	98
	アンモニア	アンモニア	μg/dL	28	70
	OSM	血清浸透圧	mOsm	275	290
	HbA1c	ヘモグロビンA1c	%	4.3	5.8
	S-GLU	血清グルコース	mg/dL	65	109
	U-AMY	尿アミラーゼ	IU/L	0	515
	U-OSMO	尿浸透圧	mOsm/L	300	1,000
尿一般	シキチョウ	色調			
	セイダク	清濁			
	比重	比重		1.011	1.030
	pH	pH		5.0	8.0
	タンパク	蛋白		(−)	
	トウ	糖		(−)	
	ケトン体	ケトン体		(−)	
	BLT	潜血		(−)	
	URO	ウロビリノーゲン		NORM	
	BIL	ビリルビン		(−)	
	NIT	亜硝酸塩		(−)	
	WBC	白血球反応		(−)	
末梢血一般	WBC	白血球	10^9/L	男 3.9 女 3.6	男 9.7 女 8.9

分類	表示項目名称	名称	単位	基準値下限	基準値上限
末梢血一般	RBC	赤血球	10^{12}/L	男 4.30 女 3.80	男 5.67 女 5.04
	Hb	血色素量	g/dL	男 13.4 女 11.1	男 17.1 女 15.2
	HCT	ヘマトクリット	%	男 40.4 女 35.6	男 51.1 女 45.4
	MCV	平均赤血球容積	fl	84.2	99.0
	MCH	平均赤血球血色素量	pg	27.2	33.0
	MCHC	平均赤血球血色素濃度	g/dL	31.8	34.8
	RDW	赤血球分布幅	%	11.9	14.5
	PLT	血小板	10^{9}/L	153	346
	Pct	血小板ヘマトクリット	%	0.180	0.368
	MPV	平均血小板容積	fl	10.2	13.2
	PDW	血小板分布幅	fl	9.8	16.2
末梢血液像	Neut	好中球	%	37	72
	Stab	桿状核（好中球）	%	0	18
	Seg	分葉核（好中核）	%	22	72
	Eos	好酸球	%	1	9
	Baso	好塩基球	%	0	2
	Lymph	リンパ球	%	25	48
	Mono	単球	%	2	12
RETC	RETC	網状赤血球数	%	0.3	2.0
凝固検査	APTT	活性化部分トロンボプラスチン時間	秒	25	40
	PT	プロトロンビン時間			
	ジカン	時間	秒		
	カッセイ	活性	%	70	100
	INR	INR		0.9	1.1
	FIB	フィブリノーゲン	mg/dL	150	400
	AT III	アンチトロンビンIII	%	86.6	118.0
	HPT	ヘパプラスチンテスト	%	70	100
	FDP	フィブリン・フィブリノーゲン分解産物	μg/mL	0	10
	Dダイマー	Dダイマー	μg/mL	0	1

分類	表示項目名称	名称	単位	基準値下限	基準値上限
血沈	30分値		mm	0	10
	60分値		mm	0	男10 女20
感染症	HBs抗原	HBs抗原		(−)	
	COI_HBsAg	HBs抗原（COI）	COI	0.0	0.9
	HBs抗体	HBs抗体		(−)	
	HBs抗体定量値	HBs抗体定量値	mIU/mL	0.0	4.9
	HCV抗体3rd	C型肝炎ウイルス抗体		(−)	
	COI_HCVAb3	HCV抗体3rd（CutOff）	COI	0.0	0.9
	梅毒RPR定性	梅毒脂質抗原		(−)	
	RPR定性COI	梅毒RPR（定性）COI	COI	0.0	0.9
	梅毒TPHA定性	トレポネーマパリダム（TP）抗原		(−)	
	TPHA定性COI	梅毒TPHA（定性）COI	COI	0.0	0.9
	HIV-1・2Ab	抗HIV抗体-1・2		(−)	
	HIV-1・2Ab COI	HIV1・2抗体COI	COI	0.0	0.9
ホルモン	HCG	ヒト絨毛性ゴナドトロピン	mIU/mL	0.0	5.0
	TSH	甲状腺刺激ホルモン	μIU/mL	0.541	4.261
	LH	黄体刺激ホルモン	mIU/mL	男1.4 女脚注参照	男8.2 女脚注参照
	FSH	卵胞刺激ホルモン	mIU/mL	男2.1 女脚注参照	男12.1 女脚注参照
	プロラクチン	プロラクチン	ng/mL	男4.9 女脚注参照	男55.4 女脚注参照
	FT3	遊離型トリヨードサイロニン	pg/mL	2.39	4.06
	FT4	遊離型サイロキシン	ng/dL	0.71	1.52
	インスリン	インスリン	μU/mL	0	10

分類	表示項目名称	名称	単位	基準値下限	基準値上限
TM	CEA	癌胎児性抗原	ng/mL	0.0	3.0
	AFP	α-フェトプロテイン	ng/mL	0	20
	CA19-9	CA19-9	U/mL	0	37
	PSA	前立腺特異抗原	ng/mL	0.0	4.0
	PSA F/T比	PSA F/T比	%	0.0	25
	フェリチン	フェリチン	ng/mL	男 39.4 女 3.6	男 340 女 114
血中薬物	テオフィリン	テオフィリン	μg/mL	10	20
	フェノバルビタール	フェノバルビタール	μg/mL	15	40
	フェニトイン	フェニトイン	μg/mL	10	20
	カルバマゼピン	カルバマゼピン	μg/mL	8	12
	ジゴキシン	ジゴキシン	ng/mL	0.5	2.0
	バルプロ酸Na	バルプロ酸	μg/mL	50	100
	バンコマイシン	バンコマイシン	μg/mL	15	20
トロポニンT	トロポニンT	トロポニンT		(−)	
心筋マーカー	NTproBNP	NTproBNP	pg/mL	0	125

【LH　女性参考基準値（mIU/mL）】
卵胞期：1.2～12.1，排卵期：8.0～49.7，黄体形成期：0.9～10.7，閉経期：1.9～64.1
【FSH　女性参考基準値（mIU/mL）】
卵胞期：1.7～8.3，排卵期：4.90～14.3，黄体形成期：2.0～10.1，閉経期：5.4～63.5
【プロラクチン　女性参考基準値（ng/mL）】
有経女性：4.6～74.7，閉経女性：3.5～73.8

微生物索引

欧　文

A・B

C

E～H

K～M

N・P

S～Y

和　文

あ・か行

さ～な行

は～ら行

事項索引

D～F

G～K

L～N

O～R

S・T

U～Z

和　文

あ行

か行

さ行

微生物索引
事項索引

た行

な行

は行

ま行

や行

ら行

わ行

研修医のための臨床検査・病理 超 マニュアル

適切に検査をオーダーし、結果を正しく解釈するための、
必須ポイントが身に付く！

2013年4月20日 第1刷発行

著　者　小倉加奈子，三宅紀子，小栗豊子

発行人　一戸裕子
発行所　株式会社　羊　土　社
〒101-0052
東京都千代田区神田小川町2-5-1
TEL　03（5282）1211
FAX　03（5282）1212
E-mail　eigyo@yodosha.co.jp
URL　http://www.yodosha.co.jp/

ISBN978-4-7581-1736-4

装　幀　関原直子
印刷所　株式会社平河工業社